国医大师周仲瑛

辨机论治肺系病临证经验

主编◎周仲瑛　王志英

全国百佳图书出版单位
中国中医药出版社
·北京·

图书在版编目（CIP）数据

国医大师周仲瑛辨机论治肺系病临证经验 / 周仲瑛，王志英主编．— 北京：中国中医药出版社，2023.1

ISBN 978-7-5132-7860-7

Ⅰ．①国…　Ⅱ．①周…　②王…　Ⅲ．①肺病（中医）—中医临床—经验—中国—现代　Ⅳ．① R256.1

中国版本图书馆 CIP 数据核字（2022）第 199876 号

中国中医药出版社出版

北京经济技术开发区科创十三街 31 号院二区 8 号楼

邮政编码　100176

传真　010-64405721

保定市西城胶印有限公司印刷

各地新华书店经销

开本 880 × 1230　1/32　印张 11.5　字数 266 千字

2023 年 1 月第 1 版　2023 年 1 月第 1 次印刷

书号　ISBN 978-7-5132-7860-7

定价　58.00 元

网址　www.cptcm.com

服 务 热 线　010-64405510

购 书 热 线　010-89535836

维 权 打 假　010-64405753

微信服务号　zgzyycbs

微商城网址　https://kdt.im/LIdUGr

官 方 微 博　http://e.weibo.com/cptcm

天猫旗舰店网址　https://zgzyycbs.tmall.com

如有印装质量问题请与本社出版部联系（010-64405510）

编委会

编写说明

尽管社会经济有了较大的发展，肺系疾病仍然是困扰人们日常生活的常见病、多发病。临床表现为咳嗽、咳痰、喘息、胸闷、胸痛、咯血等，在古代文献中多记录于咳嗽、喘证、哮病、上气、喘息、肺胀、肺痿、咯血、肺积、痰饮等病证中，与目前西医学中上呼吸道感染、肺结核、慢性支气管炎、慢性阻塞性肺病、支气管哮喘、间质性肺病、肺癌等疾病类似。这些疾病，多病程缠绵，难起速效，有的预后不良，治疗起来较为棘手。即便是最常见的咳嗽亦不可小视，如治不得法，亦会贻误病家，以致疾病缠绵难愈，形成痼疾。中医药在肺系疾病的治疗中发挥着重要作用。国医大师周仲瑛教授在治疗肺系疾病方面积累了丰富的经验，强调以脏腑病机为临床辨证的核心，重视病机演变与转化，倡导审证求机、复合施治等方法，临床常能取得良好疗效。本书的编写以临床实用为宗旨，旨在通过对周仲瑛教授治疗肺系病临床经验和有效验案的总结、分析，使读者掌握中医治疗肺系病证的基本理论、有效方法，并能熟练运用中医的诊疗手段与方法去解决肺系病证中出现的各种复杂问题，从而提高中医药诊治肺系疾病的理论认识和临床疗效。

本书首先从整体观、天人合一、脏腑系统功能论角度，阐述了肺脏的生理病理与辨证论治的相关性，简要说明了肺系病证的辨治纲领。然后分节介绍了肺系常见病证。每个病证按概说、病因病机、辨证要点、治则治法、证治分类、其他疗法、临证备要、医案选录等分项论述，内容体现了中医理论与临床应用的结合和融会贯通。

概说部分简要阐述该病证的概念、临床主要表现和病证特征，并介绍中医与西医病证之间的关系。

病因病机叙述疾病的发病原因，阐明发病机制，如病理因素、病理性质、脏腑病位、预后转归等，采用病因与病机分列的形式，有利于详细论述疾病的发生、发展、转归、传变规律。

在辨证论治部分，提出辨证的基本要领、治疗的原则和证治分类。分证突出临床实用，介绍常见证候的主要临床表现，分列特异症、可见症，以便掌握病证的证候特点。治疗部分列举治法、例方、常用药、随症加减以供参考应用。处方部分突出对本病证的针对性，以便掌握该治法的最佳处方和不同处方的综合应用。围绕处方提出常用药物，根据临床实际和用药的经验和体会，源于例方而不拘泥于例方中所含药物，并根据治疗中证候的演变提出相应的加减用药方法，力求实用性强。

其他疗法介绍该病治疗的简验方、针灸疗法和外治法。

临证备要部分提出在诊疗本病中需注意的问题，旨在深化中医理论，提高临床治疗水平和能力，是作者临床经验的总结，也是指导临床实际的精华部分。

病证后列举周仲瑛教授有代表性的典型案例，附上按语，着重于临床辨治思路的启发、原则的提示及辨治规律的掌握，使其源于临床而高于临床，从而提高临床诊疗水平。

由于我们水平有限，加之时间紧迫，书中不足之处在所难免，敬请各位同道和读者在使用过程中，多提宝贵意见，以便进一步修改提高。

《国医大师周仲瑛辨机论治肺系病临证经验》编委会

2022年7月

目录

第一章　肺系病证治概要

肺主气，司呼吸，主宣发肃降，主行水，朝百脉，主治节。

《素问·阴阳应象大论》曰："西方生燥，燥生金，金生辛，辛生肺，肺生皮毛，皮毛生肾。肺主鼻。其在天为燥，在地为金，在体为皮毛，在脏为肺，在色为白，在音为商，在声为哭，在变动为咳，在窍为鼻，在味为辛，在志为忧。忧伤肺，喜胜忧，热伤皮毛，寒胜热，辛伤皮毛，苦胜辛。"

一、肺系形态（解剖）

1. 肺脏

肺位居于胸中，上连气道、喉咙，开窍于鼻，合称肺系。

2. 肺经

"肺，手太阴之脉，起于中焦，下络大肠，还循胃口，上膈属肺，从肺系横出腋下，下至臑、臂、大指。"

二、肺的藏象与病能特点

1. 主要功能

主气。肺（多气少血）主一身之气，为生气之源，与人体元气的生成密切相关。元气、真气是肺吸入的清气，与谷气相并而成的"宗气"，再结合肾中的精气组成，其气贯百脉而充养全身，因此病变主要在于气分。

其病理生理具体表现如下：

（1）**司呼吸，开窍于鼻**：肺为宗气出入之所，气机升降之枢，吸入清气，呼出浊气，肺气通于鼻，鼻为肺气出入之孔道。病则肺气不利，升降失常，导致咳嗽、喘。

（2）**司声音**：肺“为声音之门”，声由气而发，病则音声失常，导致失音。

（3）**合皮毛而卫外**：肺主一身之气，调节卫气，输布阳气于体表皮毛，煦泽肌肤以卫外。若肺卫开合调节失常，可导致肺卫表证、汗证、皮肤病。

（4）**通调水道**：“肺为水之上源”，肺气能布散津液，通调水道，下输肾和膀胱。如通调失常，水液停滞，可导致痰饮、水肿、小便不利。

（5）**主治节**：肺气能辅佐心脏，治理调节血脉的运行，输布营养到全身，百脉皆朝会于肺。若肺气不利，治节失常，气病及血，血脉不利，则致咳（咯）血、发绀、血瘀、水肿。

2. 生理特性

肺为“娇脏”，其性清（净）虚而喜煦（温养）润（濡），不耐寒热，易受内外之邪侵袭而为病。

三、病因病机

1. 发病特点

（1）由于肺“受气于天”，“卫气通于肺”，外合皮毛，故风、寒、燥、热等外邪由口鼻、皮毛而入者，每多首先犯肺，这是与其他四脏不同之处。

（2）肺在体腔内，其位最高，覆盖诸脏之上，其气贯百脉而通它脏，故内伤诸因，除肺脏自病外，他脏有病，亦常可影响肺。

2. 病性

（1）外感六淫属实，但风燥及瘵虫可有例外。

（2）内伤致病（饮食、情志、体虚、久病等），一是因肺气膹郁为病，属标实本虚，二是因肺虚。

3. 病位

（1）外感病在肺卫。但风温可见逆传或顺传（心包以及中、下焦），悬饮可涉及少阳经脉（肝、胆）。

（2）内伤主要在肺，但关系到脾（气、阳）、肾（阴、阳）、肝（火）、心（火亢、阳虚）。

4. 主要病理变化

肺的升降、通调、治节、卫外功能，都要依赖肺气的推动，因而其病理生理的变化，可以归结到主气功能失常这一点。但主气功能的失常又有虚实之分，实证是由于痰邪阻肺，肺失宣肃，升降不利；虚证则由肺脏气阴不足，肺不主气而升降无权。

四、辨治要点

1. 证辨外感内伤

一般取决于病程长短、发病缓急、有无表证。

2. 治分寒热虚实

肺实者多因外邪和痰结气壅所致，治宜疏邪祛痰利气，属寒者治以温宣，属热者治以清肃。肺虚者有阴虚和气虚的不同，分别予以滋阴和补气。

五、治法方药

1. 宣肺散寒法

用于风寒证。风寒束表，肺气失宣。恶寒发热，无汗，头痛，肢节酸楚，鼻流清涕，或咳嗽频频，气急喘促，咳痰稀白，痰黏量多，舌苔薄白，脉浮而紧。可见于感冒、咳嗽、喘证、失音等。包括现代医学的上呼吸道感染、急性支气管炎、肺炎（初期阶段）、急性咽炎等。

要区别风寒束表与肺气不宣的主次，如感冒偏于表寒为主，咳嗽、喘证、失音以肺气不宣为主。

如风寒郁而不解，可以进一步化热；或因风寒传肺，内郁化热，表寒未解而见外寒内热证。

治疗：卫表证重，以表散风寒为主，方如荆防达表汤；肺气失宣，以宣肺化痰为主，方如三拗汤。或以麻黄汤为基础方，表证重者，配苏叶、荆芥、羌活、细辛、生姜；肺气失宣明显，配桔梗、前胡、半夏、陈皮等。外寒内热者，当与清肺药同用。

2. 疏风清肺法

用于风热证。风热犯表、肺失肃降。恶风，发热汗出，鼻流浊涕，咳声洪亮，咳痰黄稠，大便干结，小便黄赤，舌苔薄黄，脉浮数。可见于感冒、咳嗽、喘证、失音、肺痈、风温、咳（咯）血等。包括现代医学的上呼吸道感染、急性支气管炎、肺炎、急性咽炎、肺脓肿（初期）、支气管扩张症等。

要区别风热客表与肺热内蕴的主次，如感冒多以表热为主，其他病证一般多以肺气失肃为主。如平素肺有蕴（痰）热而风寒之邪外束，可见寒包热证。

若风热蕴肺，蒸液成痰，则可进一步表现痰热蕴肺的证候，其区别点一看痰的量、色、质，二看表热与里热的偏重。如系感受风温时邪，还可发生顺传或热入心包的变证。

治疗：以桑菊饮、银翘散为基础。风热表证重，以疏散风热为主，药如豆豉、薄荷、桑叶、菊花、银花、连翘；肺热内蕴，以清热肃肺为主，药如前胡、牛蒡子、浙贝母、甘草、桔梗、山栀、黄芩、石膏、枇杷叶。如外寒束表，肺热内郁，肺气闭塞作喘者，可予辛凉重剂麻杏石甘汤以清宣肺热。

3. 清肺润燥法

用于风燥证。风燥犯肺，肺失清润。咳嗽痰少，或带血丝，咳时胸部隐痛，口干而渴，唇燥咽痛，舌质红，脉细数。可见于感冒、咳嗽、咳血、失音等。包括现代医学的上呼吸道感染、急性咽喉炎、急性支气管炎、支气管扩张症等。这类证候以秋季为多见，亦可因风热化燥伤津所致。

风燥犯肺应与阴虚肺燥相区别。风燥犯肺为外燥，多发生于秋燥季节，属新病，有表证，易耗伤津液；阴虚肺燥属内燥，多系久病，有虚象，为肺阴不足，虚热耗灼所致。治疗一清一滋，各有重点。但风燥伤津，可以进一步发展为肺燥阴虚。

治疗：以桑杏汤为基础。如燥火内盛者，用清燥救肺汤，酌配花粉、瓜蒌皮、玉竹、川贝母、芦根之类。若属凉燥，当予辛宣温润，方用杏苏散。

4. 清肺化痰法

用于痰热证。痰热郁肺，壅阻肺气。咳嗽气粗，痰黄质稠量多，咯吐不爽，或有腥味，或吐血痰，胸胁胀满，咳时痛著，或有身热，口干欲饮，舌苔薄黄而腻，脉滑数。可见于咳嗽、哮病、喘证、肺痈、风温等。包括现代医学的急性支气管炎、肺炎、肺脓肿、支气管哮喘、喘息性支气管炎、支气管扩张继发感染。

这一类证候，外因可由风热犯肺，蒸液成痰；内因平素肺家痰热素盛，或因痰湿、痰浊郁肺化热，若痰热郁蒸可以动血，或瘀热内壅，蓄结成痈，也可耗伤肺的津液（如肺炎恢复期）。

治疗：以清金化痰汤、苇茎汤为基础，加海蛤粉、葶苈子、射干、鱼腥草、金荞麦根等。动血者，可配丹皮、茜草根、赤芍、白茅根；伤津者，可伍入沙参、天花粉之类。

5. 清肺降火法

用于气火证。肝火犯肺，肺气不清。咳呛气逆，咳甚咯血，面赤咽干，常感痰滞咽喉，咯之难出，胸胁胀痛，口干且苦，舌苔薄黄少津，脉来弦数。可见于久咳、咯血等。包括现代医学的慢性支气管炎、肺结核咯血等。

这类证候有时可与肺阴虚合并出现（如肺结核），或因火郁日久，而致伤阴。要区别金不制木与木叩金鸣的不同。肺阴不足，不能制肝，肝火上炎者，为虚中夹实；肝火犯肺，火郁伤阴者，为从实转虚。

治疗：以泻白散为基础。火盛配黄芩、知母；咳逆配金沸草、苏子、枇杷叶；痰黏或咯血，配黛蛤散、丹皮、瓜蒌皮；气火伤阴，配沙参、麦冬、花粉。

6. 燥湿化痰法

用于痰湿证。痰湿阻肺，肺气壅遏。咳嗽反复发作，痰黏色白，稠厚量多，或胸闷气短，舌苔浊腻，脉濡缓或濡滑。多见于久咳、实喘等。主要包括现代医学的慢性支气管炎、支气管扩张等。

本证的病理基础，往往与肺、脾气虚有关，多因脾虚不运，积湿生痰，上干于肺而成，故有“脾为生痰之源，肺为贮痰之器”的说法。

这类证候，有时可因感受外邪，痰湿内郁化热，而致病情发作或加重。如病程迁延日久，伤及脾肾阳气，气不化津，可发展为寒饮重证。两者的不同点，一为偏重于痰浊，一为偏重于寒痰。

治疗：以二陈平胃汤为基础。痰浊壅盛，合三子养亲汤；气虚，应配补气健脾化痰类方药，参以六君子汤之意。

7. 温肺化饮法

用于痰饮（寒痰）证。饮停胸肺（寒痰伏肺），肺气不利。咳嗽气喘，喉中痰鸣，咳痰稀薄多沫，胸闷气短，形寒怕冷，舌苔白滑，脉沉弦或沉紧。可见于哮病、喘证、痰饮（支饮、悬饮）等。包括现代医学的支气管哮喘、慢性支气管炎合并肺气肿、渗出性胸膜炎等。

这类证候多属标实本虚，与脾肾阳虚不能宣布温化津液有关。悬饮可因肺气素虚，感受外邪发病。寒饮伏肺，复加外感风寒者，可致发作或加重，表现内外皆寒。

治疗：以小青龙汤为基础。痰饮壅实，或饮停胁下者，可用控涎丹、葶苈大枣泻肺汤以攻逐之。脾肾阳虚，当温补脾肾，以杜水饮之源，此法对哮与喘的平时治本极为重要，方如苓桂术甘汤、肾气丸之类。

8. 滋养肺阴法

用于阴虚证。肺阴不足，虚热内灼。咳嗽气逆，动则气促，反复咯血，失音，口干，潮热，盗汗，遗精，腰酸腿软，形瘦，舌质红，脉细数。可见于肺痨、久咳、咳（咯）血、失音、风温及肺痈恢复期。包括现代医学的肺结核及喉结核、慢性咽炎（如萎缩性咽炎）、慢性支气管炎、肺炎及肺脓肿恢复期。

本证与燥伤肺津、气火久郁伤阴等有关。亦可因痰热久郁而致耗伤阴津。

在阴虚的基础上每有火旺见症，阴虚严重的往往表现肺肾阴虚（肺与肾二者有因果关系），久延可致气阴俱虚。

治疗：以沙参麦冬汤、百合固金汤为基础。虚火偏旺，酌配鳖甲、青蒿、地骨皮、银柴胡、胡黄连等清退虚火。

9. 补益肺气法

用于气虚证。肺气亏虚，升降无权。咳嗽日久，气短，痰多稀白，面色㿠白，倦怠无力，食少腹胀，大便溏，甚则面浮足肿，舌苔淡白，脉细软。可见于喘证、哮病、肺痨、肺痈后期等。包括现代医学支气管哮喘、慢性支气管炎伴肺气肿、肺源性心脏病、肺结核、肺脓肿等久病所致的肺功能不全。

本证可以与阴虚并见，表现气阴两虚。在脏腑关系上，往往与脾虚并见，互为因果，表现脾虚肺弱，“土不生金”的病理变化。另一方面，由于肺气根于肾，肺气贯心脉而司呼吸，因此肺气虚甚时可出现肾不纳气和心阳虚衰的重证，或在肺肾阳气虚衰的基础上不能温布水液而致发生“上盛下虚”的咳喘，或阳虚水泛发生水肿。

治疗：以补肺汤、六味补气汤为基础，并配钟乳石、冬虫夏草、紫河车等。气逆于上，佐以降气的沉香、苏子；肾虚明显，不能纳气，加补骨脂、胡桃肉等补肾，可仿肾气丸、右归饮之意；上盛下虚及阳虚水泛配合温化药。

六、临证要点

1. 外感内伤可以互相影响，交互为病

肺受气于天，吸清呼浊，内为五脏华盖，故外感六淫多先伤肺，内伤诸邪亦多干肺，这是不同于其他诸脏之处。为此临证首当辨其外感、内伤。外感与内伤可以互相影响，感受外邪久延不去，可以导致正虚，转为内伤；内伤诸病，因肺卫虚弱，外邪每易乘袭。外邪与内伤相引为病，所以临证时必须考虑二者的标本缓急，或先后，或主次，兼而顾之。

但进而言之，两者又有主客交混并见的情况。如虚体感冒有气血阴阳之别，不同于一般感冒，应用辛温、辛凉之剂。气虚者当补气以固表；血虚者应养血以助汗，此即夺血者无汗之意也；阴虚者滋阴以为汗；阳虚者助阳以透汗。它如肺痨本于阴虚，但在阴虚的基础上可见痰热（火）、痰浊。如支气管结核患者每逢秋季则发咯血，表明内燥与外燥互有关联，内外相引发病。肺炎虽然多属风温，但与内伤宿疾也有密切关系。有的患者表现胸痹症状，不同于一般的风温，与素体痰浊偏盛极有关系。

由此可知，外感未必皆实，内伤未必皆虚，其与禀赋不强、体质差异、原有宿疾均有密切关系。临证必须注意其主次缓急辨治。特别要厘清证似外感，实属内伤情况，如成人 Still 病、无名热；或证似内伤，实为外感的情况，如湿温“午后身热，状若阴虚，病难速已”（《温病条辨》）的假象，以免误判。

2. 外邪犯肺以宣通为主，内邪伤肺以肃降为顺，两者互有关联

在正常情况下，肺气的宣通与肃降，升降相因，是其生理，若肺失宣通或肺失肃降则为病。但肺气不宣与肺失清肃两者又互有影响。外邪犯肺，邪闭肺气，则肺气不能宣通，内邪伤肺，肺气不利，则不能肃降，故治外当以宣通为主，治内应以肃降为顺。《医宗必读·论咳嗽》曰：“治表者药不宜静，静则流连不解，变生他病。故忌寒凉收敛，当予辛甘散邪。”与“治上焦如羽，非轻不举”有异曲同工之妙。若妄予清降之品反致遏邪，甚则“久咳成劳”，变生他病。如某些久咳患者，医投补肺润肺之品，反见咳重声哑，乃用三拗汤加味，宣肺透邪，两诊即愈。据此，可以认为外感咳嗽即使久延，只要没有明显的风热、燥邪、肺火、痰热证候，俱应以宣散为第一要着。

肺失肃降，久延可见邪热乘肺，肺气上逆。外因风、热、燥邪上受，或寒郁化热；内因肺火（实、虚），邪热壅肺。既可见于外感新病，也可因内伤慢病久延所致。治疗应以清肃为大法，药用桑白皮、前胡、枇杷叶、旋覆花、苏子等。病因风热者清散，风燥者清润，肺火盛者清肺降火，痰热内炽者清肺化痰，切不可妄用辛热宣散之品，而致助热伤津。如薛立斋论咳嗽曾云："有肺伏火邪，腠理不闭，风邪易乘，遇感频发者，当兼清火，若数行解散，则重亡津液。"即系指此而言。

肺失宣通与肺失清肃虽然病理表现有别，但又相互影响。如外感风寒郁肺化热，而表寒未解，或因平素肺有蕴热，外受风寒，表现外寒内热（寒包热）证者，治当宣肃并施。属于表寒外束，肺热内郁者，多取麻杏石甘汤，麻黄与石膏并用，量其寒热的主次配伍；属于肺经痰热素盛，复加外寒束表者，可用定喘汤，麻黄与黄芩、知母之类合用。

3. 治气为主，同时勿忘治血

肺为多气少血之脏，主一身之气，升降互动，出入有序，故外感内伤诸病，无不先伤肺气。此即《内经》所说"诸气膹郁皆属于肺"是也。故治肺重在治气，用药宜辛，但证有虚实，治非一端。实者用辛苦温开泄肺气，药如麻黄、桂枝、杏仁、紫菀、生姜；虚者用辛酸甘法敛补肺气，药如人参、甘草、白芍、五味子、乌梅。具体言之，肺实当泻肺泄壅，药如葶苈子、桑白皮、莱菔子等；肺虚当温润柔养，药如沙参、麦冬、玉竹、百合、款冬等。

另一方面，又当注意治气勿忘治血，因血随气行，气滞则血瘀，气虚则血涩，气热则血溢，气寒则血凝。特别是诸多慢性肺病，多有久病入络的共性，络痹血瘀尤为多见。就外感急性病而言，如大叶性肺炎、肺脓肿、支气管扩张等病引起的咳血，用凉血止血法难效者，采用祛瘀止血法，出血能止。例如肺结核反复咳血的患者，常法无效，审其血出紫暗有块，并见胸痛、发热等瘀象，用血府逐瘀汤加花蕊石、失笑散、三七、醋大黄之类血竟得止。此证实了离经之血阻滞络脉，血行不畅，即为瘀血，可致出血不止的说理，是符合临床实际的，但辨证必须精准。又如病属风温范畴的肺炎，在恢复期，病灶消散缓慢者，加祛瘀活血通络药，如桃仁、红花、郁金、三七、旋覆花、茜草根，可以加快炎症的消散和吸收。它如支饮喘咳病久，邪实正虚，肺肾俱伤，痰饮阻肺，肺气不利，不能宣布津液、治理调节心血的运行，“血不利则为水”，症见咳逆倚息不得卧，其形如肿，心慌动悸，心下痞坚，面色黧黑，舌质紫暗，脉来结代不调，颇类现今所指的慢性支气管炎、肺气肿、心衰重症，有水肿、肝大、发绀者，治疗可在补肺纳肾、温阳化饮的基础上，配合理气活血、化瘀通脉药，如桃仁、红花、丹参、泽兰、苏木、马鞭草、姜黄、郁金、沉香及水蛭等祛瘀活血。

4. 肺病阴伤者多，阳虚者少

肺为娇脏，其性清虚而喜濡（煦）润，不耐寒热，易受内外之邪侵袭而为病。故肺之虚证多以阴伤为主，如丹溪所言，“痨瘵主乎阴虚”。临床多见在阴伤的基础上进而气虚，表现阴伤气耗之证，且应注意因病而异，区别阴伤与气虚的主次，及其动态变化，把握其兼夹。阴伤者每兼痰热、郁火，气虚者多夹痰湿、浊瘀，当兼顾并治。鉴于肺之阴伤气耗证多在久病的基础上形成，还当结合原发疾病治疗。用药宜轻柔濡润，不宜辛香燥热，亦忌厚味滋填，药如沙参、麦冬、玉竹、百合、鳖甲、知母、太子参、西洋参等。至于肺阳虚证，多在久病迁延，阴伤及阳的基础上转化成为肺痿虚寒证，表现为肺气虚冷，咳吐浊唾涎沫，治当温肺益气，辛甘助阳，用甘草干姜汤之类，酌配党参、白术、茯苓健脾补肺以化痰涎，黄芪、当归、丹参益气养血以活血，益智仁、五味子、钟乳石、蛤蚧益肺固肾以治下虚。这类病变涉及现今肺纤维化、肺间质病变、肺不张等。临床虽较少见，但不可忽视。

5. 注意寒热虚实之间的兼夹与转化

临证辨清寒热虚实，识其不同病性，是治病求本的依据。肺实多为感受外邪，痰瘀气壅，治当祛邪利气、化痰消瘀，寒者温宣，热者清肃。肺虚多属阴伤气耗，治当滋阴补气。临证必须注意随着疾病的发生发展演变，每见寒热错杂、虚实相兼的情况。如客寒包热，肺有伏热，寒邪束表，又当解表清里，补肺化痰，药用麻黄、细辛、干姜，配合石膏、黄芩；若肺气虚弱，痰浊壅盛，久病络瘀并见者，酌配人参、黄芪、葶苈子、苏子、白芥子、桃仁、红花、郁金等。

6. 上盛下虚，肺肾同病者难治

肺为气之主，肾为气之根。因肺气根源于肾，肾能助肺纳气，故有肺主出气、肾主纳气之说。喘咳病因痰邪壅肺，肺气上逆者，属于肺实之证；肺气虚弱或肾虚不能摄纳肺气，以致肺不主气，肾不纳气者，属于肺和肾的虚证。在肺有实有虚，但以实证为多见，其虚者则常关系到肾，所以言喘证“在肺为实，在肾为虚”。

若临证见到肺实和肾虚并见的夹杂证候，称为“上盛下虚”，多见于痰饮、哮喘、慢性支气管炎、肺气肿、肺源性心脏病、心衰因感染而诱发的病例。由于病多反复久延，肺肾两虚，肺气虚则气不化津而为痰，肾气虚则水泛成痰，或因脾肾阳气俱虚而致痰饮（寒痰、痰浊）上逆蕴肺，甚则表现肾阳虚于下，痰热阻于上，或肾阴虚于下，痰浊壅于上的情况，不但上实与下虚并见，而且寒与热也是错综为患。由于正虚极易复感外邪，引起急性发作或加重，以致盛者愈盛，虚者愈虚，发生喘脱危候。

所谓“上盛”是指痰邪壅阻肺气的一类证候，如喘咳气逆，痰多，喉中痰鸣有声，胸闷不能平卧。在具体表现上还有痰饮、痰浊和痰热的不同，或伴有外感形症。所谓“下虚”主要是指肾不纳气的一类证候，如气喘动则为甚，短气不足以息，呼多吸少，吸气不利，面浮足肿。甚则出现心肾阳气虚衰的重证，全身水肿，腹大，面唇青紫，头汗，足冷，烦躁不安，或神昧不爽，脉沉细数，模糊不清，或见结代。但亦有表现阴气衰竭者，症见咳呛气促，面部潮红，心烦内热，汗出黏身，口干舌红少津，脉细数。

“上盛下虚”证的治疗要点有三：①疏泄其上，补益其下。一方面疏邪利肺，泄降痰浊。寒饮伏肺者温化，痰热蕴肺者清化，痰浊壅结者泻肺逐痰，降气开结。一方面补肾纳气，阳虚者温养，阴虚者滋养。②要衡量上盛与下虚、寒与热的主次轻重，正确区别标本缓急，适当处理，酌情兼顾。③对危脱重证表现心肺阳气衰于上，肾阳竭于下，孤阳浮越者，当回阳救逆，如阴阳俱竭者，应救阴回阳。

治疗“上盛”祛痰利气的常用药物有苏子、款冬花、紫菀、白前、旋覆花、法半夏、橘红等。痰浊壅实者，配白芥子、莱菔子、葶苈子；寒饮偏盛者，配干姜、细辛、桂枝；痰热蕴肺者，酌配桑白皮、海蛤粉、黄芩、知母、瓜蒌霜、天花粉、射干、雪羹汤（荸荠、海蜇）之类。气逆于上者，酌用紫石英、磁石、代赭石、沉香以镇纳之。治疗“下虚”补纳肾气的常用药物有山萸肉、熟地黄、胡桃肉、紫河车、坎脐、五味子、冬虫夏草、诃子。肺肾气虚者，合人参、党参、黄芪；肾阳虚甚者，酌配制附子、肉桂、补骨脂、钟乳石、鹿角（胶）、蛤蚧；阴虚明显者，酌配生地黄、麦冬、天冬、玉竹、沙参、龟板胶、当归等。

在处方的选用方面，肾阳虚而痰邪壅肺者，可仿苏子降气汤、平喘固本汤（自拟验方：党参、五味子、冬虫夏草、胡桃肉、灵磁石、坎脐、苏子、款冬花、法半夏、橘红），据证酌配温化或泻肺逐痰药，并可另吞姜半夏、紫河车、沉香粉剂；肺肾阴虚而痰壅于上者，可仿金水六君煎。若痰盛者，可参入祛痰利气类药，有痰热现象者伍以清化药。属于下虚为主者，则当补肾纳气，参以祛痰利气类药物，肾阳虚者用右归丸（饮）、金匮肾气丸；水泛成肿者取济生肾气丸；肾阴虚者用左归丸（饮）、麦味地黄丸。喘促严重者，予人参胡桃汤、参蛤散，配合重镇纳气类药。见亡阳喘脱者，用参附龙牡汤，另吞黑锡丹；如阴气衰竭者，予生脉散；阴阳俱竭者，当同时兼顾。

7. 重视肺与他脏的整体关系

肺朝百脉而通它脏，病则互为影响。肺脾同病，脾虚气弱，土不生金，治当培土生金，如参苓白术散；其实者脾湿生痰，上干于肺，治当燥湿化痰，如平胃二陈汤。肺肾同病，阴虚当补肺滋肾，用百合固金汤，夹痰热者佐以清化；气虚应补肾纳气，用右归丸，夹痰饮者佐以温化。肝肺同病，木火刑金，当清肺泻肝，用加减泻白散；金不制木者，应清金制木，滋肺平肝，用沙参麦冬汤。肺心同病，治节无权，心肺阳虚，当温阳益气，用补肺汤、参附汤；若见气滞血瘀，则应佐以活血通脉；如肺热传心，则当清心开窍，用清营汤、安宫牛黄丸。太阴、阳明同病，痰浊、实热壅肺，则应泻大肠、清肺热，用宣白承气汤；肺虚气不布津，则应温润肺气以通大肠，用补肺汤。

第二章　感　冒

感冒是感受触冒风邪而导致邪犯肺卫，卫表不和的常见外感疾病，临床表现以鼻塞、流涕、喷嚏、咳嗽、头痛、恶寒、发热、全身不适、脉浮为其特征。本病四季均可发生，尤以春冬二季为多见。因为冬春气候多变，风为春季主气，六淫之首，善行而数变，极易伤人；寒为冬季主气，冬天朔风凛冽，风寒相合，更易伤人。

病情轻者多为感受当令之气，称为伤风、冒风、冒寒；病情重者多为感受非时之邪，称为重伤风。在一个时期内广泛流行、病情类似者，称为时行感冒。病邪少有传变，但亦偶有引起并发症者，如老人、婴幼儿、体弱者、原有某些肺系慢性疾患者，或感受时邪较重者，邪从皮毛、口鼻内犯于肺，郁而化热，可引起老病复发（如老慢支合并感染急性发作），或温病风温的传变过程（如继发肺炎、流感肺炎型等）。根据本病的临床表现，涉及西医学上呼吸道多种感染性疾病，如普通感冒、流行性感冒及鼻病毒、腺病毒、呼吸道合胞病毒和细菌感染所引起的急性炎症等。

一、病因病机

感冒是因六淫、时行之邪，侵袭肺卫，以致卫表不和，肺失宣肃而为病。

（一）病因

1. 风为主因

风为六气之首，流动于四时之中，多夹其他时邪以伤人，其性轻扬，为病多犯上焦。如《素问》所言“伤于风者，上先受之”，“风之伤人也，或为寒热”。

2. 风邪常夹其他病邪伤人

因四时六气各有偏盛，故风邪常与当令之气相合伤人，而表现为不同证型。如深秋冬令季节，风与寒合，多为风寒证。春夏温暖之时，风与热合，多见风热证。夏秋之交，暑多夹湿，每又表现为风暑夹湿证候。但一般以风寒、风热证为多见，暑湿证次之。至于梅雨季节之夹湿、秋季兼燥等，亦每可见之。

3. 非时之气致病

四时六气失常，非其时而有其气，伤人致病者，一般较感受当令之气为重。

4. 时行疫毒伤人

若时行疫毒伤人，则病情重而多变，往往相互传染，造成广泛的流行，且不限于季节性。如《诸病源候论·时气病诸候》云：“夫时气病者，此皆因岁时不和，温凉失节，人感乖戾之气而生，病者多相染易。”

（二）病机

1. 卫外功能减弱，外邪乘袭致病

外邪侵袭人体是否发病，关键在于卫气之强弱，同时与感邪的轻重有关。若正能御邪，虽六淫外袭亦不发病。此即《素问·刺法论》所说：“正气存内，邪不可干。”《灵枢·百病始生》

曰："卒然逢疾风暴雨而不病者，盖无虚，故邪不能独伤人。"若正不胜邪，邪犯卫表，即可致病。一般有以下几种情况：

（1）**六淫肆虐，人体未能应变**：气候突变，冷热失常，六淫病邪猖獗，卫外之气失于调节应变，即可受邪发病。若属时行病毒为患，多造成广泛流行。

（2）**生活起居不当，寒温失调**：外邪乘袭，如更衣脱帽，贪凉露宿，冒风淋雨，或过度疲劳，以致腠理不密，营卫失和，感受外邪。

（3）**体质偏弱，内外因相引发病**：体质不强，正气虚弱，卫表不固，稍有不慎，即易感邪。如阳气虚者易受风寒，阴虚者易受燥热。临床上称之为虚体感冒。

（4）**肺有宿邪，易受新感**：肺经素有痰热，或痰湿内蕴，肺卫调节功能低下，则每易感受外邪，内外相引而发病。临床上可见内热外寒错杂证候，痰湿之体可见湿盛的症状。正如清·李用粹《证治汇补·伤风》篇所云："肺家素有痰热，复受风邪束缚，内火不得疏泄，谓之寒暄，此表里两因之实证也。有平昔元气虚弱，表疏腠松，略有不慎，即显风证者，此表里两因之虚证也。"

2. 病邪侵犯肺卫，而以卫表不和为主

肺主呼吸，气道为出入升降的通路，喉为其系，开窍于鼻，外合皮毛，职司卫外（肺主一身之表，卫气通于肺）。外邪从口鼻、皮毛侵袭，肺卫首当其冲，感邪之后，很快出现卫表及上焦肺系症状，以致卫表不和，肺失宣肃而为病。因病邪从表而入，内合于肺，故尤以卫表不和为其主要方面。

3. 病理性质总属表实证，但有寒热之异

本病因感受外邪，病位在表，当属表实证。由于四时六气不同，以及人体反应性的差异，故临床表现的证候，有风寒、风热两大类别和夹暑、夹湿的兼证。感受风寒湿邪，则皮毛闭塞，邪郁于肺，肺气失宣；感受风热暑燥，则皮毛疏泄不畅，邪热上蒸，肺失清肃；感受时行疫毒，则病情多重，甚或变生它病。外邪侵袭，在病程中可见寒与热的转化或错杂。

4. 病邪少有传变

一般而言，感冒预后多良好，病程较短而易愈。如因感冒诱发其他宿疾而使病情恶化者，其预后又当别论。对老年、婴幼儿、体弱患者以及时感重症者，必须加以重视，防止发生传变，或同时夹杂其他疾病。

二、辨证要点

本病邪在肺卫，辨证属表实证，但应根据证情，区别风寒、风热和暑湿兼夹之证，还需注意虚体感冒的特殊性。

1. 辨风寒风热

一般而言，风寒感冒以恶寒重、发热轻、头痛身疼、鼻塞流清涕为特征；风热感冒以发热重、恶寒轻、头痛、口渴、鼻塞、流涕黄稠、咽痛或红肿为特征。其中咽部肿痛与否，常为风寒、风热辨证主要依据。亦有初起属风寒感冒，数日后出现咽喉疼痛，流涕由清涕转为黄稠，此为寒邪郁而化热。

2. 辨不同兼夹

夹湿者多见于梅雨季节，以身热不扬、头胀如裹、骨节疼重、胸闷、口淡或甜等为特征；夹暑者多见于炎夏，以身热有汗、心烦口渴、小便短赤、舌苔黄腻等为特征；夹燥者多见于秋季，以身热、头痛、鼻燥咽干、咳嗽、无痰或少痰、口渴、舌红等为特征。

3. 辨偏实偏虚

一般而言，发热、无汗、恶寒、身痛者属表实；发热、汗出、恶风者属表虚。至于虚体感冒，往往反复发作，缠绵不愈。

三、治则治法

感冒的病位在卫表肺系，治疗应因势利导，从表而解，遵《素问·阴阳应象大论》“其在皮者，汗而发之”之意，采用解表达邪的治疗原则。风寒证治以辛温发汗，风热证治以辛凉清解，暑湿夹杂者又当清暑祛湿解表。

四、证治分类

1. 风寒束表证

（1）辨证

特异症：恶寒重，发热轻，无汗，鼻塞声重，时流清涕。

可见症：头痛，肢节酸疼，鼻痒喷嚏，咽痒，咳嗽，痰吐稀薄色白，口不渴或渴喜热饮，舌苔薄白，脉浮或浮紧。

（2）**治法**：辛温解表。

（3）**例方**：荆防达表汤或荆防败毒散加减。两方均为辛温解表剂，前方疏风散寒，用于风寒感冒轻证；后方辛温发汗，疏风祛湿，用于时行感冒，风寒夹湿证。

（4）**常用药**：荆芥、防风、苏叶、白芷、豆豉、葱头、生姜等辛温解表；前胡、杏仁、桔梗、陈皮、甘草、佛耳草宣肺化痰。

（5）**加减**：若表寒重，头痛身痛，憎寒发热，无汗者，配麻黄、桂枝以增强发表散寒之作用；鼻塞流涕重者，加辛夷、苍耳子；表湿较重，肢体酸痛，头重头胀，身热不扬者，加羌活、独活祛风除湿；湿邪蕴中，脘痞食少，或有便溏，苔白腻者，加苍术、厚朴、半夏化湿和中；头痛甚，配白芷、川芎散寒止痛；身热较著者，加柴胡、薄荷疏表解肌。

2. 风热犯表证

（1）辨证

特异症：身热较著，微恶风，汗泄不畅，鼻塞，流黄浊涕，咽痛。

可见症：头胀痛，面赤，咽燥，口干欲饮，咳嗽，痰黏或黄，舌苔薄白而干，或薄黄，舌边尖红，脉浮数。

（2）**治法**：辛凉解表。

（3）**例方**：银翘散。本方功能疏表泄热，是辛凉平剂，用于外感风热，恶风身热，汗少不畅，头痛，咽喉肿痛，咳嗽，口渴。

（4）**常用药**：银花、连翘、豆豉、薄荷、荆芥辛凉解表，疏风清热；竹叶、芦根清热生津；牛蒡子、桔梗、甘草宣利肺气，化痰利咽。

（5）**加减**：若风热上壅，头胀痛较甚，加桑叶、菊花、蔓荆子以清利头目；痰阻于肺，咳嗽痰多，加贝母、前胡、杏仁化痰止咳；痰热较盛，咯痰黄稠，加黄芩、知母、瓜蒌皮；气分热盛，身热较著，恶风不显，口渴多饮，尿黄，加石膏、鸭跖草清肺泄热；热毒壅阻咽喉，乳蛾红肿疼痛，加一枝黄花、土牛膝、玄参、马勃、射干、山豆根清热解毒利咽，另以冰硼散或锡类散吹咽部；时行感冒热毒较盛，壮热恶寒，头痛身痛，咽喉肿痛，咳嗽气粗，配大青叶、蒲公英、草河车等清热解毒；若风寒外束，入里化热，热为寒遏，烦热恶寒，少汗，咳嗽气急，痰稠，声哑，苔黄白相兼，可用石膏合麻黄内清肺热，外散表寒；风热化燥伤津，或秋令感受温燥之邪，伴有呛咳痰少，口、咽、唇、鼻干燥，苔薄，舌红少津等燥象者，可酌配南沙参、天花粉、梨皮、芦根清肺润燥，不宜再伍辛温之品。

3. 暑湿遏表

（1）辨证

特异症：身热，微恶风，少汗，头重如裹，鼻流浊涕，肢体酸重或疼痛。

可见症：咳嗽，痰黏，口中黏腻，心烦口渴，胸闷脘痞，恶心纳呆，腹胀便溏，小便短赤，舌苔薄黄而腻，脉濡数。

（2）**治法**：清暑祛湿解表。

（3）**例方**：新加香薷饮加减。本方功能清暑化湿，用于夏月暑湿感冒，身热心烦，有汗不畅，胸闷等。

（4）**常用药**：银花、连翘、鲜荷叶、鲜芦根清暑解热；香薷发汗解表；藿香、厚朴、扁豆化湿和中。

（5）**加减**：若暑热偏盛，加黄连、山栀、黄芩、青蒿清暑泄热；湿困卫表，肢体酸重疼痛，加豆卷、藿香、佩兰等芳化宣表；里湿偏盛，口中黏腻，胸闷脘痞，泛恶，腹胀，便溏，加苍术、白蔻仁、半夏、陈皮和中化湿；小便短赤，加滑石、甘草、赤茯苓清热利湿。

附：虚体感冒

体虚之人，卫外不固，感受外邪，常缠绵难愈，或反复不已。其病邪属性仍不外四时六淫。但阳气虚者，感邪多从寒化，且易感受风寒之邪；阴血虚者，感邪多从热化、燥化，且易感受燥热之邪。临床表现肺卫不和与正虚症状并见。治疗不可过于辛散，单纯祛邪，强发其汗，重伤正气，甚至汗出致脱，当扶正达邪，在疏散药中酌加补正之品。

1. 气虚感冒

（1）辨证

特异症：恶寒较甚，或并发热，无汗，咳痰无力，平素神疲体弱，气短懒言，反复易感。

可见症：头痛身楚，鼻塞，流涕，咳嗽，痰白，舌淡苔白，脉浮而无力。

（2）**治法**：益气解表。

（3）**例方**：参苏饮加减。本方益气解表，化痰止咳，主治气虚外感风寒，内有痰湿，憎寒发热，无汗，头痛，咳嗽，气短，脉弱等症。

（4）**常用药**：党参、甘草、茯苓补气扶正以祛邪；苏叶、葛根、前胡疏风解表；半夏、陈皮、枳壳、桔梗宣肺化痰止咳。

（5）**加减**：表虚自汗，易伤风邪者，可常服玉屏风散益气固表，以防感冒。若见恶寒重，发热轻，四肢欠温，语音低微，舌质淡胖，脉沉细无力，为阳虚外感，当助阳解表，用再造散加减，药用党参、黄芪、桂枝、附子、炙甘草温阳益气，细辛、防风、羌活解表散寒。

2. 阴虚感冒

（1）辨证

特异症：身热，微恶风寒，少汗，咽干。

可见症：头昏，口干，心烦，干咳少痰，舌红少苔，脉细数。

（2）**治法**：滋阴解表。

（3）**例方**：加减葳蕤汤化裁。本方滋阴解表，适用于体虚感冒，头痛身热，微恶风寒，汗少，咳嗽咽干，舌红，脉数等症。

（4）**常用药**：玉竹滋阴，以资汗源；甘草、大枣甘润和中；豆豉、薄荷、葱白、桔梗疏表散邪；白薇清热和阴。

（5）**加减**：阴伤较重，心烦、口渴、咽干明显，加沙参、麦冬、天花粉以养阴生津；盗汗明显，加煅牡蛎、糯稻根收敛止汗；咳嗽痰少，加百部、炙枇杷叶止咳化痰；纳差食少，加神曲、炒麦芽、鸡内金健脾开胃；血虚，面色无华，唇甲色淡，脉细，加熟地黄、当归，滋阴养血；若亡血之后、产后感冒，因“夺血者无汗”，可在解表药中加入黄芪、当归补气养血。

五、其他疗法

1. 简验方

（1）生姜3片，葱白3～5根（或加苏叶10g），共捣，红糖1匙，开水冲服。用于风寒感冒。

（2）羌蓝汤：羌活15g，板蓝根30g，煎服。治风热感冒。

（3）蒲公英、大青叶各30g，草河车15g，薄荷5g（或荆芥10g），煎服。治风热感冒热毒较盛者。

（4）一枝黄花、土牛膝根各30g，薄荷5g（后下），煎服。治感冒合并喉蛾红肿疼痛者。

（5）柴胡、炒黄芩、青蒿各15g，大青叶30g，煎服。治感冒身热持续，或发热起伏不退者。

（6）贯众汤：贯众、紫苏、荆芥各10g，甘草3g，水煎顿服，连服3天。可预防冬春季节流行性感冒。

（7）藿佩汤：藿香、佩兰各5g，薄荷2g，煎汤代茶。可预防夏季暑湿感冒。

2. 针灸疗法

（1）**体针疗法**：选用大椎、风池、外关、合谷等穴位，若感冒伴有鼻塞可加迎香穴，若伴有咳嗽、头痛可配合太阳、列缺和肺俞等。在排除其他疾病引起的发烧后，在大椎或者耳尖放血。

（2）耳针疗法：选下屏尖、内鼻、肺，毫针刺激，治疗咽喉痛。

3. 火罐疗法

选取大椎、肺俞等，留罐15分钟左右，或者进行闪罐，治疗风寒感冒。

4. 穴位按摩

①利用鱼际穴位的肌肉发达区，揉搓鼻腔两侧感冒敏感区直至发热，使得两区的经络通畅，气血正常。②如易患感冒，可坚持每天按摩迎香穴。③在早晨起床前和晚上睡觉前以手按摩面部、脚心和脚背各50下，或用手指在人中穴揉10下，再在风府穴揉10下，使该处有温暖的感觉，长期坚持，有良好的预防效果。

5. 刮痧疗法

用边缘光滑的瓷汤匙蘸花生油或麻油刮颈背，自风池穴向下刮，从背脊两旁由上而下刮。刮时要用力均匀，不要太重，防止刮破皮肤，刮到出现紫色出血点为止。

感冒周身酸痛者，可以均匀反复刮胸背、肘窝、腘窝处，至局部出现红色斑点或紫色斑片。

六、临证备要

1. 治疗宜忌

治疗感冒当遵循“治上焦如羽，非轻不举”原则，用药宜以轻清、宣散为贵，过寒、过热、过润、过燥之剂皆所不宜。临床当辨清病邪之性质，寒热二证治宜分清。若风寒之候误用辛凉，汗不易出，病邪难以外达，反致迁延不能速解，甚或发生变证；而风热之证误用辛温，则有助热燥液动血之弊，或引起传变。除虚体感冒兼顾扶正补虚外，一般均忌用补敛之品，以免留邪。素体正气不足、卫外不固而致感冒反复发作者，在未发病时可根据正虚性质不同而分别用益气、温阳、养阴等法调治。

2. 寒热二证不显者，可予辛平轻剂

感冒轻证，或初起偏寒偏热俱不明显，仅稍有恶风、微热、头胀、鼻塞者，可取辛平解表法，药用桑叶、薄荷、防风、荆芥等微辛轻清透邪，咽痒咳嗽的，酌配前胡、牛蒡子、大贝母、橘红、桔梗、甘草等清宣肺气。

3. 寒热杂见者当温凉合用

若风寒外感，表尚未解，内郁化热，或肺有蕴热，复感风寒之寒包火证，可取温清并施，辛温与辛凉合用之法，解表清里，宣肺清热。并须根据寒热的主次及其演变，适当调配温凉药。秋季有风燥感冒者，多表现为恶风，或并发热，口唇鼻干燥，咽干甚则咽痛，干咳等，为风燥伤表，卫表不和，肺失清肃，治宜辛凉解表，润燥生津，可用桑杏汤加减。

4. 对有并发症和夹杂症者应适当兼顾

感冒病在卫表，一般无传变，但老人、婴幼儿、体弱或感受时邪较重者，病情发生传变，化热入里，甚至可逆传心包（如并发肺炎、流感的肺炎型和中毒型），当以温病辨治原则处理。若原有某些宿疾，或因感冒诱发者，当根据标本先后和轻重主次进行治疗，适当兼顾。小儿感冒易夹惊夹食，发生惊厥（流感中毒型尤易伴有明显脑炎病变），可配钩藤、薄荷、蝉衣、僵蚕、石决明等息风止痉药，夹食可配六曲、山楂、莱菔子、焦麦芽等消导之品。

5. 病情之长短与感邪的轻重和正气强弱有关

风寒易随汗解；风热得汗，未必即愈，须热清方解；暑湿感冒较为缠绵；而虚体感冒则可迁延或易复感。

6. 注意服药要求，观察药后情况

治疗感冒的汤药不宜久煎，应温热服，服后避风，覆被取汗，或喝热稀饭、米汤助药力，出汗后尤应避风保暖，以防复感。并应多饮开水，适当休息。药后得汗为病邪外达之象，无汗是邪尚未祛，汗出身凉脉静为病邪得解，如汗出热暂退而脉不静、心烦，或身热复起，是病邪未尽去，有复燃或发生传变的可能，当抓紧治疗。对老年人、婴幼儿、体弱者更应重视。另一方面，须密切观察，排除有无温热病初期的征象，或同时夹杂其他疾病。

七、医案选录

案1　风寒夹湿，卫表不和

郑某，男，29岁。住院号11896。

病经一天，突然恶寒发热，无汗，头痛，骨节酸痛，咳嗽，咽痒，咳痰色白，口干不欲饮，舌苔白滑，脉浮紧而数。

风寒夹湿，客于卫表，肺气失宣。治宜辛温解表，仿荆防败毒散之意。

处方：荆芥5g，防风6g，羌独活各4.5g，薄荷3g（后下），光杏仁9g，前胡6g，桔梗4.5g，炒枳壳4.5g，法半夏6g，陈皮6g，生姜3片，葱白3根。1剂。

药后得汗，寒热得解，头痛身疼好转，脉静，唯咳嗽未平。再予宣肺化痰之法。上方去荆芥、防风、羌独活、薄荷等解表之品，加苏梗15g，大贝母15g，甘草4g。连服两天，痊愈出院。

按语：本案证属感冒之风寒夹湿证。因风寒夹湿，客于卫表，肺气失宣所致，治宜辛温解表，疏风祛湿，仿荆防败毒散之意。药用荆芥、防风、羌活、独活疏风散寒，祛湿解表；酌配薄荷、前胡疏风清热，透邪外达；杏仁、桔梗宣肺化痰；半夏、陈皮、枳壳理气化痰；再加生姜、葱白辛温发散，通达阳气。药后得汗，寒热得解，头痛身疼好转，脉静，唯咳嗽未平。原方去解表之品，加苏梗、大贝母、甘草宣肺化痰，连服二天痊愈。

案 2　风热袭表，肺卫失和

张某，女，16 岁。住院号 10988。

病经五六天，始觉恶寒，继则身热不寒，微恶风，汗出不多，午后热甚，头昏痛，咳嗽，痰吐黏黄，胸部闷痛，呼吸不畅，咽部微红，口渴欲饮，尿黄，舌苔薄白，边尖红，脉浮数。经西药注射数天，身热不退。

风热袭表，肺卫失和。治宜辛凉解表，轻宣肺气。仿银翘散合桑菊饮意。

处方：淡豆豉 12g，薄荷 3g（后下），冬桑叶 6，菊花 5g，炒牛蒡子 10g，银花 10g，连翘 6g，前胡 6g，桔梗 3g，光杏仁 6g，甘草 3g，枇杷叶 10g，芦根 30g（去节）。

药后身热渐退，翌晨正常。至午睡时，风雨交加，室温骤降，因仅盖单被而致复感，醒来即感微恶寒，发热，体温 39.5℃，汗少，头痛，身楚，加服上方一剂，得汗热降。第三日续投原方巩固。继因咳嗽不净，右侧胸胁闷痛，口中微干，此乃表证已解，而肺气未清，转予清肺化痰法，上方去豆豉、薄荷、菊花，加贝母、瓜蒌皮各 10g，炒黄芩 5g，继服，药后咳止，痊愈出院。

按语：本案证属感冒之风热犯表证。因风热袭表，热郁肌腠，卫表失和，肺失清肃所致，治宜辛凉解表，轻宣肺气，仿银翘散合桑菊饮之意用药，热退迅速，翌晨正常。但午睡之时，起居不当，复感外邪，风热表证再现，仍投原方，辛凉疏解，两日卫表之证消除。然表证虽解，肺气未清，故转从清肺化痰治疗，肺气得清，咳嗽休止，尽收全功。

案3 风寒束表，肺热内蕴

张某，女，50岁。2004年12月13日初诊。

感冒四五天，咽痒，多嚏，鼻塞，怕风无汗，颈僵不和，微有热感，口干多饮，舌经常破裂出血。常有便秘便溏，咽部充血，后壁黏膜增生。曾有腹腔占位性病变手术史。苔薄黄腻，质暗紫，脉细滑。

风寒束表，肺热内蕴。

处方：淡豆豉10g，炒荆芥10g，防风10g，桔梗5g，前胡10g，葛根15g，白芷10g，大贝母10g，蚤休12g，一枝黄花15g，苏叶10g，生姜衣3g，连翘10g，光杏仁10g。4剂，水煎服。

12月17日二诊：感冒缓解，鼻塞已通，口干好转，怕风，汗少，多饮，苔薄黄腻，质暗红，脉细。

风邪上受，肺气不清，卫表失和。

处方：桑叶10g，菊花10g，一枝黄花10g，桔梗5g，生甘草3g，光杏仁10g，前胡10g，薄荷3g（后下），南沙参12g，鱼腥草15g，枇杷叶10g，蚤休12g。7剂，水煎服。

12月24日三诊：感冒基本平复，口干舌燥，咽痒，咳嗽，咳痰质黏难咯，口腔黏膜破溃疼痛，胸闷而紧，大便不畅，腰酸不痛，苔黄腻，质暗隐紫，脉细。

再予清养上焦。

处方：桑叶10g，菊花10g，南北沙参各10g，大麦冬10g，桔梗4g，甘草3g，前胡10g，大贝母10g，光杏仁10g，法半夏10g，白残花5g，挂金灯5g，全瓜蒌12g，丹参12g，炒黄芩10g。7剂，水煎服。

按语：本案患者感冒四五天，辨证为风寒外束，卫阳被郁，腠理不和，肺热内蕴。治宜辛温解表，宣肺利咽，方用荆防达表汤加减。颈僵不和，微有热感，口干多饮，加葛根、大贝母解肌退热，生津止渴；舌经常破裂出血，咽部充血，后壁黏膜增生，加蚤休、一枝黄花、连翘清热解毒。二诊患者感冒缓解，鼻塞已通，口干好转，仍怕风，汗少，多饮，辨为风邪上受，肺气不清，卫表失和。治予疏风清热，方用桑菊饮加减。三诊患者感冒已平，唯有口干舌燥，咽痒咳嗽，咳痰质黏难咯，口腔黏膜破溃疼痛，再予清养上焦。方用桑杏汤、沙参麦冬汤疏风清肺，润燥止咳。同时配伍炒黄芩、挂金灯清热利咽；针对胸闷而紧，大便不畅，加全瓜蒌、丹参宽胸散结，润肠通便。白残花，又称蔷薇花，其可清热解毒，凉血消肿，是周仲瑛教授治疗咽痛、口腔溃疡的经验用药。

案 4　风邪上受，肺气不清

童某，女，31 岁。2007 年 9 月 19 日初诊。

近月来反复感冒，咳嗽，有时发烧，有时鼻塞不通，流涕，昨夜鼻涕黄浓，咽痛，颈部淋巴结肿大，怕风，头痛，汗出不多，苔黄薄腻，质暗红，脉细滑。

风邪上受，肺气不清。

处方：桑叶皮各 10g，菊花 10g，一枝黄花 12g，炒黄芩 10g，法半夏 10g，前胡 10g，桔梗 5g，鱼腥草 15g，蒲公英 15g，连翘 10g，薄荷 3g（后下），大贝母 10g，陈皮 6g，佛耳草 15g。7 剂，水煎服。

9 月 26 日二诊：最近未见感冒，咳嗽咯痰减轻，仍有痰液，量不多，淋巴结肿痛好转，口腔、牙龈仍有炎肿，头角有痛感，有时鼻塞，偶有口干，尿黄，咽喉充血，苔薄黄腻，脉细滑。

9 月 19 日方加南沙参 10g，泽漆 12g，红重楼 10g。14 剂，水煎服。

按语：本案患者近月来反复感冒，咳嗽，鼻塞不通，流涕，辨证为风邪上受，肺气不清，治以疏风清热，止咳化痰，方用桑菊饮、二陈汤加减。药用桑叶、菊花、前胡、连翘、薄荷疏风清热；一枝黄花、鱼腥草、蒲公英清肺解毒；黄芩、桑白皮、半夏、贝母、陈皮、佛耳草清热化痰止咳。其中佛耳草味甘性平，止咳平喘，是周仲瑛教授的经验用药。二诊患者未见感冒，咳嗽咯痰减轻，淋巴结肿痛好转，气道仍有痰液，口腔、牙龈仍有炎肿，口干，原方加泽漆止咳化痰利咽，红重楼清热解毒，消肿止痛，南沙参益气养阴，润肺化痰。

案 5　暑湿外感，肺胃不和

黄某，女，4 岁。1997 年 6 月 16 日初诊。

夏月受凉，表卫不和，怕风汗少，低烧，有时喷嚏，大便日行 3 ～ 4 次，不成形，两侧扁桃体肿大，苔薄，脉微数。

疏表化湿和中。

处方：藿香 10g，苏叶 10g，清水豆卷 10g，厚朴 3g，香薷 3g，青蒿 12g，连翘 10g，一枝黄花 12g，生姜衣 2g，银花 10g，芦根 15g，薄荷 3g（后下），南沙参 10g。7 剂，水煎服。

6 月 26 日二诊：从暑湿外感、肺胃不和治疗后，表解热退，不咳无痰，大便偏干，咽喉仍有充血，未全消退，苔薄黄腻，脉细。

清养肺胃。

处方：太子参 10g，北沙参 10g，南沙参 10g，大麦冬 10g，炙僵蚕 10g，一枝黄花 12g，蚤休 10g，全瓜蒌 10g，芦根 15g，大贝母 10g，炙甘草 3g。7 剂，水煎服。

7 月 3 日三诊：咽喉仍暗红充血，偶有喷嚏，大便不消化状。

气阴两虚，肺热内蕴。

处方：太子参 10g，南沙参 10g，北沙参 10g，蚤休 10g，生甘草 3g，桔梗 3g，炙僵蚕 10g，一枝黄花 12g，大麦冬 10g，焦山楂 10g，焦神曲 10g，大贝母 10g，芦根 15g。7 剂，水煎服。

按语：本案患者夏月受凉，表卫不和，怕风汗少，低烧，有时喷嚏，大便日行 3 ～ 4 次，不成形，辨证为暑湿外感，肺胃不和，治予疏表化湿和中，方用新加香薷饮加减，配伍藿香、清水豆卷解表清利湿热，苏叶辛温发散，行气和胃，生姜衣解表温中，青蒿、芦根、一枝黄花清暑泻热，薄荷清热利咽。二诊表解热退，不咳无痰，大便偏干，咽喉仍有充血，未全消退，暑湿之邪容易耗气伤阴，继以清养肺胃为主。药用太子参、南北沙参、大麦冬、芦根、大贝母益气养阴生津，一枝黄花、蚤休、炙僵蚕清热解毒散结，全瓜蒌清热润肠。三诊时患者咽喉仍有暗红充血，偶有喷嚏，大便不消化状，辨证为气阴两虚，肺热内蕴，治守原法，加桔梗、甘草利咽，用焦楂曲增强健运脾胃之功，以利病情恢复。

案 6　虚体伤暑，肺卫不和

汤某，男，40 岁。1990 年 8 月 2 日初诊。

发热 3 天，恶风，汗出不多，咽痛，口干而黏，咳嗽不著，咽喉充血，苔薄黄，脉细。

虚体伤暑，肺卫不和。

处方：清水豆卷 10g，青蒿 12g，连翘 10g，银花 10g，桔梗 3g，甘草 3g，一枝黄花 12g，蚤休 10g，南沙参 12g，芦根 15g。7 剂，水煎服。

8 月 9 日二诊：上感后肺热不清，咽喉不舒，口干，咳嗽不著，胸闷，苔少，质红，脉小滑。

再予清养。

处方：南北沙参各 10g，大麦冬 10g，一枝黄花 15g，桔梗 3g，甘草 3g，玄参 10g，炒牛蒡子 10g，瓜蒌皮 10g，芦根 20g，挂金灯 3g，西青果 3g。7 剂，水煎服。

按语：该患者夏月感冒，辨证为虚体伤暑，肺卫不和，治以清暑祛湿解表，益气养阴生津。药用青蒿、连翘、银花、芦根清暑泻热；清水豆卷透邪解表，清利湿热；桔梗、甘草宣肺止咳；一枝黄花、蚤休清热解毒；南沙参养阴生津。二诊诸症均减，尚有咽喉不舒，口干，胸闷，舌苔少，乃肺热未清，阴伤较为明显，再予清养。方用沙参麦冬汤、甘桔汤加减，配伍牛蒡子宣肺利咽，解毒消肿，瓜蒌皮清热化痰、宽胸散结，玄参、芦根养阴生津，挂金灯、西青果为利咽良药。

案 7　肺气虚弱，热郁阴伤

崔某，女，13 岁。2006 年 2 月 15 日初诊。

易感冒，最近咳嗽，咽喉有痰，量多，口干，易汗，喷嚏，咽充血，咽后壁淋巴滤泡增生，苔黄，质红，脉细滑。

肺虚热郁阴伤，法当清养。

处方：南北沙参各 12g，麦冬 10g，玄参 10g，桔梗 5g，生甘草 3g，炙桑皮 10g，法半夏 10g，炒黄芩 10g，大贝母 10g，泽漆 12g，炙僵蚕 10g，太子参 10g，鱼腥草 15g，肿节风 15g，一枝黄花 12g，炒麦芽 10g，挂金灯 5g，西青果 6g。14 剂，水煎服。

3 月 3 日二诊：最近体力良好，未感冒，口不干，二便正常，苔黄，质红，脉细滑。2 月 15 日方加川百合 10g，炒玉竹 10g，炒白术 10g。14 剂，水煎服。

按语：该患者易感冒，咳嗽，咽喉有痰，口干，喷嚏，易汗，咽充血，咽后壁淋巴滤泡增生，苔黄，质红，证属感冒之肺虚热郁阴伤，治以清养为主。药用太子参、南北沙参、麦冬、玄参益气养阴生津；炙桑皮、大贝母、炒黄芩、桔梗、法半夏宣肺止咳化痰；生甘草、炙僵蚕、藏青果、玄参、桔梗利咽；鱼腥草、泽漆、肿节风、一枝黄花、挂金灯清热解毒；炒谷麦芽健脾开胃，培土生金。二诊患者体力恢复，未感冒，口不干，原方加川百合、炒玉竹、炒白术润肺补脾，巩固疗效。

案8 气阴两虚，肺热内郁

陈某，女，58岁。1998年2月4日初诊。

多年来反复感冒，感冒时咽炎，咽痛剧烈，咳嗽，痰白而多，兼有身热，形寒怕冷，平时畏风易汗，大便欠实，咽喉充血，苔薄腻罩黄，质紫，脉细。

气阴两虚，肺热内郁，虚体感邪。

处方：太子参10g，大麦冬10g，炒玉竹10g，南沙参10g，北沙参10g，蚤休12g，功劳叶10g，生甘草3g，桔梗3g，白薇10g，玄参10g，大贝母10g，炒牛蒡子10g，挂金灯3g，西青果5g。7剂，水煎服。

2月11日二诊：近来感冒未发，咳嗽好转，口干不显，稍头晕，咽不痛，大便正常，苔薄黄腻，质偏红，脉细。

气阴两虚，肺热内郁。治宜益气养阴，扶正达邪。

处方：太子参12g，大麦冬10g，炒玉竹10g，南沙参10g，北沙参10g，蚤休10g，生甘草3g，桔梗3g，白薇10g，玄参10g，大贝母10g，功劳叶10g，桑叶10g，西青果5g。7剂，水煎服。

按语：本案患者多年来反复感冒，感冒时咽炎发作，兼有身热，平时畏风易汗，形寒怕冷，大便欠实，辨证为气阴两虚，肺热内郁，病属虚体感邪，治当扶正达邪，益气养阴、清肺化痰并进，仿沙参麦冬汤、加减葳蕤汤之意。药用太子参、麦冬、南北沙参、玄参益气养阴扶正；蚤休、炒牛蒡子、挂金灯、西青果清热解毒祛邪；白薇、功劳叶清退虚热；桔梗、贝母、甘草宣肺化痰利咽。药中肯綮，如鼓应桴，二诊患者感冒未发，诸症好转，治守原法巩固。

附　流行性感冒

流行性感冒，简称“流感”，是由流感病毒引起的常见的急性呼吸道传染病，相当于中医“时行感冒”。在一个时期内广泛流行、病情类似，属于中医疫病、外感热病的范畴。甲型和乙型流感病毒每年呈季节性流行，其中甲型流感病毒可引起全球大流行。全国流感监测结果显示，每年10月我国各地陆续进入流行季节。

流感起病急，发病率高，传染性强，人类对其普遍易感，严重威胁人类健康。虽然大多为自限性，但部分患者因出现肺炎等并发症或基础疾病加重发展成重症，少数病例病情进展快，可因发生呼吸窘迫综合征（ARDS）、急性坏死性脑病或多器官功能不全等并发症而死亡。重症流感主要发生在老年人、年幼儿童、肥胖者、孕产妇和有慢性基础疾病者。

一、病因病机

（一）病因

流感是因感染温疫毒邪所致。本病初起之时，多为六淫夹时行之邪伤人，既有当令之气，亦有非时之邪，多以风邪为主导。

（二）病机

疫毒从口鼻或皮毛而入，外束肌表，卫阳遏阻，正邪交争，而出现发热、微恶寒、鼻塞、流涕、全身肌肉酸痛等症状。正如叶天士《温热论》所言:“温邪上受，首先犯肺。”核心病机为热郁表里，卫气同病。

温邪致病迅速，或夹寒、夹热、夹湿、夹暑，且易从火化，故起病急，传变快，起病即从卫入气，邪在表里之间，卫气同病，表邪未解，里热渐起，热毒犯肺，肺失宣肃，表现为高热、咽痛、咳嗽咯痰，甚则气促。毒邪顺传中焦，湿热困遏，热毒不得透发，里热炽盛，出现壮热，面红烦躁，口渴欲饮，胸满腹胀，大便秘结，舌红，苔黄腻，脉滑数等症。热毒壅盛，毒邪伤正，传营入里，可继续传变为重症，表现为高热持续，气短喘促，咳嗽咯痰，烦躁不安，时有谵语，甚至神志昏迷、手脚抽搐等危象。“或因肺家素有痰热，复受风邪束缚，内火不得疏泄”，出现表寒里热的局面。在从表入里的过程中，可见半表半里之候，化热入里致肺胃热盛、湿浊内蕴甚则逆传内陷。

二、辨证要点

流感的辨证主要以八纲辨证的表里寒热为基础，以卫气营血辨证为主导，结合三焦辨证、六经分证，参照《温疫论》表里分传学说。

一般而言，感冒总属外感为病，邪犯肺卫，以卫表不和为主，证属表实，辨清表寒、表热。流感属于温邪为患，不同于一般的感冒，病有常、有变，既可表现为变中之常，如表里同病、寒热错杂、夹湿夹暑夹燥多端，亦可表现为变中之变，如素体阴亏、肺有伏热等，或伏寒化温，外感温邪，内外相因，表现为痰热闭肺、热入心营、邪陷正脱等危象。临证当知常达变，顺势处理。

三、治则治法

流感虽有卫气营血传变的一般规律，但其发病快，易从火化，传变迅速，治疗的重心在于卫气，应在卫气同病或气分证时阻截疾病的进展，此阶段是病情向顺逆两方面转变的关键环节，也是中医药治疗的优势环节。治疗流感应尽早祛邪解热，采用复法合方治疗。治应表里双解，以汗、和两法为主，寓下于清，汗、和、清、下四法联用，不但可令邪去正安，而且可以防止毒邪进一步传变发展为危重症。分别而言，汗法力求尽早透邪外达，和解可以分消表里郁热，清里可阻热毒传营，寓下于清，可助热从下泄。这样既可阻断病邪传变，又能先安未受邪之地，达到多环节祛邪、多疗法增效之目的。此即吴又可表里分传及“三消饮”之消内以清里、消外以解表、消不内外以开达募原之意。

具体包括两个方面：

1. 表证有寒热之分，总当以解表为要。重在体现“其在皮者汗而发之”“在卫者汗之可也”的治疗方法。通过发汗以祛邪解表，因发汗之药性多辛温，故即使表热主用辛凉之品，若不复入辛温，虽有清解之功，但少辛散发汗之力，恐难以达到汗出表解的目的。如银翘散中之用荆芥、麻杏石甘汤中之用麻黄。

2. 在表里传变的过程中，每可出现半表半里、表里不和的过渡证，若能恰当使用和解枢机之剂，自可起到表里分消，阻其传里的作用。和法有利于表解里和，将病势控制于卫气同病阶段。若表邪入里，或里热素盛，气热传营，气营热盛，则当清气泄热与凉营并施。如热传中焦，肺胃积热，还可加强泄降里热之力，采取寓下于清之意，使热从下泄。

四、证治分类

（一）常见证

1. 卫表不和证

（1）辨证

特异症：形寒恶风，身热汗少，咽痛，鼻塞流涕。

可见症：肢体酸楚，头胀痛，咳嗽痰黏，舌边尖红，苔薄白或薄黄，脉浮数或弦数。

（2）治法：辛散解表，发汗祛邪。

（3）例方：银翘散合桑菊饮加减。前方辛凉解表，清热解毒，适用于风热表证；后方疏风清热，宣肺止咳，适用于咳嗽痰黏，咽干，微有身热者。

（4）常用药：金银花、连翘、豆豉、薄荷、荆芥辛凉解表，疏散风热；前胡、牛蒡子、杏仁、桔梗、贝母清肃肺气；竹叶、芦根清热生津。

（5）加减：表寒里热，咳喘烦热者，加麻黄、生石膏清宣肺热；咽喉肿痛，加重楼、一枝黄花、蒲公英以清咽解毒。

2. 热郁卫气证

（1）辨证

特异症：寒热往来，身热起伏，汗出热退复升。

可见症：头痛，口苦咽干，胸满胁痛，呕恶，舌苔薄黄或腻，脉弦数。

（2）治法：和解表里，透泄清热。

（3）例方：流感双解合剂（淡豆豉、荆芥、金银花、连翘、柴胡、黄芩、青蒿、藿香、鸭跖草、大黄等）加减，功能表里双解，汗和清下。主治流感卫气同病者。

（4）常用药：金银花、连翘辛凉解表，疏散风热；淡豆豉、荆芥意在增加辛散发汗之力；柴胡、黄芩、青蒿、鸭跖草和解少阳，清热透邪；藿香芳香化湿；大黄泻下清热，寓下于清。

（5）加减：湿热内蕴，恶心呕吐，加厚朴、黄连、芦根清热化湿；夹有暑湿者，加香薷、佩兰清暑祛湿。

3. 气分热盛证

（1）辨证

特异症：发热或壮热，有汗，咳而气粗，痰稠色黄。

可见症：面赤，烦渴喜饮，腹胀不舒，呕恶，大便干结，舌质红，苔黄或黄燥，脉滑数。

（2）治法：清气泄热，以下为清。

（3）例方：白虎汤加减。功能清热泻火，除烦生津，主治阳明气分热盛证。

（4）常用药：石膏、金银花、连翘、淡竹叶清气透热；知母、鲜芦根、鲜石斛清热生津；栀子、黄芩清热除烦；甘草、粳米养胃生津。

（5）加减：肺热腑实，便秘，胸闷气喘，加生大黄通腑泄热；热郁胸膈，烦躁不安者，加黄连宣泄邪热，解郁除烦；阴伤者，加北沙参、太子参益气养阴生津；若肺气闭阻，出现喘咳气促者，加桑白皮、葶苈子泻肺降气平喘。

（二）变证

1. 痰热闭肺证

（1）辨证

特异症：喘咳气急，呼吸粗大，喉中痰涎壅盛，痰多质黏，咯吐困难，胸胁胀满。

可见症：身热，有汗或少汗，烦躁不宁，口渴，面暗唇紫，舌苔黄腻，质红，脉滑数。

（2）**治法**：清热化痰，宣泄肺气。

（3）**例方**：五虎汤或宣白承气汤。前者清热化痰，止咳平喘，主治风热壅肺，身热，咳喘痰多者；后者清肺定喘，泻热通便，主治阳明温病，下之不通，喘促不宁，痰涎壅滞，大便闭结，脉右寸实大，肺气不降者。

（4）**常用药**：石膏、杏仁、半夏清热平喘，止咳化痰；黄芩、知母、鱼腥草、贝母、甘草清热化痰；瓜蒌、桑白皮、葶苈子清肺泄热，降气平喘。

另用竹沥水调服猴枣散，每次0.6g，每日2～3次，加强清化痰热止咳之功。

（5）**加减**：肺气宣降不利，喘憋气逆，腑实便秘，加大黄清热泻下通便，麻黄宣肺平喘止咳。

2. 热入心营证

（1）辨证

特异症：身热夜甚，烦躁不安，谵语，气息粗促，鼻扇，喉中痰鸣有声。

可见症：口渴饮水不多，神识昏蒙，或见痉厥，舌质红绛而干，苔黄或焦黄，脉数或细数。

（2）**治法**：清心泄热，凉营解毒。

（3）**例方**：清营汤或清瘟败毒饮。前者清营解毒，透热养阴，主治热入营分证；后者清热解毒，凉血泻火，气血两清，主治温疫热毒，气血两燔证。另饲安宫牛黄丸，以清热解毒，镇惊开窍，或用醒脑静、清开灵等注射剂。

（4）**常用药**：黄连、银花、连翘清热解毒；水牛角清热凉血解毒；生地黄、玄参、麦冬养阴生津；郁金、石菖蒲开窍醒神。

（5）**加减**：喉中痰鸣，加知母、天竺黄、胆南星、浙贝母、半夏清热化痰；热盛动风抽搐，加石决明、地龙、钩藤等平肝息风。

3. 邪陷正脱证

（1）辨证

特异症：体温、血压骤降，呼吸短促，咳而无力，喉中痰声如鼾，神志淡漠模糊或躁烦，甚至不清。

可见症：面色苍白，唇青肢冷，身出冷汗，舌质淡红，有紫气，脉细数无力或微细欲绝。

（2）**治法**：救阴回阳，开闭固脱。

（3）**例方**：生脉散或参附汤。前者益气生津，敛阴止汗，主治温热、暑热，久咳伤肺，耗气伤阴证；后者回阳固脱，主治元气大亏，阳气暴脱者。

（4）**常用药**：西洋参、麦冬、五味子、玉竹、炙甘草补气生津；山萸肉补益肝肾，收涩固脱；丹参、石菖蒲、绿茶活血祛瘀，开窍醒神；煅龙骨、煅牡蛎镇惊安神，收敛固涩。

（5）**加减**：阳亡脉微，加干姜、附子温中散寒，回阳救逆；热毒内陷，合黄连解毒汤清热解毒；窍闭神昏，审其阴阳，选用安宫牛黄丸或苏合香丸，清热解毒或行气开窍。

以上证候交错并见者，当杂合治之。恢复期多见肺胃两伤，津气亏耗，可以沙参麦冬汤甘寒生津，清养肺胃，合四君子汤益气健脾。

五、临证备要

1. 到气就可气营两清

流感在卫气营血的传变过程中，到气就可气营两清。因常常卫分表现不明显而直接出现气分症状，且热毒多易波及营分，出现重叠兼夹，极易内陷营血，虽叶天士在《温热论》中提出在“在卫汗之可也，到气才可清气，入营尤可透热转气”，但是考虑重症流感卫气营血传变过程极为迅速，在气分阶段甚至卫分阶段，邪热多已波及营分，并具有气营两燔之候，治疗的重心在卫气，在卫气同病或气分证阶段进行阻截，在“卫气”时即佐用“清气凉营”之法，有利于阻止邪气进一步陷入营分，也有利于邪气的清除及正气的恢复。

2. 脏病治腑

肺与大肠相表里，脏病治腑，寓下于清。保持肠腑通畅可避免邪热郁肺的进一步发展，邪气从下而泄亦为邪气外达的有效途径之一。辨治重症流感应早期佐用下法，特点是在汗法、和法、清法联用的基础上，佐用制大黄 3 ～ 6g，如病情需要还可用生大黄 3 ～ 6g，这与吴又可“温病下不厌早”“逐邪勿拘结粪”之说有类似，不仅是“釜底抽薪”“急下存阴”，更重要的是先期畅通肠腑给邪以出路，而非单纯泻下通腑。针对热病的病因、病情轻重及病情所处阶段不同，具体治法也是各异。从现代医学角度来看，大肠中含有益菌群，这些菌群有益于增强人体抵抗力和免疫力，所以保持肠腑的通畅，不仅有利于菌群的生长，促进人体免疫力的增加，还可促进体内毒素的排泄，使人体尽快康复。

3. 注意清养扶正

流感初起有气虚表现者，扶正应以清养之品为主。流感主要由于温（湿）热疫毒，病性本身属热、属实，初起病位在表，根据中医“在卫汗之可也”“治上焦如羽，非轻不举”等治疗原则，应因势利导、轻清宣透为是，即使“邪之所凑，其气必虚”，扶正亦应以清养肺气的太子参、北沙参为主，而重用甘温补益之品恐有助热生火之嫌。大队清热解毒药的应用也恐有“药过病所”“苦寒败胃”之弊。

4. 三因制宜

时行感冒的轻重常变，可因人、因时、因地而异。故当在三因制宜的理念指导下，以治人为主导，治病、治证、治毒兼重。临证之际，既要详察患者个体体质差异、老幼男妇之别、邪正强弱盛衰和六淫时邪作用于人体后之从化，又要详辨病势之顺逆常变；既要把握病的普遍规律，又要把握证的特异性，病证结合，从整体水平上调节人体抗病祛邪的能力，达到治毒的目的。

六、医案选录

案 1　风寒遏表，气营热盛

王某，女，40 岁。2019 年 2 月 5 日初诊。

患者两天前因受凉出现恶寒发热，最高温度达 39.5℃，热甚烦躁，咳嗽，咳少量黄黏痰，身热少汗，伴咽干咽痛，四肢酸痛，头晕胀痛，纳差乏力，口苦口干，大便不出，小便可。遂至急诊科就诊，急诊检查，白细胞 6.1×10^9/L，中性粒细胞 45.1%，淋巴细胞 50%，CRP6mg/L。考虑病毒性感染，予以热毒宁、维生素、阿奇霉素等治疗后，患者体温退而复升至 39.1℃，后予以“奥司他韦”抗病毒治疗，患者服用后呕吐不止，遂至门诊以求中医调治。患者寒战发热，汗不得出，咳嗽阵作，咳少量淡黄色痰，咽干咽痛，口苦口干，四肢酸痛，头晕胀痛，纳差乏力，热甚烦躁，寐欠佳，大便两日未出，小便黄，舌红苔黄腻，脉滑数。

处方：荆芥10g，淡豆豉15g，炙麻黄5g，生石膏30g（先煎），知母10g，连翘15g，金银花15g，藿香15g，佩兰12g，柴胡15g，黄芩15g，前胡10g，青蒿20g，鸭跖草30g，生熟大黄各5g，水煎服，每日1剂，2剂。

2019年2月7日二诊：患者诉服用1剂后，汗出热退，烦躁除，头晕胀痛、咽干咽痛、口苦口干、四肢酸痛较前好转，大便软且日行两次。咳嗽较前减轻，咳少量淡黄痰，稍有咽干咽痛，口干口苦，纳差乏力，寐佳，大便软，一天一次，小便正常，舌红苔稍腻，脉细滑。

余邪未清，前方继进。

原方去生大黄，水煎服，每日1剂，共2剂。

后电话询问患者，患者诉服两剂药后症状皆除。

按语：此案患者为流行性病毒性感冒，病机属外感风寒入里化热，热壅肺气，痰湿阻胃，肺胃热盛。治疗遵表里双解、汗和清下四法联用之大法。方中以辛散的豆豉、荆芥发汗解表，祛邪外达；辛凉之品银花、连翘、石膏、知母清在里化热之邪，兼以清热凉营，防止病邪进一步传变；藿香、佩兰芳香化湿，疏风散寒，兼以化湿和中；柴胡、黄芩取小柴胡汤意，和枢机，解郁热；生大黄、熟大黄寓下于清，给邪以出路；炙麻黄、前胡宣降肺气，促进气机升降，以利祛邪，同时改善咳嗽咳痰症状；青蒿、鸭跖草透热达邪。如此四法联用，阻断了病势传变，病情迅速缓解。

案2　虚体重感，热毒内蕴

朱某，女，49岁。1994年9月9日初诊。

8月20日始低热，一度高烧，经治热退，低热持续，病因不明。有汗不多，不恶寒，手心发热，纳差，口干，乏力。苔薄黄腻，脉弦滑数。

去年9月出现严重贫血，经省级医院检查诊断为肝脏占位性病变，11月曾再次住院手术切除治疗。

虚体重感，热毒内蕴。

处方：银柴胡10g，青蒿20g，白薇15g，重楼15g，葎草25g，鸭跖草15g，藿香10g，佩兰10g，炒黄芩10g，天花粉10g，知母10g，芦根15g，炒谷芽10g，石斛10g。21剂，水煎服。

9月30日二诊：低热基本控制，中午37.2℃，至晚能降，手足心热，口苦干腻，大便少行，乏力，苔黄，质暗红，脉细滑。

阴虚内热。

处方：银柴胡10g，功劳叶10g，白薇12g，青蒿15g，沙参10g，炙鳖甲15g（先煎），太子参12g，麦冬10g，天冬10g，僵蚕10g，葎草25g，知母10g，生地黄10g，炒谷芽12g。14剂，水煎服。

1994年12月30日，因其他不适就诊，言低热未再反复。

按语：本例患者初诊时曾有高热，然高热虽退，低热不尽，整个病程持续两周余。患者发热持续，汗出不多，手心发热，不恶寒，口渴，结合舌脉，病邪当以热毒为主，加之术后体质虚弱，故病机确立为体虚重感，热毒内蕴。治方基本自拟，然有法度。方中银柴胡、青蒿、白薇清化虚热，切中病机；重楼、葎草、鸭跖草、黄芩重在解除蕴毒；病因虽以热毒为主，然汗出不多，结合舌脉，湿热之象渐起，故加藿香、佩兰以化湿；热久伤阴，加天花粉、知母、芦根、石斛，不但清热，而且有养阴生津之效；石斛合炒麦芽固护脾胃。全方清虚热，解湿毒，养阴和胃。二诊时热象已经基本缓解，然热久伤阴，阴虚内热表现突出，故在前方的基础上，减少解毒化湿之品，加天冬、麦冬、沙参、炙鳖甲、生地黄等，增强滋阴之效。因有乏力气虚的表现，加用太子参以益气养阴，又加僵蚕宣散郁热。两次诊疗，处方用药与病机丝丝入扣，故效如桴鼓，值得深思。

第三章　咳　嗽

咳嗽是指由于外感六淫或内伤疾患导致的肺脏功能失调，肺气上逆作声，咯吐痰液而言，为肺系疾病的主要证候之一。分别言之，有声无痰为咳，有痰无声为嗽，然一般多痰声并见，难以截然分开，故以咳嗽并称。

咳嗽既是独立性的病证，又是肺系多种疾病的一个症状。西医学中急慢性支气管炎、支气管扩张、慢性咽喉炎常以咳嗽为主要症状。其他疾病如肺痈、肺痿、风温、肺痨等常兼见咳嗽，可参阅有关章节辨证求机，进行处理。部分慢性咳嗽经久反复，可发展至喘，称为咳喘，多表现为寒饮伏肺或肺气虚寒的证候。

一、病因病机

咳嗽的病因有外感、内伤两大类。外感咳嗽为六淫外邪侵袭肺系；内伤咳嗽为脏腑功能失调，内邪干肺。不论邪从外入，或自内而发，均可引起肺失宣肃，肺气上逆作咳。

（一）病因

1. 外感六淫

多因起居不慎，寒温失宜，或各种原因导致肺的卫外功能减退或失调，以致在天气冷热失常、气候突变的情况下，六淫外邪或从口鼻或从皮毛而受，内舍于肺而致咳嗽。由于四时主气不同，因而人体所感受的致病外邪亦有区别。《河间六书·咳嗽论》谓：

“寒、暑、燥、湿、风、火六气，皆令人咳。”即是此意。风为六淫之首，其他外邪多随风邪侵袭人体，所以外感咳嗽常以风为先导，或夹寒，或夹热，或夹燥，其中尤以风邪夹寒者居多。张景岳说：“六气皆令人咳，风寒为主。”

2. 内邪干肺

内伤咳嗽总由脏腑功能失调、内邪干肺所致，可分其他脏腑病变涉及于肺和肺脏自病两端。

（1）**情志失调**：情志刺激，或情志不遂，郁怒伤肝，均可致肝失条达，气机不畅，日久气郁化火，气火循经上逆犯肺，发为咳嗽。

（2）**饮食不节**：饮食不当，或因嗜烟好酒，熏灼肺胃；或因过食肥甘辛辣炙煿，酿湿生痰；或因平素脾运不健，饮食精微不归正化，痰浊内生，痰邪上干，乃生咳嗽。

（3）**肺脏自病**：常因肺系疾病迁延不愈，肺脏虚弱，久则阴伤气耗，肺的主气功能失常，以致肃降无权，肺气上逆作咳。

（二）病机

1. 病变主脏在肺，与肝、脾、肾有关

肺主气，司呼吸，上连气道喉咙，开窍于鼻，外合皮毛，为五脏六腑之华盖，其气贯百脉而通他脏。由于肺体清虚，不耐寒热，故称娇脏，易受内外之邪侵袭而为病，病则宣肃失司，肺脏为了改变这种病理现象，祛邪外达，以致肺气上逆冲激声门而为咳嗽。故张景岳指出：“咳症虽多，无非肺病。”

五脏相关，他脏有病及肺亦生咳嗽。如肝经气火上犯，木火刑金，或脾湿生痰上干，或肾脏亏损，气失摄纳，气逆于上，或肾阴亏虚，虚火灼金等，皆为咳嗽之因。故咳嗽主病在肺，而与肝、脾、肾有关。诚如《素问·咳论》所说“五脏六腑皆令人咳，非独肺也”。

2. 外感六淫咳嗽属于邪实，并可演变转化

因外邪犯肺，肺卫功能一时失调，导致肺气壅遏不畅，故属邪实。因于寒者，肺气壅遏，津液凝滞，因于风热者，热蒸液聚，因于风燥者，燥邪灼津，皆能生痰，痰与外邪相合，致壅阻肺气，发生咳嗽。若外感咳嗽未能及时表散，则可发生演变转化。如风寒咳嗽，未能及时宣散，可郁而化热；风热咳嗽又可化燥伤津；或因肺热蒸液成痰而致痰热郁肺。

3. 内伤咳嗽属邪实与正虚并见，病理因素为痰与火

内伤咳嗽多由脏腑功能失调，产生内邪，上干于肺所致。常反复发作，迁延日久，脏气多虚，故属邪实与正虚并见，但虚实之间有主次的不同。

他脏有病及肺者，多为因实致虚。如肝火犯肺，每见气火炼液为痰，耗伤肺津；痰湿犯肺，多由脾失健运，聚湿酿痰，上贮于肺。若久延不愈，可致脾肺气虚，甚则病延及肾，由咳致喘。如痰湿蕴肺，遇感引触，则痰从热化；痰热久郁，则易耗伤肺阴。

肺脏自病者，多为因虚夹实。如肺阴不足，每致阴虚火炎，灼津为痰；肺气亏虚，气不化津，则痰从寒化为饮。

总之，内伤咳嗽多属邪实正虚，病理因素为痰与火，但痰有寒热之别，火有虚实之分，痰可郁而化火（热），火能炼液，灼津为痰。

4. 外感咳嗽与内伤咳嗽可以互为因果

外感咳嗽如迁延失治，邪伤肺气，更易反复感邪，而致咳嗽屡作，肺气益伤，逐渐转为内伤咳嗽。

内伤咳嗽，肺脏有病，卫外不强，容易因感受外邪而诱发或加重，特别在天气转冷时，尤为明显。久则从实转虚，肺脏虚弱，气阴耗伤。

二、辨证要点

1. 辨外感与内伤

外感咳嗽，多为新病，起病急，病程短，常伴恶寒、发热、头痛等肺卫表证。内伤咳嗽，多为久病，常反复发作，病程长，可伴他脏见症。

2. 辨证候虚与实

外感咳嗽以风寒、风热、风燥为主，一般均属邪实；而内伤咳嗽多为虚实夹杂，本虚标实，其中痰湿、痰热、肝火多为邪实正虚，阴津亏耗咳嗽则属正虚，或虚中夹实。

3. 辨咳嗽的特点

包括时间、节律、性质、声音以及加重的有关因素。如咳嗽时作，白天多于夜间，咳而急剧，声重，或咽痒则咳作者，多为外感风寒或风热引起；若咳声嘶哑，病势急而病程短者为外感风寒或风热，病势缓而病程长者为阴虚或气虚；咳声粗浊者，多为风热或痰热伤津所致；早晨咳嗽阵发加剧，咳嗽连声重浊，痰出咳减者，多为痰湿或痰热咳嗽；午后、黄昏咳嗽加重，或夜间有单声咳嗽，咳声轻微短促者，多属肺燥阴虚；夜卧咳嗽较剧，持续不已，少气或伴气喘者，为久咳致喘的虚寒证，咳而声低气怯者属虚，洪亮有力者属实。饮食肥甘、生冷加重者多属痰湿；情志郁怒加重者因于气火；劳累、受凉后加重者多为痰湿、虚寒。

4. 辨咯痰的特点

包括咯痰色、质、量、味等。咳而少痰的多属燥热、气火、阴虚；痰多的常属湿痰、痰热、虚寒；痰白而稀薄的属风、属寒；

痰黄而稠者属热；痰白质黏者属阴虚、燥热；痰白清稀透明呈泡沫样者属虚、属寒；咯吐血痰，多为肺热或阴虚；如脓血相兼者，为痰热瘀结成痈之候；有热腥味或腥臭气者为痰热；味甜者属痰湿；味咸者属肾虚。

三、治则治法

1. 分清邪正虚实

外感咳嗽多属邪实，治当祛邪利肺，按病邪性质风寒、风热、风燥分别治以疏风散寒、疏风清热、疏风润燥。内伤咳嗽多属邪实正虚，治当祛邪止咳，扶正补虚，标本兼顾，并应分清虚实主次处理。外感咳嗽一般忌用敛涩之法，以免留邪，当因势利导，肺气宣畅则咳嗽自止；内伤咳嗽应防宣散伤正，宜从调护正气着眼。

2. 注重整体治疗

咳嗽的治疗，除直接治肺外，还应从整体出发注意治脾、治肝、治肾等。尚需注意咳嗽为人体祛邪外达的一种御病机制，故治疗决不能单纯见咳止咳，必须按照不同的病因区别对待。

四、证治分类

（一）外感咳嗽

1. 风寒袭肺证

（1）辨证

特异症：咳嗽声重，气急，咽喉发痒，咳痰稀薄色白。

可见症：鼻塞，流清涕，头痛，肢楚，恶寒，发热，无汗，舌苔薄白，脉浮或浮紧。

（2）治法：疏风散寒，宣肺止咳。

（3）**例方**：三拗汤或止嗽散加减。两方均能宣肺止咳化痰，但前方以宣肺散寒为主，用于风寒闭肺，后方以疏风润肺为主，用于咳嗽迁延不愈或愈而复发。

（4）**常用药**：麻黄宣肺散寒；杏仁、桔梗、前胡、甘草、橘皮、金沸草宣肺利气，化痰止咳。

（5）**加减**：若胸闷、气急等肺气闭实之象不著，而外有表证者，可去麻黄之辛散，加荆芥、苏叶、生姜以疏风解表；若夹痰湿，咳而痰黏，胸闷，苔腻，加半夏、川朴、茯苓以燥湿化痰；咳嗽迁延不已，加紫菀、百部温润降逆，避免过于温燥辛散伤肺；表寒未解，里有郁热，热为寒遏，咳嗽音哑，气急似喘，痰黏稠，口渴，心烦，或有身热，加生石膏、桑白皮、黄芩以解表清里。

2. 风热犯肺证

（1）辨证

特异症：咳嗽频剧，气粗，喉燥咽痛，口渴，痰黏稠或稠黄。

可见症：咳痰不爽，或咳声嗄哑，或鼻流黄涕，咳时烘热汗出，肢楚，恶风，身热头痛，舌苔薄黄，脉浮数。

（2）**治法**：疏风清肺，化痰止咳。

（3）**例方**：桑菊饮加减。本方功能疏风清热，宣肺止咳，用于咳嗽痰黏，咽干，微有身热者。

（4）**常用药**：桑叶、菊花、薄荷、连翘疏风清热；前胡、牛蒡子、杏仁、桔梗、大贝母、枇杷叶清肃肺气，化痰止咳；芦根清热生津。

（5）**加减**：肺热内盛，身热较著，恶风不显，口渴喜饮，加黄芩、知母清肺泄热；热邪上壅，咽痛，加射干、山豆根、挂金灯、赤芍清热利咽；热伤肺津，咽燥口干，舌质红，加南沙参、天花粉清热生津；夏令夹暑，加六一散、鲜荷叶清解暑热。

3. 风燥伤肺证

（1）辨证

特异症：干咳，连声作呛，咽喉干痛，唇鼻干燥，口干，痰少而黏。

可见症：咳而胸痛，痰黏成丝，不易咳出，或痰中带有血丝，鼻塞，头痛，微寒，身热，多发于秋季，舌质红少津，苔薄白或薄黄，脉浮数。

（2）**治法**：疏风清肺，润燥止咳。

（3）**例方**：桑杏汤加减。本方清宣凉润，用于外感风热燥邪伤津，干咳少痰，外有表证者。

（4）**常用药**：桑叶、薄荷、豆豉疏风解表；杏仁、前胡、牛蒡子肃肺止咳；南沙参、大贝母、天花粉、梨皮、芦根生津润燥。

（5）**加减**：津伤较甚，干咳咯痰不多，舌干红少苔，加麦冬、北沙参滋养肺阴；热重不恶寒，心烦口渴，加石膏、知母、黑山栀清肺泄热；肺络受损，痰中夹血，加白茅根清热止血。

另有凉燥证，乃燥证与风寒并见，多发于深秋，症见干咳少痰或无痰，鼻咽干燥，兼有恶寒、发热、头痛、无汗、舌苔薄白而干等。用药当以温而不燥、润而不凉为原则，方取杏苏散加减。常用苏叶、杏仁、前胡辛以宣散；紫菀、款冬花、百部、甘草温润止咳。若恶寒甚，无汗，可配荆芥、防风以解表发汗。

（二）内伤咳嗽

1. 痰湿蕴肺证

（1）辨证

特异症：咳嗽反复发作，咳声重浊，痰黏腻，或稠厚成块，痰多易咯。

可见症：早晨或食后咳甚痰多，进甘甜油腻物加重，胸闷，脘痞，呕恶，食少，体倦，大便时溏，舌苔白腻，脉濡滑。

（2）**治法**：健脾燥湿，化痰止咳。

（3）**例方**：二陈平胃散合三子养亲汤加减。前方燥湿化痰，理气和中，用于咳而痰多，痰质稠厚，胸闷脘痞，苔腻者；后方降气化痰，用于痰浊壅肺，咳逆痰涌，胸满气急，苔滑腻者。两方同治痰湿，前者重点在胃，痰多脘痞者适用；后者重点在肺，痰涌气急者较宜。

（4）**常用药**：法半夏、陈皮、茯苓、苍术、川朴燥湿化痰；杏仁、佛耳草、紫菀、款冬花温肺降气。

（5）**加减**：咳逆，痰多，胸闷，气急，加白前降气化痰；寒痰重，痰黏白如沫，怕冷，加干姜、细辛温肺化痰；久病脾虚，神倦乏力，加党参、白术益气补脾。

症情平稳后可服六君子丸调理。

2. 痰热郁肺证

（1）辨证

特异症：咳嗽气息粗促，痰多质黏稠或黄，或有腥味。

可见症：胸胁胀满，咳时引痛，或痰中带血，舌苔薄黄腻，质红，脉滑数。

（2）**治法**：清热肃肺，化痰止咳。

（3）**例方**：清金化痰汤加减。本方功在清热化痰，用于咳嗽气急、胸满、痰稠色黄者。

（4）**常用药**：黄芩、山栀、桑白皮清泄肺热；杏仁、贝母、瓜蒌、海蛤壳、竹沥半夏、射干清肺化痰；麦冬、知母养阴化痰。

（5）**加减**：痰黄如脓或腥臭，加鱼腥草、金荞麦根、薏苡仁、冬瓜仁等清肺化痰；胸满咳逆，痰涌便秘，加葶苈子、风化硝泻肺逐痰；痰热伤津，口渴咽干，舌红少津，加南沙参、天冬、花粉等养阴生津。

3. 肝火犯肺证

（1）辨证

特异症：咳逆上气阵作，痰少质黏，或如絮条，难以咯出。

可见症：咳时面赤，口苦咽干，或痰中带血，胸胁胀痛，咳而引痛，舌苔薄黄，少津，脉弦数。

（2）**治法**：清肺平肝，顺气降火。

（3）**例方**：黛蛤散合加减泻白散加减。黛蛤散泄肝化痰，加减泻白散清肺泻热，二方相合，使气火下降，肺气得以清肃，咳逆自平。

（4）**常用药**：桑白皮、地骨皮、黄芩清肺热；山栀、丹皮泻肝火；青黛、海蛤壳清化痰热；粳米、甘草调和胃气，使泻肺而不伤脾胃；苏子、竹茹、枇杷叶降逆气。

（5）**加减**：胸闷气逆，加枳壳、旋覆花理气降气；胸痛，配郁金、丝瓜络理气和络；痰黏难咯，配海浮石、知母、贝母清肺化痰；火郁伤津，加沙参、麦冬、花粉、诃子养阴生津敛肺；肝火犯肺，灼伤肺络，痰中带血，重用黛蛤散，并加丹皮、藕节等。

4. 肺阴亏耗证

（1）辨证

特异症：干咳，咳声短促，痰少黏白，或痰中夹血。

可见症：口干咽燥，或声音逐渐变嘶哑，颧红，午后潮热，手足心热，夜寐盗汗，形瘦神疲，舌质红，少苔，脉细数。

（2）**治法**：滋阴润肺，止咳化痰。

（3）**例方**：沙参麦冬汤。本方有甘寒养阴、润燥生津之功，可用于阴虚肺燥，干咳少痰，口渴咽干内热者。

（4）常用药：沙参、麦冬、花粉、玉竹、百合滋养肺阴；桑叶清散肺热；扁豆、甘草甘缓和中；贝母、甜杏仁润肺化痰；桑白皮、地骨皮清肺泻热。

（5）加减：咳剧，加蒸百部润肺化痰止咳；咳而气促，加五味子、诃子敛肺；潮热，加功劳叶、银柴胡、青蒿、鳖甲、胡黄连以清虚热；盗汗，加瘪桃干、乌梅、浮小麦敛汗；咯吐黄黏痰，加海蛤粉、知母、黄芩化痰清热；痰中带血，配丹皮、山栀、藕节凉血止血。

五、其他疗法

1. 简验方

（1）佛耳草15g，苏子、莱菔子各6g，煎服，每日1剂。治慢性痰湿咳嗽。

（2）桑叶、枇杷叶、胡颓叶各12g，煎服，每日1剂。治慢性咳嗽。

（3）千年红15g，佛耳草、四季青、平地木各12g，煎服，每日1剂，治痰湿化热的慢性咳嗽。

（4）白毛夏枯草、一枝黄花各15g，煎服，每日1剂。治痰热咳嗽。

（5）松塔（松果）3个，豆腐2块，同煮沸，加冰糖适量，空腹喝汤吃豆腐，每日1剂。治急性气管炎咳嗽。

（6）阴阳莲30g，功劳叶、枇杷叶各15g，煎服，每日1剂，30天为一疗程。功能止嗽、祛痰。

（7）矮地茶30g，水煎服，每日1剂，连服20～30天。功能止咳祛痰。

（8）雪羹汤：荸荠、海蜇头（洗去盐分）各 60 ～ 120g，煮汤，每日 1 剂，分 2 ～ 3 次服。功能清化痰热，治疗痰热咳嗽，痰黄黏稠。

2. 外治疗法

（1）*石白散（热熨方）*：石菖蒲、麻黄、葱白、生姜、艾叶各适量。上药共研粗末，入锅内炒热，用纱布包裹，备用。取药袋乘热在胸背部，由上向下反复热熨，凉后再炒再用。每次热熨 10 ～ 15 分钟，每日 1 次。功能温通散邪，降逆止咳，主治咳嗽兼有喘促者。

（2）*药蛋熨方*：半夏、苍术、麻黄各 25g，鸡蛋（连壳）1 枚。将上药放入砂锅内，加清水适量（水超出药面 1cm），放入鸡蛋，以文火煎沸 15 分钟，取出鸡蛋备用。趁热用鸡蛋滚熨心俞、肺俞、涌泉穴。蛋凉再入药液中煮之，再熨，如此反复滚熨 10 ～ 15 分钟，每日熨 1 ～ 2 次。功能散邪、降逆、止咳。

六、临证备要

1. 宣通肺气为外感咳嗽基本方法

咳嗽虽有外感、内伤多类，但总属痰邪阻肺，肺气不得宣通，肃降无权，上逆为咳。且外感咳嗽之中，尤以风寒袭肺为多见。如张景岳说："六气皆令人咳，风寒为主。"程国彭亦说："咳嗽之因，属风寒者十居其九。"故治疗总以宣通为第一要着，"肺气宣则病邪外达，肺气畅则肃降有权。临证只要排除外感燥热，内伤气火、阴虚，皆可治以宣通。寒热偏向不显者，可予辛平轻宣肺气，寒邪重者则当辛散宣通，温开肺气。若属外寒内热，肺气不利，又当温清宣肃并施。

宣肺药首选麻黄，因麻黄辛散温通，既善于宣通肺气之郁闭，同时又具苦降之性，可平肺气之上逆。一般多视麻黄为平喘之要药，殊不知对肺气壅遏、宣降失司之咳嗽更为适合。麻黄辛温微苦，故为治疗肺寒咳嗽必用之药。如能根据辨证结果，适当配伍，更能较广泛地应用于多种证候而增效。如配杏仁则增强止咳平喘之效，配干姜则温化寒痰，配石膏则宣泄肺热，配黄芩则清宣痰热。若实中有虚，肺热郁而伤阴，还可配以沙参、知母；咳喘久延，肺气虚耗，肺失宣降，还可配以五味子散敛结合。

宣肺止咳，临床多以三拗汤为基本方，但必须随证配药方能增效。通用性配伍可选桔梗、白前、前胡、佛耳草、枇杷叶等；辨证配药、如表寒，配苏叶、荆芥；肺热内郁，配生石膏、知母；痰热蕴肺，配黄芩、桑白皮；咳嗽迁延，配百部、紫菀、款冬；咳逆气急痰壅，配苏子、金沸草；兼湿，痰稠量多，胸闷，加法半夏、厚朴、陈皮等。

若陈寒伏肺，更非温散宣通不解。因外感咳嗽，受寒深重，寒伏肺俞，往往逾年不瘥，此种情况虽不同于外感咳嗽初期，但审证观舌，仍具客寒伏肺的特点，如痰白质稀，咳而不爽，鼻塞有涕，背寒怕冷，口不渴，舌白质淡等。其原因多与未能早予表散，或苦寒凉润太过，或素体肺气不强、脾阳虚弱有关。治当温散伏寒，宣通肺气，达邪外出，方取小青龙汤，历试多验。咳平后肺虚卫弱者，可用玉屏风散合苓甘五味姜辛半夏汤。

2. 内伤咳嗽治在痰与火

痰与火是内伤咳嗽的主要病理因素。

痰的生成与脾密切相关。脾虚不健，气不化津，或脾实不运，均可积湿生痰，上干于肺，发为咳嗽，故有“脾为生痰之源，肺为贮痰之器”的说法。临床所见，内伤咳嗽中的痰湿蕴肺证，是最为多见的证候，而又演变转化多歧，若遇感急性发作，每易痰湿化热，成为痰热郁肺证，部分慢性久病年老的患者，肺脾两伤，又可痰从寒化，甚则发展至寒饮伏肺或肺气虚寒的咳喘。

治痰一般常以二陈汤为基础方辨证加味，亦可取杏苏二陈丸。痰湿重者，用二陈平胃汤；痰浊偏重，食积成痰，用二陈汤合三子养亲汤；痰湿化热，痰热郁肺，用栀芩二陈汤合清金化痰汤；痰从寒化，用二陈加干姜、细辛；久病脾虚，用六君子汤健脾补气，以杜生痰之源。

因火致咳，有虚实两端。实火为肝气郁而化火，上逆冲肺，咳逆阵作，气急胸憋，临床可见咳厥。治当清肺泻肝，顺气降火，用黛蛤散、加减泻白散，酌配旋覆花、苏子、枳壳、降香、郁金、瓜蒌皮、枇杷叶等。虚火为肺阴亏耗，虚热内灼，肺失润降，与阴虚肺燥同义，应与“内燥”互参，治宜滋阴润燥，化痰止咳。

3. 气火、肺燥与咽源性、过敏性咳嗽相关

气火犯肺咳嗽与肺燥阴虚咳嗽，一实一虚，前者为肝郁化火，上逆侮肺，后者为阴虚火炎，虚热内灼，肺失润降。但郁火耗伤阴津，可以转见肺燥阴虚，故在清肺泻肝的基础上，应酌加北沙参、麦冬、天花粉、诃子等养阴生津敛肺药；而肺燥阴虚，金不制木，又可致木火刑金，故应在滋阴润燥的基础上，酌加桑白皮、地骨皮、丹皮、黛蛤散等清肺抑肝药。

气火、肺燥两类咳嗽与咽源性咳嗽似同实异。如慢性咽炎每在清晨及夜间咳嗽较剧，天气干燥时加重，慢性喉炎常有喉痒、干燥、声哑等症者，虽与气火咳嗽的咽喉痰滞难咯，痰黏量少，或凝如絮条，及阴虚肺燥咳嗽的干咳，黄昏或夜晚较剧，痰少黏白，咽燥声哑等症状类同，但有时用药难取显效，必须结合局部病变，配合清咽利喉化痰之品，如挂金灯、金果榄、泽漆、诃子等方能增效。

肝火犯肺的咳嗽，如常随情绪波动而增减，与精神因素密切相关者，还应注意配合清肝解郁之品，如百合、知母、丹皮、山栀、川楝子、白残花等。同时此类咳嗽有时还可因过敏引起，每因气温变化、接触异味气体、食海膻发物发作或加重，治应配合蝉衣、防风、僵蚕、苍耳草、苏叶、地龙等祛风药。

4. 病与多脏相关，当重整体治疗

《素问·宣明五气》云："肺为咳。"《素问·咳论》云："五脏六腑皆令人咳，非独肺也。"既指咳嗽的病位主要在肺，又强调脏腑功能失调均可病及于肺而致咳。分别言之，外感六淫侵袭肺系发为咳嗽者病在肺；内伤所致者，既可因肺脏自病而为咳，更可因其他脏腑病变涉及于肺发为咳嗽。这就为辨证治疗咳嗽的脏腑整体观和辨病求因施治提供了重要的理论指导。

从脏腑整体观治咳而言，最有实用价值的在于分五脏论治。其中治肺主要是温宣、清肃两法，是直接针对主病之脏的治法。治心，一是心肺阳虚饮停，咳而气促，胸闷，心慌，咯吐粉红色泡沫痰液，治当温养心肺，益气化饮；一是肺热传心，咳嗽气粗，身热，神糊，治当清热肃肺，清心开窍。治肝，一是肝气郁而化火犯肺，咳引胁痛，治当清肺泻肝，顺气降火；一是金不制木，咳而气逆，治当滋肺清肝。治脾，一是痰湿偏盛，标实为主，咳嗽痰多，当健脾化痰；一是脾虚肺弱，咳嗽，神疲食少，当补脾养肺。治肾，指久咳迁延，气短，痰白起沫，当补益肾气，审其阴阳分治。若五脏久咳不已，还可移于六腑，伴有各自相关症状。如脾病传胃，肺胃同病，咳而呕吐者，则应配合理气和胃、化痰止咳药。

至于辨病求因，又似可分为肺源性、肺外性两大类。他如劳力伤重，肺络不和，闷咳、胸痛之“瘀咳”，及粪毒（钩虫幼虫）攻肺，肺气不利，干咳或咳喘、咽痒、声哑之“虫咳”等，均应结合病的特异性治疗。

此外，临证还应注意排除药源性咳嗽。

5. 治咳当与治喘互参

咳与喘本属两证，特点各异，但有先后、因果、轻重关系，常为因咳致喘，咳喘并作，分别言之，喘多兼咳，而咳未必兼喘。

外感咳嗽之因于热壅肺气者，每易进而变喘。因火性上炎，热迫肺气，气逆不降，则每易奔迫致喘，常见于风热犯肺，或肺有蕴（痰）热而风寒客表之外寒内热证。此即“火咳易成喘”之意。治当清宣肺气，化痰平喘，方如麻杏甘膏汤、越婢加半夏汤等。

内伤咳嗽的痰湿证，多见于年老、反复、久病者，肺脾两伤，可以出现两方面的转归。因气不化津，痰从寒化，停而为饮，成为痰饮、咳喘，表现寒饮伏肺之证，或因肺脾气虚，久病及肾，成为肺气虚寒的慢性咳喘。两者一是偏于标实，一是偏于本虚，但又互有联系，在发作时以标实为主，稳定时以本虚为主，前者治当温肺化饮，用小青龙汤，后者则应温肺益气，用温肺汤。

附：慢性咳嗽

慢性咳嗽是指病程持续超过 8 周以上，无明显肺部疾病证据，X 线胸片正常，且不吸烟的咳嗽患者。由于许多患者仅有咳嗽症状，患者的肺部检查无异常，经常延误诊断，多数患者被误诊为慢性支气管炎，有些病程长达数年，严重影响正常的生活、学习和工作。

慢性咳嗽绝大多数由以下四种原因引起，即上气道咳嗽综合征、咳嗽变异性哮喘、食道反流及嗜酸性粒细胞性支气管炎。中医称为“久咳”“久嗽”。临床表现为咳嗽反复发作，咳吐痰液，或干咳无痰。

1. 上气道咳嗽综合征（鼻后滴漏综合征）

上气道咳嗽综合征是慢性咳嗽中较为常见的一种，包括鼻源性咳嗽和咽源性咳嗽。多种疾病可引起，如过敏性鼻炎、鼻窦炎、一般性鼻炎、慢性咽喉炎等。借助现代医学检查能明确诊断。其中慢性鼻炎、鼻窦炎的炎性分泌物后漏，是引起慢性鼻源性咳嗽的主要原因。此种咳嗽病位在鼻及咽喉，但与肺、肝、脾、肾等多脏腑密切相关，临床表现为阵发性咳嗽或持续性咳嗽，咳嗽以白天为主，入睡后减轻，并伴有鼻痒，鼻塞不通，或咽部不适、发痒、异物感，或有“痰浊黏着咽喉”的感觉，根据其临床表现，可分为痰热壅肺、上攻鼻咽，肺肾阴虚、虚火上炎，肝气郁结、痰气交阻等证型。治疗分别以清热化痰、滋阴降火、疏肝理气为法，在辨证基础上加用宣肺化痰止咳之品。并结合病变部位用药，如为咽源性，加挂金灯、金果榄、土牛膝、西青果、木蝴蝶、泽漆、南沙参、玄参、桔梗、一枝黄花、重楼等；如为鼻源性，则加用白芷、辛夷、苍耳草、藿香、菖蒲、鹅不食草等宣通鼻窍之品。

2. 咳嗽变异性哮喘

咳嗽变异性哮喘其实是哮喘的一种特殊类型，患者多以干咳为主，偶有少许白痰，夜间或清晨咳嗽较多见，多呈阵发性，遇各种刺激因素如运动、冷空气、粉尘、异味或季节变化均可诱发并加重咳嗽，可伴有胸闷，但无气喘。咳嗽症状持续时间长，反复发作，平素可有畏寒怕冷、易感冒、汗多等症，舌质淡红或暗红，舌苔薄白或白微腻。用一般的止咳化痰药和抗生素治疗无效，常被误诊为支气管炎，反复治疗，效果不显。通过支气管舒张试验检查可以确诊该型咳嗽。咳嗽变异性哮喘以咳嗽为主症，反复阵作，喉痒呛咳，恶闻异味，符合风邪“善行而数变”“其性轻扬”“风盛则痒”的致病特征，故发病与风邪关系密切。因风痰内伏于肺，遇气候突变、饮食不当、情志失调、劳累过度而引发，以致肺气宣降失常，发为咳嗽。发作时治宜疏风宣肺，降气化痰，可选用麻黄、杏仁、苍耳草、紫菀、款冬花、炙枇杷叶、地龙、蝉衣、僵蚕、苏叶等，可降低气道高反应性。慢性迁延期治当益气固表、补益脾肾，以防止复发。药用黄芪、白术、防风、太子参、麦冬、五味子、法半夏、紫石英、紫河车等益肺健脾补肾之品。治疗可与“哮病”互参。

3. 胃食道反流性咳嗽

胃食管反流患者，症见咳嗽骤作，且多见于进餐后，或在卧睡中呛咳而醒，伴有咽喉干燥，声音嘶哑，饭后时有饱胀感、嗳气，重者呕恶泛酸，或有胸骨后烧灼、嘈杂感，舌质红，苔白或黄腻，脉弦滑。但也有部分患者不伴有任何消化道症状，但消化道钡餐造影、胃镜等检查可以协助诊断，24 小时食道 pH 测定是诊断此型咳嗽最有价值的方法。本病病机为胃病日久，土壅木郁，肝气横逆，肝胃气机升降失司，上逆于肺，肺失清肃，治疗应以抑肝清热、降逆和胃为法，以左金丸清肝泻火，合旋覆代赭汤降逆和胃，并酌加煅瓦楞子、乌贼骨、白芍、法半夏、橘皮、黄芩、干姜等以抑肝和胃，降逆止咳。

4. 嗜酸性粒细胞性支气管炎

嗜酸性粒细胞性支气管炎的临床表现缺乏特异性，部分患者可表现为类似咳嗽变异性哮喘，体检无异常发现，肺功能正常，支气管舒张试验阴性，诊断主要依靠诱导痰细胞学检查，痰嗜酸性粒细胞超过或等于2.5%。其临床表现多见慢性干咳或晨咳，有少许黏痰，伴胸闷和气道作痒，呼吸不畅，咳出黏痰则舒，晨起口黏腻，胃纳欠佳，大便偏软或不爽，舌质红，舌苔白腻或正常，脉濡滑。类似于风痰伏肺证，治疗可参照咳嗽变异性哮喘。

七、医案选录

案1　风寒闭肺，肺气失宣

杨某，女，36岁。1979年12月26日初诊。

患者于1978年7月份患咳嗽，迁延三月余，方以三拗汤控制，此后经常感冒致咳。近又风寒乘袭，诱发咳嗽宿疾，迁延半月不减。咳嗽，气急微喘，咽喉作痒，咳痰色白质黏有泡沫，痰出不爽，胸闷，怕冷，后背尤甚，舌苔薄，舌质淡，有齿印，脉小略数。

宣肺散寒，化痰宁嗽，先缓其标。

处方：炙麻黄6g，光杏仁10g，生甘草3g，桔梗5g，前胡、炙紫菀、炙款冬各10g，佛耳草15g，法半夏、炒苏子各10g，细辛2g。5剂，每日1剂，煎服。

1980年1月8日二诊：咳嗽阵作，约十分钟方平，咽痒，口干不欲饮，咳痰色白质黏，量不多，怕冷不著。

风寒闭肺，肺气失宣，再拟宣理肺气，化痰止嗽。

处方：炙麻黄6g，光杏仁10g，生甘草3g，炒苏子、法半夏、当归、前胡各10g，厚朴5g，金沸草10g，炙射干5g，炙款冬、党参各10g。5剂。

橘贝半夏曲3盒，每服6g，每日3次。

1980年1月19日三诊：咳嗽声粗，有哮吼声，受凉则咳嗽尤剧，痰白质黏，咽喉干痛，但不欲饮水。舌苔薄腻，脉细。

辛宣温润，化痰下气。

处方：蜜炙麻黄5g，光杏仁10g，甘草3g，炒苏子、炙紫菀、炙款冬、炙百部各10g，诃子3g，大麦冬6g，法半夏、前胡各10g，炙射干10g。5剂。

另：橘贝半夏曲3盒，用法同前。

1980年1月26日四诊：咳嗽大减，喉中痰鸣声消失，咳痰色白质黏不多，咽喉干痛，口苦，舌苔薄，舌质淡，有齿印，脉细。

肺虚卫弱，外邪久稽，再予原法先治其标。

原方加天浆壳9g。5剂。

服上方后，咳平痰消，余症显减。唯经行将至，自觉少腹胸胁作胀，改予调理冲任。

按语：本例乃本虚标实之证，理当先以治标。去年用三拗汤获效，故再以三拗汤合止嗽散加减表散风寒，辛宣肺气。二诊时咳嗽未愈，再以原法参入扶正化痰止嗽，咳嗽仍未见减轻，反有加剧趋势。三诊乃改予辛宣温润，化痰下气，佐以敛肺之方，终于咳平痰消而获愈。该方亦开亦敛，亦宣亦降，亦燥亦润，看似自相矛盾，其实相辅相成，相得益彰，因而获得良效。

风寒久稽，非温不散，肺气闭郁，非宣不开，故以三拗汤宣肺散寒为主。然肺卫本虚，复连投三拗，肺气必然耗散，故佐以诃子敛肺。痰伏于肺，非辛燥之品不能化，而咽喉由痒而痛而干，是肺津受损之明证，但予辛燥则更耗肺津，仅以润法则助湿生痰，故一方面以半夏、射干、前胡、橘贝半夏曲等燥湿化痰，另一方面以麦冬、百部、紫菀、款冬润肺止咳。其实，三诊处方用药与一诊、二诊差别不大，主要在诃子、麦冬两味，而疗效竟如此悬殊，可见辨证确切细微之重要。

案2　肝火犯肺，肺失清肃

孙某，女，46岁。1980年1月7日初诊。

患者自1974年起每于冬春季节感邪致咳，1978年11月份发作时摄片示支气管周围炎，屡经轻宣、辛润、清泄等剂不效，竟迁延二月余。当时咳嗽频剧，气急胸闷，咽痒无痰，身热恶寒，舌质偏红，舌苔中后部黄，脉细数。诊断为外感风寒，郁热内伏，乃予麻杏石甘汤加味清宣透散，服9剂即热平咳止。

此次宿疾复发，咳呛阵作，干咳无痰，面赤升火，咳引胸胁作痛。

此肝经气火犯肺之证，乃予泻白散加味，泄肝降逆。

处方：炙桑白皮、地骨皮各10g，甘草3g，丹皮、南沙参、炙百部、炙紫菀、炙款冬各10g，诃子6g，炒苏子、枇杷叶、天浆壳各10g。

6剂后咳减大半，续服5剂，咳嗽消失。

按语：患者1978年发病乃感邪所致，屡投辛散等方不效，而见身热恶寒、咳嗽气急等症，投以麻杏石甘汤加味而获控制。此次咳嗽，表现为一派肝经气火上干犯肺之症，遂径投泻白散加味清肝泻肺，佐以清润，应手而效。

案1首次咳嗽用三拗汤控制，翌年再用不效，改投辛宣温润，降气化痰，佐以敛肺，咳嗽方止。案2尽管曾以麻杏石甘汤获效，但此次发作的临床表现与前不同，从案1得到启发，不拘泥于一时之效方，改投泻白散，一举而解。是治病贵在辨证，既要因人制宜，亦要因时制宜，可见“同病异治”，不但同病异人而异治，即同病同人亦异治也。

案3　风热犯肺，痰热内蕴

史某，男，39岁。2002年3月4日初诊。

病经5天，始觉恶寒，身热，无汗，继则寒罢，身热有汗不解，入暮咳嗽加重，咳痰黏黄欠爽，夹有铁锈色，呼吸不利，少有气急，左胸疼痛，咳则尤甚，左唇角簇生疱疹，头痛身楚，大便每日二行，质稍溏，色褐，小溲色黄，舌苔中后部黄腻，舌质红，脉滑数。

风热犯肺，肺气郁闭，宣降失常，热蒸液聚为痰，痰热壅阻，肺络损伤，治予辛凉重剂，清热宣肺化痰止咳。

处方：水炙麻黄、甘草各3g，光杏仁、连翘、黑山栀、瓜蒌皮各9g，鱼腥草18g，生石膏、鲜芦根各30g。日服2剂。

药后汗出较多，6小时后身热降至正常。仍咳嗽，痰黏色黄，夹有血色，胸痛，汗多。

痰热壅肺，转用清肺化痰法。上方去麻黄、连翘、瓜蒌皮，加广郁金、知母、炒黄芩各6g，炙桑白皮、金银花各9g，白茅根15g。

连服3天，咳轻，痰转黏白，痰血消失，胸痛缓解，仅有闷感，苔腻亦化，续以止咳化痰和络之品调治善后。

按语：患者初起表证明显，风热犯肺，肺气不清，蒸液为痰，故咳嗽，咳痰黏黄欠爽；热灼肺络，故见痰中夹有血丝；小溲色黄，舌苔中后部黄腻，舌质红，脉滑数，均为热象。治以麻杏石甘汤加味。麻黄、杏仁、甘草、石膏辛凉开泄，清肺止咳；连翘、黑山栀、鱼腥草清热解毒；芦根、瓜蒌皮清热生津化痰。药后表证解，去麻黄、连翘、瓜蒌皮，改用炙桑白皮、金银花、知母、黄芩清泄肺热，广郁金活血止痛，白茅根凉血止血，化痰止咳。表邪去，痰热清，则病情迅速缓解。

案 4　痰湿蕴肺，肺失宣降

赵某，女，12 岁。2001 年 8 月 2 日初诊。

咳嗽，从去年冬季至今不愈，有时咳嗽剧烈，呼吸困难，痰有腥味，痰中夹灰黑色，咯吐困难，胸闷不显，怕风，口吸冷风则易咳嗽，汗出不多，口干，二便尚调。胸片检查正常。舌苔薄黄腻，脉小滑。

辨证：痰湿蕴肺，肺失宣降。

治法：宣肺化痰止咳。

处方：蜜炙麻黄 4g，杏仁 10g，甘草 3g，桔梗 3g，法半夏 10g，陈皮 6g，泽漆 10g，南沙参 12g，太子参 10g，炒苏子 10g，炙桑白皮 10g，前胡 10g，佛耳草 10g。

2001 年 8 月 9 日二诊：咳嗽好转大半，咳痰转爽，质黏夹灰，胸不闷，咽不痒，口干，苔薄黄腻，质暗红，脉小滑兼数。

8 月 2 日方改为桔梗为 4g，加大贝 10g。

2001 年 8 月 16 日三诊：咳嗽一度加重，日来又见平稳，咳痰不多，色淡黄，咽痒，口干欲饮，尿黄，苔薄黄腻，脉细滑。

仍予宣肺化痰。

处方：炙麻黄 4g，杏仁 10g，前胡 10g，桔梗 5g，生甘草 3g，法半夏 10g，炙桑白皮 10g，南沙参 10g，泽漆 10g，射干 10g，佛耳草 12g，大贝母 10g，挂金灯 5g，橘皮 6g。

2001 年 8 月 24 日四诊：咳嗽稳定，偶有发作，不多，曾感冒发热，口干，咽痒，鼻痒流涕，尿黄，苔黄，脉细滑。

风邪上受，肺气不宣。

8 月 16 日方加桑叶 10g，一枝黄花 12g。

2001 年 8 月 30 日五诊：咳嗽尚平，食甜食后有影响，咽痒有痰，咳嗽不著，咳痰有时不爽，咽喉无痰鸣声，大便正常，苔薄色黄，质偏暗，稍红，脉细滑。

风痰伏肺，肺热内蕴。

处方：炙麻黄 3g，光杏仁 10g，生草 3g，桔梗 5g，南北沙参各 10g，大麦冬 10g，太子参 10g，炙桑白皮 10g，法半夏 10g，前胡 10g，泽漆 10g，挂金灯 5g，射干 10g，佛耳草 12g　大贝母 10g，橘皮 6g。

按语：本案患者咳嗽从去年冬季至今不愈，由痰湿蕴肺，肺失宣降所致，见咳嗽剧烈，痰中夹灰，不易咯出，治予宣通肺气，降气化痰，方取三拗汤加味。药用麻黄、杏仁、桔梗、前胡宣肺化痰，法半夏、陈皮、泽漆温化痰湿，桑白皮、苏子泻肺降气，佛耳草化痰止咳。患者病程较长，已有怕冷、汗出、口干等虚象，故在化痰止咳同时注意益气养阴，扶正祛邪，加太子参、南沙参、甘草。药后咳嗽明显减轻，但咯痰仍多，加贝母、桔梗以祛痰，病情得以控制。后因感受风邪，病情再次复发，仍以疏风宣肺、祛湿化痰而取效，说明宣肺为治疗咳嗽的重要法则之一，肺气宣畅，痰得以排出，咳嗽自能缓解。

案 5　风邪上受，痰热内蕴

徐某　女，64 岁。2001 年 3 月 29 日初诊。

咳嗽两周，持续加重，痰多色白夹黄，咽痒，鼻流清涕，苔薄白，舌质暗，脉细滑。

辨证：风邪上受，肺热内蕴。

治法：清宣肺气，化痰止咳。

处方：蜜炙麻黄 4g，光杏仁 10g，桔梗 5g，佛耳草 10g，大贝母 10g，全瓜蒌 15g，炙桑白皮 10g，橘皮 6g，生甘草 3g，炒黄芩 10g，法半夏 10g。

2001 年 4 月 5 日二诊：咳嗽减轻，痰不多，夜晚不咳，痰稠色白，间有咽痒，苔薄黄腻，质暗红，脉细滑。

再予清宣肺气，化痰止咳。

3 月 29 日方改佛耳草为 15g，加炒苏子 10g，炒枳壳 10g，挂金灯 5g。

2001 年 4 月 16 日三诊：咳嗽减轻，痰亦少，咽炎痒痛，有时干咳，夜晚口干，吹风后咳嗽易发，苔黄薄腻，质暗红，脉细滑。

3 月 29 日方改佛耳草为 12g，加南沙参 10g，炒苏子 10g，挂金灯 5g。

按语：本案患者外感风邪，咽痒、咳嗽两周，持续加重，肺热内蕴，故见痰多色白夹黄，苔薄黄腻，质暗红，脉细滑。治以清宣肺气，化痰止咳，方取三拗汤、清金化痰汤之意，配伍法半夏、炒苏子、炒枳壳、佛耳草、挂金灯清热化痰，宣降肺气。药后病情缓解，但咽炎又显，并有痰热伤阴之趋，加用南沙参养阴生津，苏子、挂金灯清热利咽，降气化痰，方取全效。

案 6　痰气郁结，肺热津伤

马某，女，51 岁，2000 年 11 月 6 日初诊。

咳嗽多年，反复发作，咽痒则咳，咽喉痰多，质黏色白，胸膺后背常感闷塞不舒、疼痛，口干不欲饮，手足心发热，舌苔薄黄，舌质暗红，咽喉壁淋巴滤泡增生，脉细滑。

辨证：痰气郁结，肺热津伤。

治法：养阴清热，生津化痰。

处方：天麦冬各 10g，南沙参 10g，知母 10g，大贝母 10g，山慈菇 10g，桔梗 5g，法半夏 10g，泽漆 10g，土牛膝 12g，诃子肉 5g，旋覆花 10g（包），降香 5g，挂金灯 6g，片姜黄 10g。

二诊：药后咳嗽、胸闷痛减轻，咳痰爽利，色白质黏，口干黏，舌苔黄，质暗红，脉小滑。

原方加瓜蒌皮 10g 继进。

按语：此患者肺阴亏虚，虚火内灼，肺失润降，导致咳嗽，属于喉源性咳嗽，表现为咳嗽，咽痒则咳，咽喉痰质黏色白，手足心发热，舌苔薄黄，舌质暗红等，但若单纯地使用滋阴润肺、化痰止咳药，疗效难收，必须配合利咽化痰之品，则疗效显著。方中南沙参、天麦冬、知母滋养肺阴；山慈菇、大贝母、半夏清热化痰；泽漆、土牛膝、诃子肉、桔梗、挂金灯清咽利喉化痰；旋覆花、片姜黄、降香降气和络，缓解胸部闷痛。

案 7　陈寒伏肺，肺气不宣

王某，男，35 岁。2003 年 1 月 14 日初诊。

患者自 1999 年开始咳嗽，迁延至今不愈，X 线胸片示慢性支气管炎。咽部炎症常发作。目前咳嗽不畅，咯痰不多，质黏色白，舌苔淡黄，舌质暗红，脉细弦滑。

证属陈寒伏肺，肺气不宣。

处方：蜜炙麻黄 5g，杏仁 10g，桔梗 3g，生甘草 3g，法半夏 10g，陈皮 6g，大贝母 10g，前胡 10g，紫菀 10g，款冬 10g，佛耳草 12g，泽漆 12g，炙百部 10g。7 剂，常法煎服。

2003 年 1 月 21 日二诊：咳嗽稍能舒畅，胸闷减轻，咳痰稍爽，色白，舌苔淡黄，脉小滑兼数。

原方改蜜炙麻黄为 6g，桔梗为 5g，加挂金灯 5g，炒苏子 10g。14 剂，常法煎服。

2003 年 2 月 11 日三诊：咳嗽减轻，迁延不愈，咽痒，咯痰黏白，喷嚏不多，怕冷，口不干，疲劳，苔薄，脉细滑。

守前法增其制，仿小青龙汤意。

处方：蜜炙麻黄 6g，炙桂枝 10g，法半夏 10g，细辛 3g，五味子3g，炒白芍10g，淡干姜3g，泽漆10g，炙紫菀10g，炙款冬10g，炒苏子10g，炙僵蚕10g，炙甘草3g，厚朴5g，广杏仁10g。7剂，常法煎服。

2003年2月18日四诊：咳嗽基本缓解，走路较急时稍有咳喘，胸不闷，咯痰较利，痰白，微有怕冷，舌苔淡黄，脉细弦兼滑。

2月11日方改炙麻黄为9g，加桔梗5g，陈皮6g。14剂，常法煎服。

2003年3月11日五诊：咳嗽向愈，晨起有一二声咳嗽，痰不多，微有形寒，二便正常，舌苔淡黄薄腻，脉弦兼滑。

2月11日方改炙麻黄为9g，加桔梗6g，陈皮6g，茯苓10g。7剂，常法煎服。

2003年3月18日六诊：咳嗽稳定，痰白量少不多，舌苔淡黄，脉小弦滑。

2月11日方改炙麻黄为9g，去泽漆，加潞党参10g，焦白术10g，桔梗5g，陈皮6g，茯苓10g，以培土生金，补脾温肺而治本。

案8　陈寒伏肺，肺失宣畅

杨某，男，75岁。2003年4月22日初诊。

去年夏天因热当风贪凉，诱发咳喘痰鸣，经抗菌消炎治疗咳喘好转，但仍痰多，稍有受凉则咳嗽咯痰，用头孢呋辛消炎反见加重。血液流变学检查示全血黏度高。最近住院1个月，咳虽有减，但难控制。目前时有咳嗽，遇寒加重，咳痰色白多沫，咯吐尚可，畏寒怕冷，胸背尤甚，二便尚可，舌苔薄黄微腻，舌质暗紫，脉细滑，间有不调。

既往有冠心病、慢性房颤、高血压病、甲亢手术史。常服复方罗布麻片控制血压，测血压126/80mmHg。

陈寒伏饮，肺失宣畅。治当温化寒饮，宣畅肺气，以小青龙汤化裁。

处方：蜜炙麻黄 4g，炙桂枝 6g，淡干姜 3g，细辛 3g，法半夏 10g，炒白芍 10g，五味子 3g，炙甘草 3g，炙紫菀 10g，炙款冬 10g，炒苏子 10g，佛耳草 15g，桔梗 5g。7 剂，常法煎服。

2003 年 4 月 29 日二诊：服药 7 剂，胸背冷感有减，患者甚喜，云前服他药从未获此殊效，求再施药。症见痰黏色白起沫，胸背怕冷，夜晚口干，二便尚调，舌苔薄黄，舌质暗有裂，脉小滑。

治守原法。

处方：蜜炙麻黄 5g，炙桂枝 10g，五味子 4g，炒白芍 12g，炙甘草 3g，炙紫菀 10g，炙款冬 10g，淡干姜 3g，细辛 3g，法半夏 10g，炒苏子 12g，桔梗 5g。14 剂，常法煎服。

2003 年 5 月 20 日三诊：温肺化饮，助阳破阴，背冷十减其五，自觉气道有痰，阵咳，但痰量减少，稍觉口干，大便偏干，舌苔薄黄，舌质暗，脉细滑。

4 月 29 日方加泽漆 12g，改五味子为 5g。14 剂，常法煎服。

2003 年 5 月 27 日四诊：胸背冷感缓解，大便日行 1 次，口干减轻，偶有微咳，有痰不多，食纳知味，舌苔黄薄腻，舌质暗红多裂，脉细。

4 月 29 日方加生黄芪 10g，生白术 10g，防风 6g。

服 1 个月后随访已如常人，嘱保暖避寒，续予玉屏风散加味煎服以固本。

按语：小青龙汤出自《伤寒论》，“治伤寒表不解，心下有水气，干呕而咳，或渴或利等证。……因内有水气而表不解，然水气不除，肺气壅遏，营卫不通，虽发表，何由得汗，故用麻黄、桂枝解其表，必以细辛、干姜、半夏等辛辣之品，散其胸中之水，使之随汗而解……水饮内蓄，肺气逆而上行，而见喘促上气等证，肺苦气上逆，急食酸以收之，故以芍药、五味子、甘草三味，一以防其肺气耗散，一则缓麻黄姜辛之刚猛也”(《成方便读》)。于此可知小青龙汤是治疗外寒内饮、饮邪犯肺之主方。肺主气，司呼吸，以宣发肃降为顺，治肺不远温，过投苦寒清肺之剂，反而遏邪。尤其对于久咳、顽咳，更要细识寒热，凡有寒象或热象不重者，均可灵活运用温肺散寒之剂，或单用，或与清热药伍用。小青龙汤中麻黄生用是取其解表散寒之用，如炙用则专于温肺散寒，止咳平喘，故对于肺寒久咳患者，每须用蜜炙麻黄，以防生麻黄发汗耗气之弊。

案 7 王氏咳嗽迁延 4 年未愈，痰白不爽，胸闷形寒，为肺有寒饮（寒痰）之征，案 8 杨氏咳嗽遇寒加重，咯痰色白多沫，胸背怕冷，为典型有陈寒伏饮之象。故均施以小青龙汤加减化裁，以蜜炙麻黄散肺寒、祛邪气、宣肺气、平喘咳，为君，桂枝、干姜、细辛、半夏温肺化饮降逆，紫菀、款冬化痰止咳，五味子、白芍收敛肺气，配以炒苏子、厚朴降气止嗽化痰，桔梗、甘草宣畅肺气。诸药合用，温肺散寒，宣利肺气，止咳化痰。因辨证准确，故效若桴鼓。尤其是案 8 杨氏，有冠心病、高血压病、房颤、甲亢等病史，现代研究发现麻黄中的麻黄碱有收缩血管、升高血压、扰乱心律等作用，故临床遇有心脑血管病史患者即不敢贸然施用。古人云，有斯症即用斯药。据此针对主要矛盾果断施药，开始时以小剂量投石问路，服 7 剂后并无不适反应，反觉舒适，咳嗽形寒得减，更添用药信心，二诊即加大麻黄、桂枝用量，温肺化饮，助阳破阴，顽咳久咳竟得缓解。

脾为生痰之源，肺为贮痰之器，故案 7 久咳得缓后，伍以党参、白术、茯苓、甘草四君以补脾益气，固本善后；案 8 久咳得缓后，因咳伤气，转以玉屏风散补肺益气，以固藩篱。

第四章　哮　病

哮病是一种发作性的痰鸣气喘疾病，发作时喉中哮鸣有声，呼吸气促困难，甚者喘息不能平卧。古代有呷嗽、哮吼、齁鮯等形象性的名称，属于痰饮病中的“伏饮”证。

哮病相当于西医学的支气管哮喘（简称哮喘），是由嗜酸性粒细胞、肥大细胞和T淋巴细胞等多种炎性细胞参与的气道慢性炎症。这种气道炎症使易感者对各种激发因子具有气道高反应性，并可引起气道缩窄，表现为反复发作性喘息、呼吸困难、胸闷或咳嗽等症状，常在夜间和（或）清晨发作或加剧，出现广泛多变的可逆性气流受限。

一、病因病机

哮喘的发生，为痰伏于肺，每因外邪侵袭、饮食不当、情志刺激、体虚劳倦等诱因引动而触发，以致痰壅气道，肺气宣通、肃降功能失常。

（一）病因

1. 外邪侵袭

外感风寒或风热之邪，未能及时表散，邪蕴于肺，壅阻肺气，气不布津，聚液生痰，痰伏于肺，遇感触发。亦可因吸入烟尘、花粉、动物毛屑、异味气体等，影响肺气的宣降而致。

2. 饮食不当

过食生冷，寒饮内停，或嗜食酸咸甘肥，积痰蒸热，或进食海膻发物，以致脾不健运，痰浊内生，上干于肺，壅塞气道，而致诱发。《医碥·哮喘》曰："哮者……得之食味酸咸太过，渗透气管，痰入结聚，一遇风寒，气郁痰壅即发。"故又有称为"食哮""鱼腥哮""卤哮""糖哮""醋哮"者。此类现象尤多见于幼儿及少年患者。

3. 情志刺激

忧郁恼怒、思虑过度等不良精神刺激，使肝失条达，气机不畅，肝肺升降失序，肺气上逆，或肝气郁结，疏泄失职，津液失布，凝而成痰，或肝郁化火，郁火灼津，炼液成痰，或肝气郁滞，横克脾土，脾失健运，酿液为痰，上贮于肺，壅滞肺气，不得宣降而致。

4. 体虚劳倦

幼年患麻疹、顿咳或反复感冒、咳嗽日久等，久病体质虚弱，复加劳倦太过，脾气耗伤，肾气亏虚，痰饮内停，若遇外邪袭肺，感而即发。

（二）病机

1. 风痰夙根为发病基础

朱丹溪云："哮喘专主于痰。"痰的产生主要由于脏腑功能失调，以致津液凝聚成痰，伏藏于肺，成为发病的潜在"夙根"，因各种诱因而引发。《景岳全书·喘促》曰："喘有夙根，遇寒即发，或遇劳即发者，亦名哮喘。""夙根"指旧有的病根。《金匮要略》有"膈上病痰，满喘咳吐……必有伏饮"之论，后世医家也多有论述，似指"伏痰"阻肺而言。如《症因脉治·哮病》指出："哮病之因，痰饮留伏，结成窠臼，潜伏于内，偶有七情之犯，饮食之伤，或外有时令之风寒束其肌表，则哮喘之症作矣。”但进而言之，毕竟“痰非病本，乃病之标，必有所以致之者”（张景岳语）。痰的来源，是在素体脏腑阴阳失调的基础上，复加气候、饮食、情志、劳累等因素影响，以致肺不能布散津液，脾不能输化水精，肾不能蒸化水液，津液凝聚成痰，伏藏于肺，其中尤与先天肾气亏虚密切相关，成为发病的潜在病理因素，因此，哮喘“夙根”论的实质，主要是指脏腑阴阳失调，肺脾肾对津液的运化失常。

2.“风痰”遇感引触，肺气宣降失常为基本病机

风无定体，善行数变，倏忽来去，发无定时，多夹他邪为患。风痰内伏于肺，遇气候突变、饮食不当、情志失调、劳累过度而触发，痰随风升，气因痰阻，相互搏结，壅塞气道，肺管挛急狭窄，通降不利，致痰鸣如吼，气息喘促，发为哮喘。

风痰为患，其致病有内外之分，外风证候多为六淫之风邪侵袭肺系，内风证候多因脏腑功能失调，肝风内动，或脾不健运、肾不纳气所致。

（1）肺风伏痰：肺为娇脏，其气通于天，外合皮毛，不耐寒热，易受邪侵。风为百病之长，六淫中他邪每随风相兼为患，如外感风寒或风热之邪，未能及时表散，邪蕴于肺，壅阻肺气，引动宿根伏痰，形成痰气交阻于肺。其中还包括某些过敏因素，如吸入花粉、烟尘、异味气体等，均可影响肺的宣发，致津液凝聚，痰浊内蕴，导致咳嗽、哮喘。因其发病多在气候突变之时，如深秋初冬季节，或风气偏盛的春季，发病迅速，时发时止，与“风性善行而数变”和“风性主动”的风邪性质相符。发作时喉中如吹哨笛，或痰涎壅盛，声如拽锯，表现风盛痰阻、风动痰升之征。

（2）肝风郁痰：肝与肺经络相联，肝脉布胁肋，循喉咙之后，

“其支者，复从肝别贯膈，上注于肺”（《灵枢·经脉》）。肺居上焦，为华盖，其气清肃，主降；肝居下焦，其气升发，主升。肝与肺一升一降，共同维持气机升降。肝主疏泄，能条达全身气机，使津液流通顺畅，则痰浊不生。如忧思郁怒，肝失条达，肝气郁结，疏泄失职，津液失布，凝而为痰，同时，痰浊既生，痰气交结，气行更为不畅，形成肝郁夹痰的证候。如肺感受外风，外风引动内风夹痰闭阻气道，则表现为气道挛急，喉中哮鸣有声，发为哮喘，或肺气上逆，咳嗽频作。

（3）脾风湿痰：饮食不当，贪食生冷，寒饮内停，或嗜烟好酒，熏灼肺胃，或过食肥厚辛辣，脾失健运，不能化水谷为精微，上输养肺，反而积湿生痰，上贮于肺，影响肺气的升降，以致痰生于脾，上逆干肺，可引起哮病或咳嗽发作。如《证治要诀·发丹》云：“有人一生不可食鸡肉及獐鱼动风等物，才食则丹随发，以此见得系是脾风。”饮食过敏所致的脾风既可引发瘾疹，亦可发为哮喘，临床常见到因过敏所致的皮肤湿疹及哮喘。并可因痰湿久郁，或迁延引触而致化热者。

（4）肾风虚痰：禀赋薄弱，久病脾肾亏虚，复加劳倦过度，感受外邪等，极易引起伏痰兴动，痰气交阻，肺失宣降，而致哮喘发作，表现为肾不纳气之虚哮。此与《素问·评热病论》“有病肾风者，面胕庞然壅，害于言”之病理类同。

3. 病位主在肺系，关系到脾肾，涉及心肝

肺主气，主宣发肃降，若外邪侵袭或他脏病气上犯，皆可使肺失宣肃，气机上逆，发为哮鸣气喘，故病变部位主要在于肺系。同时与脾肾密切相关，涉及心肝。如因饮食不当，脾失健运，不能化水谷为精微，上输养肺，反而积湿生痰，上贮于肺，则影响肺气的升降。肺为气之主，肾为气之根，肾与肺同司气体之出纳，呼主于心与肺，吸主于肾与肝，哮病反复发作，病变可由肺及肾，水泛为痰，肺虚不能主气，肾虚不能助肺纳气，每可加重发作。

肝肺升降相因，如忧思郁怒，肝失疏泄条达，气机郁滞，或肝郁化火，津凝成痰，阻于气道，而致肝升太过，肺降不及，肝气侮肺，肺气上逆，痰气互结，发为哮病。

肺朝百脉，助心治理调节血脉的运行，肺虚治节失职，久则肺心同病，严重者肺不能治理调节心血的运行，肾虚命门之火不能上温于心，则心阳亦同时受累，甚至发生“喘脱危候”。

4. 病理性质有寒热虚实之不同

（1）发作时病机为痰阻气闭，以邪实为主。若病因于寒，素体阳虚，痰从寒化，属寒痰为患，则发为冷哮；病因于热，素体阳盛，痰从热化，属痰热为患，则发为热哮；如痰热内郁，风寒外束引起发作者，可以表现外寒内热的寒包热哮；痰浊伏肺，肺气壅实，风邪触发者，则表现为风痰哮；反复发作，正气耗伤，或素体肺肾不足者，可表现为虚哮。

（2）缓解期以正虚为主，或表现虚实夹杂

1）从实转虚：哮病反复发作，寒痰伤及脾肾之阳，痰热耗灼肺肾之阴，则病由肺及脾肾，由实转虚，故平时可表现肺、脾、肾脏气虚弱的证候，如短气、疲乏，或常有轻度哮喘，难以全部消失。

2）虚实互为因果：久病肺、脾、肾脏气虚弱，因虚生痰，因痰发病，以致愈发愈虚。如肺虚不能主气，气不化津，则痰浊内蕴，肃降无权，并因卫外不固，而更易受外邪的侵袭诱发；脾虚不能化水谷为精微，上输养肺，反而积湿生痰，上贮于肺，则影响肺气的升降；肾虚精气亏乏，摄纳失常，则阳虚水泛为痰，或阴虚虚火灼津成痰，上干于肺，肺气之升降失常加重。由于三脏之间的交互影响，可致合病并病，表现肺脾气虚或肺肾两虚之象。

（3）大发作期正虚与邪实并见：如平时正气较虚，或病邪鸱张，正气急剧受损，可见肺肾两虚而痰浊壅盛，上盛下虚的虚实错杂现象，表现为哮病大发作，势急而持续不解。若病及于心，上蒙清窍，可发生喘脱危候。

二、辨证要点

哮病总属邪实正虚之证。发时以邪实为主，一般多见寒、热、寒包热、风痰等类，未发时主要为肺、脾、肾三脏之亏虚。久病正虚者每多虚实错杂，证属虚哮，当按病程新久及全身症状辨别其主次。

三、治则治法

1. 发作期分清寒热虚实，治以祛风化痰，降气平喘，

发作期风痰引触，肺失肃降，气道挛急，喘鸣有声，以邪实为主，治当攻邪治标，辨其寒热。寒痰宜温化宣肺，热痰当清化肃肺，寒包热哮当温清并施。属风痰为患者又当祛风涤痰，在肺者选用宣肺祛风化痰之品，若肝升太过，上逆于肺，影响肺之宣降功能，治宜疏肝理气，肃肺降逆，脾风湿痰者，治宜健脾祛风化痰。虚哮邪实与正虚并见者，又当兼顾，祛风化痰与补益肺肾并进，不可单纯拘泥于祛邪。若发生喘脱危候，当急予扶正救脱。

2. 缓解期标本兼顾，治以补益肺肾，祛风涤痰

缓解期虽以正虚为主，但可兼有标实之象，故治疗当标本兼顾，以补益肺肾、祛风涤痰为大法。具体而言，由于个体素质的差异，本虚又有肺肾气虚、肺肾阴虚之别，标实又有寒痰、热痰之异，辨其阴阳，阳虚治以温补，阴虚治以滋养，分证论治。肺肾气虚，寒痰内伏者，补养肺肾，温化寒痰，兼以祛除风邪；肺肾阴虚，痰热内蕴者，滋养肺肾，清肺化痰，兼以祛除风邪。

四、证治分类

（一）发作期

1. 冷哮证

（1）辨证

特异症：喉中哮鸣如水鸡声，痰吐色白而多泡沫，天冷或受寒易发。

可见症：呼吸急促，喘憋气逆，胸膈满闷如塞，咳不甚，口不渴或渴喜热饮，形寒怕冷，面色青晦，舌苔白滑，脉弦紧或浮紧。

（2）**治法**：宣肺散寒，化痰平喘。

（3）**例方**：射干麻黄汤、小青龙汤加减。两方皆能温肺化饮，止哮平喘。前者长于降逆平哮，用于哮鸣喘咳，表证不著者；后方解表散寒力强，用于表寒里饮，寒象较重者。

（4）**常用药**：麻黄、射干宣肺平喘，化痰利咽；干姜、细辛、半夏温肺化饮降逆；紫菀、款冬化痰止咳；五味子收敛肺气；大枣、甘草和中。

（5）**加减**：表寒明显，寒热身痛，加桂枝、生姜辛散风寒；痰涌气逆，不得平卧，加葶苈子、苏子泻肺降逆，杏仁、白前、橘皮等化痰利气；咳逆上气，汗多，加白芍以敛肺气。

2. 热哮证

（1）辨证

特异症：喉中痰鸣如吼，咳痰色黄或白，黏浊稠厚。

可见症：喘而气粗息涌，胸高胁胀，咳呛阵作，排吐不利，口苦，口渴喜饮，汗出，面赤，或有身热，甚至有好发于夏季者，舌苔黄腻，质红，脉滑数或弦滑。

（2）**治法**：清热宣肺，化痰定喘。

（3）**例方**：定喘汤、越婢加半夏汤加减。两方皆能清热宣肺，化痰平喘。前者长于清化痰热，用于痰热郁肺，表证不著者；后者偏于宣肺泄热，用于肺热内郁，外有表证者。

（4）**常用药**：麻黄宣肺平喘；黄芩、桑白皮清热肃肺；杏仁、半夏、款冬、苏子化痰降逆；白果敛肺，并防麻黄过于耗散；甘草调和诸药。

（5）**加减**：若表寒外束，肺热内郁，加石膏配麻黄解表清里；肺气壅实，痰鸣息涌，不得平卧，加葶苈子、广地龙泻肺平喘；肺热壅盛，痰吐稠黄，加海蛤壳、射干、知母、鱼腥草清热化痰；兼有大便秘结者，酌选大黄、芒硝、全瓜蒌、枳实通腑利肺；病久热盛伤阴，气急难续，痰少质黏，口咽干燥，舌红少苔，脉细数者，当养阴清热化痰，加沙参、知母、天花粉。

3. 寒包热哮证

（1）辨证

特异症：喉中鸣息有声，痰黏色黄或黄白相兼，恶寒，无汗。

可见症：胸膈烦闷，呼吸急促，喘咳气逆，咯痰不爽，烦躁，发热，身痛，口干欲饮，大便偏干，舌苔白腻罩黄，舌边尖红，脉弦紧。

（2）**治法**：散寒解表，清化痰热。

（3）**例方**：小青龙加石膏汤、厚朴麻黄汤加减。前方用于外感风寒，内有饮邪郁热，而以表寒为主，兼有饮郁化热，喘咳烦躁者；后方用于饮邪迫肺，夹有郁热，咳逆喘满烦躁，而表寒不显者。

（4）**常用药**：麻黄散寒解表，宣肺平喘，石膏清泄肺热，二药相合，辛凉配伍，外散风寒，内清里热；厚朴、杏仁平喘止咳；生姜、半夏化痰降逆；甘草、大枣调和诸药。

（5）**加减**：表寒重者，加桂枝、细辛；哮喘痰鸣气逆，加射干、葶苈子、苏子；痰吐稠黄胶黏，加黄芩、前胡、瓜蒌皮等。

4. 风痰哮证

（1）辨证

特异症：哮鸣声如吹哨笛，常倏忽来去，鼻、咽、眼、耳发痒。

可见症：喉中痰涎壅盛，声如拽锯，喘急胸满，但坐不得卧，咯痰黏腻难出，或为白色泡沫痰液，无明显寒热倾向，面色青黯，起病多急，发前突发喷嚏、鼻塞、流涕，胸部憋塞随之迅即发作，舌苔厚浊，脉滑实。

（2）**治法**：祛风涤痰，降气平喘。

（3）**例方**：三子养亲汤加味。本方涤痰利窍，降气平喘，用于痰壅气实，咳逆息涌，痰稠黏量多，胸闷，苔浊腻者。

（4）**常用药**：白芥子温肺利气涤痰；苏子降气化痰，止咳平喘；莱菔子行气祛痰；麻黄宣肺平喘；杏仁、僵蚕祛风化痰；厚朴、半夏、陈皮降气化痰；茯苓健脾化痰。

（5）**加减**：痰壅喘急，不能平卧，加用葶苈子、猪牙皂泻肺涤痰，必要时可暂予控涎丹泻肺祛痰；若感受风邪而发作者，加苏叶、防风、苍耳草、蝉衣、地龙等祛风化痰。

5. 虚哮证

（1）辨证

特异症：喉中哮鸣声低，动则喘甚。

可见症：气短息促，发作频繁，甚则持续哮喘，咳痰无力，痰涎清稀或质黏起沫，口唇爪甲青紫，面色苍白或颧红唇紫，口不渴或咽干口渴，形寒肢冷或烦热，舌质淡，或偏红，或紫黯，脉沉细或细数。

（2）**治法**：补肺纳肾，降气化痰。

（3）**例方**：平喘固本汤加减。本方补益肺肾，降气平喘，适用于肺肾两虚，痰气交阻，摄纳失常之哮喘。

（4）**常用药**：党参、黄芪补益肺气；胡桃肉、沉香、坎炁、冬虫夏草、五味子补肾纳气；苏子、半夏、款冬、橘皮降气化痰。

（5）**加减**：肾阳虚，加附子、鹿角片、补骨脂、钟乳石；肺肾阴虚，加沙参、麦冬、生地黄、当归；痰气瘀阻，口唇青紫，加桃仁、苏木；气逆于上，动则气喘，加紫石英、磁石镇纳肾气。

6. 喘脱危证

（1）辨证

特异症：喘息鼻扇，张口抬肩，气短息促。

可见症：烦躁，昏蒙，面青，四肢厥冷，汗出如油，脉细数不清或浮大无根，舌质青黯，苔腻或滑。

（2）**治法**：补肺纳肾，扶正固脱。

（3）**例方**：回阳急救汤、生脉饮加减。前者长于回阳救逆，后者重在益气养阴。

（4）**常用药**：人参、附子、甘草益气回阳；山萸肉、五味子、麦冬固阴救脱；龙骨、牡蛎敛汗固脱；冬虫夏草、蛤蚧纳气归肾。

如喘急面青，烦躁不安，汗出肢冷，舌淡紫，脉细，另吞黑锡丹镇纳虚阳，温肾平喘固脱。

（5）**加减**：阳虚甚，气息微弱，汗出肢冷，舌淡，脉沉细，加肉桂、干姜回阳固脱；气息急促，心烦内热，汗出粘手，口干舌红，脉沉细数，加生地黄、玉竹养阴救脱，人参改用西洋参。

必要时采用中西医两法合治。

（二）缓解期

1. 肺肾气虚，寒痰内伏证

（1）辨证

特异症：哮病日久，喉中时有轻度哮鸣，痰多质稀色白。

可见症：气短声低，自汗，怕风，腰膝酸软，常易感冒，舌质淡胖，苔白，脉细弱。

（2）**治法**：补益肺肾，温化寒痰。

（3）**例方**：玉屏风散合平喘固本汤加减。前方补气固表，适用于气虚易于感冒、自汗等症。后者补益肺肾，降气平喘，适用于肺肾两虚，痰气交阻，摄纳失常之哮喘。

（4）**常用药**：生黄芪、五味子补肺固表，敛肺平喘；山萸肉酸温益肾，紫河车补肾纳气，仙灵脾温补肾阳，蒸化寒痰；姜半夏、款冬花温肺化痰，止咳平喘；僵蚕祛风，以祛伏痰；露蜂房、桃仁祛风解痉，活血化瘀。

（5）**加减**：痰多，加炙紫菀、陈皮；咳嗽，加杏仁、炙白前；气喘，加补骨脂、苏子。兼有阴虚，口干欲饮者，加北沙参、生地黄。

2. 肺肾阴虚，痰热内蕴证

（1）辨证

特异症：哮病久发，喉中偶有轻度喘鸣，咳痰色黄质黏。

可见症：胸闷，口干烦热，腰酸腿软，舌质红，苔黄，脉细数。

（2）**治法**：滋养肺肾，清化痰热。

（3）**例方**：沙参麦冬汤合金水六君煎加减。两者都可用于久哮肺肾两虚，但前者以甘寒养阴为主，适用于肺胃阴伤，后者以补肾化痰为主，适用于肾虚水泛成痰。

（4）常用药：北沙参、麦冬甘寒养阴，清肺化痰；生地黄、山萸肉滋养肝肾；知母、竹沥半夏清肺化痰；僵蚕祛风化痰；地龙清热息风，通络定喘；露蜂房祛风解痉；桃仁活血化瘀。

（5）加减：痰多，加炙前胡、大贝母；咳嗽，加炙枇杷叶、百部；气喘，加桑白皮、平地木。兼有气虚，自汗畏风，加生黄芪、五味子。

临证所见，上述各类证候，就同一患者而言，可先后交叉出现，故既应辨证，又不能守证，当求机论治。

五、其他疗法

1. 简验方

（1）曼陀罗叶制成卷烟状，发作时点燃吸入，可以缓解哮喘。

（2）地龙，焙干，研粉，装胶囊，每服3g，每日2次。

（3）玉涎丹：蜒蚰20条，大贝母10g，共捣为丸，每服1.5g，每日2次。或用活蜒蚰加糖水化服。治热哮。

（4）皂角15g，煎水，浸白芥子30g，12小时后焙干，研粉，每次1～1.5g，每日3次。用于发作时痰壅气逆之证。

（5）僵蚕5条，浸姜汁，晒干，瓦上焙脆，和入细茶适量，共研末，开水送服。

（6）紫河车粉60g，蛤蚧粉45g，地龙粉75g，五味子粉24g，制成蜜丸或水丸，每服5g，每日2次。平时服用以治本，可以减少发作或不发。

2. 针灸疗法

发作期取定喘、天突、内关穴，咳嗽痰多加孔最、丰隆。每次选用 1 ～ 2 个腧穴，重刺激，留针 30 分钟，每隔 5 ～ 10 分钟捻针 1 次，每日或间日治疗一次。背部可加拔火罐。

缓解期取大椎、肺俞、足三里穴，肾虚加肾俞、关元，脾虚加中脘、脾俞。每次选用 2 ～ 3 个腧穴，用较轻刺激，间日治疗一次。在发作前的季节施用，有减少、减轻发作的效果。

3. 敷贴疗法

白芥子、延胡索各 20g，甘遂、细辛各 10g，共为末，加麝香 0.6g，和匀，在夏季三伏中，分三次用姜汁调敷肺俞、膏肓、百劳等穴，1 ～ 2 小时去掉，每 10 日敷一次，可以减少发作。

六、临证备要

1. 注意寒热的转化与兼夹

哮喘的证型虽以寒哮、热哮最为多见，但在其发病过程中，寒热之间不是一成不变的，也不能截然分开，常表现寒热错杂的情况。如痰热内蕴，复感风寒，可致外寒内热，此即徐春甫所谓“有内热而外逢寒则发，脉沉数者，寒包热”之候，治当寒热并用，解表清里并施。

寒热在一定的条件下还可发生转化。如寒痰冷哮久郁可以化热，尤其在感受外邪（即继发感染）引发时更易如此。热证中一部分小儿患者为阳气偏盛之体，但久延而至成年、老年，阳气渐衰，每可转从寒化，出现寒证，治疗当根据其演变情况施治。

2. 发时未必全从标治，平时亦未必全恃扶正

临证所见，发作之时，虽以邪实为多，亦有正虚为主者，缓解期常以正虚为主，但其风痰留伏的病理因素仍然存在，因此对于哮病的治疗发时未必全从标治，当治标顾本，平时亦未必全恃扶正，当治本顾标。尤其是大发作有喘脱倾向者，更应重视回阳救脱，急固其本，若拘泥于“发时治标”之说，则坐失救治良机。

3. 祛风化痰是哮喘各期的基本治法

风痰为患是哮喘发病的关键，治疗当以祛风化痰为主要方法。具体可从以下几方面进行。

（1）**宣肺祛风化伏痰**：在肺者，通过祛风，可使风邪外达，肺气得以宣发，清肃之令得行，气道通利，则咳喘缓解。常用的祛风药有麻黄、苏叶、荆芥、防风、苍耳草等。麻黄既善于宣通肺气，又长于降逆平喘，故为宣肺平喘的首选药物。《滇南本草》言苏叶“消痰利肺，和血理中，止痛定喘”，现代有关研究表明，苏叶能平喘，抗过敏，抑制Ⅳ型变态反应，调节免疫功能。苏叶尚能解鱼虾蟹毒，对饮食过敏者尤为适宜。防风味辛甘、性温，能解表祛风胜湿，为“风药中之润剂”。药理实验研究表明，其具有抗炎、抗过敏、增强机体非特异性免疫功能的作用。苍耳草味辛、苦，性小寒，有小毒，归肺、肝经，有祛风、清热、解毒等作用，治“一切风毒”（《千金方》）、“一切风气”（孟诜《食疗本草》）。现代药理研究证实其具有抗炎、免疫抑制、抗氧化等作用。

在祛风的基础上，加以化痰，合用三子养亲汤，加前胡、浙贝母、半夏等，效果较佳。哮喘久发的病例，一方面由于病程较久，痰邪愈益深伏，另一方面哮病反复发作，极易耗气伤津，使痰液更加黏稠难出，即所谓“胶固之痰”，此时，用一般的化痰之药，往往无济于事，如加用厚朴、杏仁、葶苈子、炒白芥子、猪牙皂等，每能收到良效。痰热甚者用礞石滚痰丸。

（2）**平肝息风化郁痰**：肺主肃降，肝主升发，若肺降不及，肝升太过，上逆于肺，影响肺之宣降功能，可以引起哮喘、咳嗽频作，此即所谓“干咳无痰久久不愈，非肺本病，乃肝木撞肺也”，亦有“风依于木，木郁则化风”之说，根据“木郁达之”“金郁泄之”的理论，治宜疏肝理气，肃肺降逆，可选用五磨饮子合旋覆代赭汤加减，开郁降逆。药物可选用钩藤、白芍、柴胡、白芍、乌梅、地龙、蜈蚣、五味子等。对辨证属肝之阴伤血虚生风，风摇钟鸣的患者，则宜柔肝肃肺，方选一贯煎加减。总之，治疗从肝入手，应用疏肝、柔肝、养肝、泻肝、平肝、镇肝等法，以达到解痉、平喘、止咳的目的。其中钩藤息风平肝通络，白芍、乌梅柔肝缓急，且防风、乌梅亦有很好的抗过敏作用。

（3）健脾祛风化湿痰：脾胃居于中焦，运化水湿，输布有序，与肺脏协同，完成人体水液的运转。脾胃与肺的功能正常，则水液代谢正常，痰湿无从内生。如脾气虚衰，或脾胃升降功能失常，运化功能减弱，水谷精微不能正常输化，则聚而为痰。方书有言：“脾为生痰之源，治痰不理脾胃，非其治也。一切诸痰，初起皆由湿而生，虽有风、火、燥痰之名，亦皆因气而化，非风、火、燥自能生痰也。”突出脾湿是成痰的基础，理脾化湿为治痰要着。并认为湿之为物，本无定体，既可单独为病，尤易与他邪相合而为患。理脾化湿，分消其病邪，则痰自清。故在治肺的同时可加用苏子、炒莱菔子、炒白芥子、薏苡仁、陈皮、茯苓等健脾化痰湿，并加苏叶、僵蚕、乌梅、防风等祛风药。

（4）补肾祛风化虚痰：肾处下焦，属水，主五液，职司开合，分清泌浊，管理水液的蒸化排泄。若火衰水亏，蒸化失常，则津液亦可成痰。故清陈修园说：“痰之成，气也，贮于肺。痰之动，湿也，主于脾。痰之本，水也，源于肾。”因正气不足，输化无权而形成的痰为虚痰。在肺者，为肺虚气不化津；在脾者，为中阳失运，痰浊内生；在肾者，阳虚则火不制水，水泛为痰，阴虚则虚火灼津成痰。张介宾说：“实痰无足虑，而最可畏者唯虚痰。”这是因为实痰“其来也骤，其去也速”，病本不深，而虚痰“其来也渐，其去也迟”，故病难治。此时切忌滥用攻伐。在肾者，当补肾以导其归藏，元气强而痰自不生。在此基础上，再配合祛风化痰之品。故有“见痰休治痰，以治必求本”的说法。

方选平喘固本汤合金水六君煎加减。药用党参、五味子、山萸肉、补骨脂、胡桃肉、坎炁、沉香粉、灵磁石补肾纳气，再加苏子、炙款冬、法半夏、橘红、厚朴、僵蚕、蜂房等祛风化痰。

（5）缓解期调补肺、脾、肾三脏，不忘祛风化痰：一般认为，哮喘发时以邪实为主，平时以正虚为本。对于哮喘缓解期的治疗，大多重在治本，以扶正补虚为主。早在金元时期，朱丹溪即提出哮喘“未发宜扶正气为主，既发以攻邪气为急”的治疗原则。“发时治标，平时治本”为中医治疗哮喘的准则，一直沿用至今。哮喘由于反复发作，正气耗伤，在缓解期主要表现为肺、脾、肾亏虚的证候，以往治疗根据脏腑病变的不同，重在治肺，或肺脾同治，或肺肾同治，或肺脾肾同治等，这些治本的方法虽有一定的效果，但尚不理想。

根据临床观察，哮喘缓解期虽以正虚为主，但可兼有标实之象，风痰留伏之夙根依然存在，一遇风邪（抗原颗粒等）即可诱发。补益肺脾肾的方法虽能补益正气，以制生痰之源，但证之临床，往往收效甚微，胶固之风痰，难以祛除。故治疗当标本兼顾，在扶正固本的同时，应参入祛风化痰之品，以清除内伏之顽痰，方能减少复发。

现代研究发现，缓解期患者依然存在气道高反应性，而气道反应性的轻重与发作频度、程度成正相关，提示平时适当兼顾祛邪有其必要性，如此可达到长期缓解的目的。

4. 重视虫类祛风通络解痉药

部分哮喘患者起病突然，时发时止，反复发作，与风邪“善行数变”之性相符，辨病属过敏性，辨证属风痰为患，治疗颇为棘手，此时如单用一般草木之品，难以收效，可在辨证治疗的基础上，加用虫类祛风通络解痉药物。虫类药走窜入络，搜剔逐邪，可祛肺经伏邪，并擅长祛风解痉，活血化瘀，能够疏通气道壅塞和血络瘀痹，且大多具有抗过敏、调节免疫功能作用，对缓解支气管痉挛，改善缺氧现象有显著疗效，药如僵蚕、地龙、全蝎、蜈蚣、蝉衣等。

七、医案选录

案 1　寒饮伏肺，肺失宣畅

余某，女，52 岁，工人。1991 年 1 月 24 日初诊。

哮喘数年，反复不愈，去冬受寒后剧发，呼吸急促，喉中哮鸣有声，胸膈满闷如塞，咳不甚，咯痰稀薄不多，色白有泡沫，咯吐不爽，面色晦滞带青，喜热饮，形寒怕冷，背部尤甚，舌苔白滑而润，脉细弦。经用多种中西药治疗无效。

从寒饮伏肺，壅遏气道，肺失宣畅辨治，予温肺散寒，化痰平喘法。

处方：蜜炙麻黄 6g，桂枝 6g，细辛 3g，淡干姜 3g，法半夏 10g，白前 10g，杏仁 10g，橘皮 6g，紫菀 10g，款冬 10g，苏子 10g，炙甘草 3g。7 剂，水煎服。

2 月 4 日二诊：哮喘已平，胸膈满闷消失，形寒怕冷减轻，痰少色白稀薄，易于咳出。

治守原意，以资巩固，原方 7 剂。

按语：寒痰伏肺，遇感触发，痰升气阻，肺管狭窄，故喘憋气逆，呼吸气促，哮鸣有声。肺气壅塞不得宣畅，则见胸膈满闷如塞。病机主要在于肺气之郁闭，故咳反不甚，且咯痰量少不爽。

痰从寒化为饮，故痰白质稀。阴盛于内，阳气不得宣达，故面色晦滞带青，形寒怕冷而喜热饮。

方中麻黄、桂枝、杏仁宣肺化痰，降气平喘，二药合用，可以增强平喘之功；干姜、细辛、半夏温肺蠲饮降逆；苏子降气平喘；紫菀、款冬、白前、陈皮温肺化痰，利气平喘；炙甘草温肺而调和诸药。其中麻黄宣肺降气平喘，细辛温肺化饮，药理研究均有抗过敏作用。

案 2　痰热壅肺，肺失清肃

刘某，男，34 岁，工人。1990 年 11 月 7 日初诊。

哮喘反复发作 4 年余，近 1 月来持续频繁发作，喉中作水鸡声，痰鸣喘咳，气急，咳黄色黏痰，排吐不利，胸部闷痛，咳则尤甚，咽干作痒，口干，烦热，面赤自汗，口唇、指端微绀，舌苔黄腻，质红，脉滑数。

证属痰热壅肺，肺失清肃，治宜清热宣肺，化痰平喘。

处方：蜜炙麻黄 6g，炒黄芩 10g，知母 10g，桑白皮 10g，光杏仁 10g，法半夏 10g，海浮石 10g，芦根 20g，射干 6g，广地龙 10g，金荞麦根 15g，南沙参 10g。7 剂，水煎服。

11 月 14 日二诊：药服 3 日哮喘即告减轻，痰易咳出，连服 1 周，喘平，咽痒、面赤自汗、胸部闷痛俱见消失，但干咳，咯痰质黏，咽部干燥，唇红。

痰热郁蒸，耗伤阴津，治宜清化痰热，养阴生津。

处方：蜜炙麻黄 5g，炒黄芩 10g，知母 10g，桑白皮 10g，光杏仁 10g，海浮石 10g，芦根 30g，金荞麦根 15g，天麦冬各 10g，南沙参 10g，生甘草 3g，地龙 10g。7 剂，水煎服。

药后症状消失，继续调治巩固半月。

按语：本例因哮喘迁延，寒邪久郁化热，痰热蕴肺，肺失清肃，痰气搏结，壅阻气道，肺气胀满，故喘而气粗息涌，痰鸣如吼，胸闷疼痛；热蒸液聚生痰，痰热胶结，故咳痰黏稠色黄，烦闷，自汗，面赤，舌红，苔黄腻，脉滑数；风邪伏肺，故咽干发痒。方中麻黄、杏仁宣肺平喘；配射干、黄芩、桑白皮清热肃肺；知母清热化痰滋阴；半夏燥湿化痰；伍海浮石、金荞麦根等加强清化之力；地龙清肺息风平喘；南沙参清肺火而益肺阴；芦根养阴生津。二诊症平而肺热阴伤未复，故配天冬、麦冬清养之品。

案 3　痰浊壅肺，肺气不降

郭某，女，55 岁，退休工人。1990 年 2 月 28 日初诊。

咳嗽、哮喘 10 余年，加重半年。

1980 年受寒感冒后，咳嗽迁延不愈，经常发作，1986 年起继见哮喘，去年 9 月受寒发作后哮喘迄今不愈。呼吸急促，喉中喘息痰鸣有声，不能平卧，咳嗽，痰多稠黏，呈灰黑色，心慌，胸闷，气塞，夜间较重，纳差。经用多种西药治疗无效。既往有高血压病史。苔薄白腻，舌质较红，脉细滑。

痰浊壅肺，肺气不降，治宜涤痰利肺，降气平喘。

处方：蜜炙麻黄 6g，射干 6g，法半夏 10g，炒苏子 10g，炒白芥子 6g，葶苈子 10g，炙紫菀 10g，炙款冬 10g，炙僵蚕 10g，炙白前 10g，茯苓 10g。14 剂，水煎服。

服用上药 10 剂诸症消失，随访 3 个月余，咳喘无复发。

按语：本例患者原有慢性咳嗽、哮喘病史，此次因受寒冷诱发，持续半年，咳逆痰多黏稠，呼吸急促，喉中痰鸣有声，喘憋，胸闷如塞，外观形体肥胖，故辨证属于痰浊壅肺，肺气不降，治以涤痰利肺，降气平喘。方中麻黄、射干宣肺平喘，豁痰利气；白芥子、苏子、葶苈子降气豁痰，泻肺平喘；白前利肺降气平喘，豁痰利气；紫菀、款冬温肺化痰，降气平喘；半夏、茯苓燥湿化痰；伍僵蚕祛风，加强化痰平喘之功。

案4 风痰伏肺，肺热内蕴

刘某，女，32岁。2000年6月21日初诊。

哮喘起于幼年，虽迭经治疗，难以全部控制。发时哮喘痰鸣，咳嗽，喷嚏，多涕，胸闷，口干，恶心，时有烦热，面部痤疮密集，常有脓头，皮肤瘙痒时作，二便正常，舌苔黄质红，脉细滑。

证属风痰伏肺，肺热内蕴。

处方：蜜炙麻黄5g，杏仁10g，炙射干10g，桑白皮10g，炒黄芩10g，炙僵蚕10g，蝉衣5g，广地龙10g，苍耳草10g，法半夏10g，知母10g，南沙参12g，苦参10g。

2000年6月28日二诊：服药7剂，哮喘发作减轻，但未绝对稳定控制，遇空气混浊环境则胸闷，面部痤疮有所消退，痰白，口干，舌质红，苔薄黄，脉细滑。

风痰伏肺，肺热内蕴，兼有阴伤之象，上方加炒苏子10g，花粉10g。

2000年7月5日三诊：继服7剂后哮喘基本控制，胸闷不著，痰黏色白量少，夜晚偶有感冒症状，鼻塞流涕，苔黄薄腻舌质红，脉细滑。

处方：炙麻黄5g，杏仁10g，炙草3g，南北沙参各12g，桑白皮10g，苍耳草10g，射干10g，炒苏子10g，僵蚕10g，蝉衣5g，知母10g，炒黄芩10g。

按语：本案患者哮喘起于幼年，虽经治疗，但仍反复发作，究其原因有“风痰伏肺”之宿根。此次因风邪引触发病，痰随气升，肺气壅实，升降失司，而致哮喘发作，症见哮喘痰鸣，咳嗽，胸闷，苔黄质红，脉细滑。口干，烦热，表明痰从热化。痰热蕴肺，肺失清肃，已有化热阴伤之趋。鼻塞，嚏喷，多涕，遇空气混浊环境则胸闷，夜晚常有感冒症状，皮肤瘙痒时作，为风邪（过敏）症状明显。方取定喘汤之意，清热宣肺，化痰平喘，配射干清热肃肺，苦参清热利湿止痒，知母清热化痰，南北沙参清肺火而益肺阴，同时运用炙僵蚕、蝉衣、广地龙、苍耳草等一派祛风化痰药。因药证相合，故病势得以缓解。

案 5　痰热郁肺，阳明热结

汪某，女，17 岁。2008 年 4 月 6 日初诊。

于 4 岁扁桃体手术后患哮喘，此后每年均有发作，常用氨茶碱、激素等控制。目前哮喘每晚皆发，不能平卧，痰鸣有声，不咳，胸闷，心慌，口干，多汗，鼻痒多嚏，大便干结，两日一行，苔黄薄腻，舌质红，有紫气，脉细缓。

辨证为肺肾阴虚，痰热内结，肺气上逆，治拟清化痰热，降气平喘，补益肺肾。

处方：功劳叶 10g，南北沙参各 12g，天花粉 12g，知母 10g，炒黄芩 10g，炙僵蚕 10g，生地黄 12g，山茱萸 10g，法半夏 10g，桑白皮 12g，射干 10g，苏木 10g，苍耳子 10g，全瓜蒌 15g。

药服 7 剂，哮喘仍作，呼吸急促，喉中痰鸣，胸闷心慌，烦热汗多，大便干结，苔薄黄腻，脉细滑。

转从痰热郁肺、阳明热结治疗，予清肺化痰、通降阳明法。

处方：制大黄 6g，厚朴 5g，炒枳实 10g，全瓜蒌 20g，射干 10g，杏仁 10g，葶苈子 10g，知母 10g，僵蚕 10g，桃仁 10g，南北沙参各 12g，天花粉 15g，广地龙 10g。

服药 7 日后，哮喘发作减轻，夜晚已能平卧，痰多色白质黏，大便通畅，日行 1 次，口干欲饮，舌质暗，苔薄腻，脉细滑。

原方改制大黄为 9g。

继服 7 剂，哮喘基本控制，咯痰不多，大便亦调。

按语：肺与大肠相表里，其经脉相互络属，《灵枢·经脉》云："肺手太阴之脉，起于中焦，下络大肠。"其生理功能亦需相互配合才能完成，肺的肃降功能有助于大肠的传导，而大肠的传导功能亦有赖于肺气的肃降。若痰热水饮壅肺，阻塞气机，肺失肃降，则大肠传导失职，腑气不通，致大便秘结；大肠热结，循经上扰，影响肺金，肺气不利，可出现咳嗽气喘等症。此时须用泻下通腑法，才能使肺气通利。该患者因哮喘久发，夜不能平卧，口干等症，辨证为肺肾阴虚，痰热内结，肺气上逆，治以清化痰热、降气平喘、补益肺肾为法，但疗效并不理想，后考虑其呼吸急促，喉中痰鸣，烦热汗多，大便干结，腑实之象较为明显，转从痰热郁肺、阳明热结治疗而取效。这提示对于一些顽固性咳喘患者，若用宣肺、清肺、泻肺等法无效，但有腑热便结时，可用通腑泄热法，腑气通，肺气降，则咳喘自平。

案 6　风痰伏肺，肺肾两虚

杨某，女，22 岁。2000 年 11 月 20 日初诊。

哮喘起于幼年，反复发作，近年来发作虽然不频，但常有过敏症状，鼻塞，流涕，喷嚏，身有湿疹，目痒，经潮量少，登高或剧烈活动后气喘，腹痛喜温，苔薄腻淡黄，舌质淡红，脉细滑。

从风痰伏肺，肺肾两虚治疗。

处方：蜜炙麻黄 5g，射干 10g，炙僵蚕 10g，蝉衣 5g，苍耳草 15g，辛夷 5g，泽漆 10g，法半夏 10g，肉桂 3g（后下），当归 10g，炒苏子 10g，橘皮 6g，前胡 10g，五味子 5g，南北沙参各 10g，太子参 10g。

药服 7 剂，喷嚏、鼻涕、湿疹均减，晨起咽痛，口苦，已无哮鸣音，苔薄质红，脉细滑。

守原法进治。

11月20日方去肉桂，加地龙10g，大麦冬10g，紫河车5g，桑白皮10g。继服14剂。

药后诸症均获缓解。

按语：本案患者哮喘起于幼年，因痰浊伏肺，风邪引触，而致肺气壅实，升降失司，久则精气亏乏，肺肾摄纳失常，气不归原。凝津为痰，上逆干肺，故见哮喘反复发作。常有风邪过敏症状，表现为鼻塞，流涕，喷嚏，目痒，身有湿疹。肺肾两虚，失于摄纳，故活动后气短。方取射干麻黄汤、苏子降气汤、麦门冬汤之意，降气平喘，祛痰止咳，养阴润肺。药用炙麻黄、射干、苏子宣肺降气平喘；辛夷宣通鼻窍；泽漆化痰利咽；僵蚕、蝉衣、地龙、苍耳草祛风化痰；太子参、南北沙参、五味子益气养阴；肉桂温补脾肾，纳气归原。药服7剂，已获明显疗效，腹痛已缓，故去肉桂。继以桑白皮、地龙加强泻肺平喘通络之功，麦冬、紫河车补益肺肾，纳气平喘。标本兼顾，不仅缓解病情，且有控制复发之功。

案7 肾元下虚，痰热蕴肺

曹某，女，32岁，工人。1988年9月17日初诊。

素有过敏性鼻炎病史，年前剖宫产后发生哮喘，迁延经年不愈，近来每日夜晚均发作，发时胸闷气塞，气逆作喘，喉中哮鸣，不得安枕，吸气尤难，伴有烦热多汗，口干，痰稠色黄味咸，脉来沉细滑数，苔淡黄腻中灰，舌质黯红。

证属肾元下虚，痰热蕴肺，肺气上逆，升降失司。治宜补肾纳气，清肺化痰。

处方：南北沙参各10g，当归10g，生地黄12g，知母10g，天花粉10g，炙桑白皮10g，竹沥半夏10g，炒苏子10g，炙僵蚕10g，　诃子肉3g，沉香3g（后下），坎脐2条，射干10g。

以海蜇 50g（漂），荸荠 7 只，同煮，代水煎药，7 剂。

9 月 24 日二诊：药后哮喘旋即控制，唯咳频痰稠，汗出量多，苔淡黄灰腻，脉细滑。

肺实肾虚，治守前法。原方去诃子肉，加五味子 3g，山萸肉 6g。

续服 7 剂，诸症悉平。观察半年，未见复发。

按语：发时治标，平时治本，此为治疗哮喘之常法。临床所见，发作之时，虽以邪实为多，但亦有正虚为主者。若囿于治标之说，纵投大剂祛痰降气之品，亦鲜有效验。本案素禀不足，产后体虚，阴血耗伤，复加外感诱发哮喘，故前投治标之剂少效。患者痰稠色黄，舌苔黄腻，脉滑数，虽属痰热之象，但审其痰有咸味，脉见沉细，乃肾元亏虚，气失摄纳，津聚成痰。故取南北沙参、天花粉清养肺阴；生地黄、当归、山萸肉、坎脐、沉香滋养肾元，纳气归窟；复以射干、知母、苏子、竹沥半夏、桑白皮、僵蚕清肺祛风化痰；加诃子肉、五味子收敛耗散之气，补敛相济。且仿王孟英雪羹汤意，用海蜇、荸荠清化痰热，甘寒生津，扶正祛邪。诸药合参，肺得清宁，肾能蛰藏，痰消气降，而哮喘告平。

案 8　肺肾气虚，寒痰内伏

赵某，男，45 岁。2008 年 5 月 12 日初诊。

支气管哮喘病史 15 年，每年春季发作。发时咳嗽阵作，咳甚则喘，咳吐白沫痰，胸闷，呼吸不畅，经祛风涤痰、降气平喘方药治疗后缓解。目前咳喘已平，胸闷不著，咳痰量少。患者平素畏寒怕冷，每次发作均因感寒而起，平时登高和疾走时气急。舌苔白微腻，质淡，脉细。

辨证为肺肾气虚，寒痰内伏，治以补益肺肾，温化寒痰，予温养化痰方。

处方：生黄芪 15g，紫河车 3g，山萸肉 9g，五味子 6g，淫羊藿 10g，紫石英 15g，姜半夏 10g，款冬花 10g，露蜂房 10g，僵蚕 10g，蝉衣 6g，桃仁 10g。

以后按上法间断服药 10 个月，第二年春季哮喘未见大发作，仅感轻度胸闷，呼吸不畅，服药后即获缓解。

按语：此病例哮喘，辨证属肺肾气虚，寒痰内伏证，予以温化寒痰，补益肺肾。方中生黄芪补气固表，肺气充盛，则宣降自如，表固则不受邪侵；山萸肉酸温益肾，紫河车补肾纳气，淫羊藿温补肾阳，紫石英温肾纳气，五味子敛肺平喘；姜半夏、款冬花温肺化痰，止咳平喘；僵蚕、蝉衣祛风化痰；露蜂房祛风解痉，桃仁活血化瘀。诸药合用，共奏扶正祛邪之功，肺肾功能得以恢复，寒痰得以温化，故收效满意。

第五章 肺热病

肺热病是指肺受邪热所致的病证。症见身热恶寒、汗出、喘咳、胸膺痛不得太息、头痛等。《素问·刺热》云："肺热病者，先淅然厥，起毫毛，恶风寒，舌上黄，身热，热争则喘咳，痛走胸膺背，不得太息，头痛不堪，汗出而寒。"因与以发热、咳嗽、胸痛等为主要临床表现的风温病相似，故常合称风温肺热病。

根据其临床表现，相当于西医学的肺炎病证。肺炎是指终末气道、肺泡和肺间质的炎症。肺炎根据病因可分为细菌性肺炎、病毒性肺炎、支原体肺炎、真菌性肺炎及其他病原体所致肺炎。社区获得性肺炎是指在医院外罹患的感染性肺实质炎症。肺炎大多突然起病，表现为畏寒或寒战、发热、咳嗽、气急、胸痛等症状，好发于冬春季节。

一、病因病机

肺热病的发生，多为平素体虚，正气不足，卫气失于固密，或气候剧变，寒温失调，起居不慎，而致肺卫防御功能减弱，外邪乘虚而入，侵犯肺脏而发病。

（一）病因

1. 外邪侵袭

冬春季节，气候多变，不慎外感风热或时行疫毒之邪，从口鼻或皮毛而入，侵袭肺脏。如《伤寒总病论》曰："病人素伤于风，因复伤于热，风热相搏，则发为风温。四肢不收，头痛身热，常自汗出不解。”或因感受风寒，表邪外束，卫气郁阻，肺气不宣，邪气继而入里，郁而化热，致肺经热盛。

2. 体质偏颇

若素体虚弱，气阴不足，或体虚痰湿内蕴，郁而化热，或素体里热偏盛，热邪内伏，遇气温骤变，冷热失常，则外邪乘袭，引动肺经伏热，而致邪热蕴肺。

3. 体弱劳倦

年老体弱，复加劳倦太过，或久病正气亏虚，或手术、外伤所致久卧床榻，肺气不利，宣降失常，痰浊、痰湿或痰热蕴于肺中，稍遇外邪引触，则内外合邪，发为本病。

（二）病机

1. 肺热病不同分期的病机特点

肺热病按过程可分为初期、极期和恢复期。初期，肺热病初起，邪犯肺卫，卫气被郁，肺失清宣，出现畏寒或寒战、发热、咳嗽等症状，病机特点为肺卫受邪，宣降失常。极期，外邪由表入里，里热偏盛，热壅肺气，灼津为痰，以致肺气郁闭，肃降无权，出现高热、烦渴、咳嗽、咳吐黄浓痰或血丝痰等症状，病机特点为痰热壅肺，肺失清肃。此期可发生传变，轻者邪热由肺顺传于胃，而致肺胃热盛；重者邪热从肺卫逆传心包，而致热陷心包，热入营分者病重，正虚邪陷欲脱者病势凶险。恢复期，热邪已去，但因邪热伤肺，阴津受损，或热邪留恋，余邪未清，出现低热或不发热，咳嗽少痰，口干等症状，病机特点为肺胃阴伤，津亏气耗。

2. 痰热壅肺，肺失清肃为基本病机

气分证是肺热病最为常见的证候，大多数均需经过“气分”这一极期阶段，此阶段是病机转化的关键环节，因此，肺热病的基本病机为痰热壅肺，肺失清肃。外邪犯肺，或因外感风热，或因风寒郁而化热，热伤肺津，炼液成痰，痰与热结，而成痰热壅肺，肺失清肃；亦有素患痰疾，或内伏邪热者，遇气候剧变，调息失宜，复加新感引触，痰热搏结，发为痰热壅肺者。

3. 病位主脏在肺，与心、肝、肾关系密切

肺为娇脏，清轻肃静，不容纤芥，不耐邪气之侵。又肺为华盖，覆盖于五脏六腑之上，其位最高，开窍于鼻，外合皮毛，职司呼吸，故外感六淫邪气易从口鼻或皮毛而入，首先犯肺。正如《温热论》所言：“温邪上受，首先犯肺，逆传心包。”因此本病病位主要在肺。一般而言，肺热病在卫分和气分阶段，经过治疗后，病邪可逐渐祛除。若失治误治，或邪气过盛，正不胜邪，邪气入里，直趋心营，以致心肺同病，热伤营阴。营气通于心，若营热内盛，或痰与热结，蒙蔽神明，可见热扰心神或窍闭神昏之证，即所谓逆传心包。疾病后期，邪去正虚，阴津耗伤，但若邪热内陷，久羁不解，易深入下焦，下竭肝肾，导致真阴欲竭，气阴两伤。

二、辨证要点

肺热病多系温热之邪袭肺所致，其临床表现、传变规律和好发季节等，与中医风温病较为相似，因此临床可遵循《温病学》卫气营血理论进行辨证论治。辨证要点有两个：一是当根据疾病的发展阶段，辨在表在里，在气在营。一般初期表现为邪犯肺卫，极期为痰热壅肺，少数为气营两燔，恢复期为阴津耗伤，或气阴两伤。二是当辨顺势与逆势。顺传气分者病势轻，预后较好，逆传心包或热入营分者病势重，而正虚邪陷欲脱者病势凶险，预后较差。

三、治则治法

肺热病以邪实为主，治疗以祛邪为要。治疗时需谨守病机，以清热宣肺化痰为基本原则，根据卫气营血的传变过程，分别予以辛凉解表、清气泄热、凉营解毒，恢复期治以养阴润肺，兼清余热。逆证邪陷心包者，当予醒神开窍，正虚欲脱者，当予救阴回阳固脱。

四、证治分类

1. 邪袭肺卫证（卫分证）

（1）辨证

特异症：发病急骤，恶寒或寒战，发热，咽痛，咳嗽不畅。

可见症：头痛，全身酸楚，无汗或少汗，痰黏色白量少，呼吸稍急促，胸闷或微痛，口干微渴，舌边尖红，苔薄白或薄黄，脉浮数。

（2）治法：辛凉解表，轻宣肺气。

（3）例方：银翘散加减。本方辛凉解表，清热解毒，为辛凉平剂之代表方，适用于温病初起者。

（4）常用药：金银花、连翘、淡竹叶、荆芥、薄荷、淡豆豉疏风清热解表；杏仁、前胡、浙贝母、牛蒡子、桔梗、甘草宣肺止咳化痰。

（5）加减：表证明显，加羌活、防风疏风解表；头痛，加桑叶、菊花疏散风热，清利头目；里热渐显，加黄芩、桑白皮清热化痰；胸痛，加郁金、枳壳行气通络止痛；夹湿而见头重身困，口黏苔腻者，加广藿香、佩兰、半夏、茯苓健脾化湿；兼暑而见身热心烦，汗出不畅，头晕头胀者，加新加香薷饮或六一散配鲜荷叶、银花露清暑祛湿解表。

2. 痰热壅肺证（气分证）

（1）辨证

特异症：发热或高热不退，咳嗽频作，咳痰黄稠，或痰中带血。

可见症：有汗或少汗，气息粗促，鼻翼扇动，胸闷胸痛，烦渴多饮，面赤，或口唇微紫，舌红，苔黄而干，脉滑数或洪大。

（2）治法：清热泻火，宣肺化痰。

（3）例方：麻杏石甘汤合桑白皮汤加减。两方皆能清肺泄热，而前者长于辛凉宣泄，清肺平喘，用于外感风邪，邪热壅肺者；后者偏于清肺降气，化痰止嗽，用于肺经热甚，喘嗽痰多者。

（4）常用药：麻黄、杏仁、生石膏清宣肺热；黄芩、金银花、连翘、芦根、鱼腥草、金荞麦清热解毒肃肺；桑白皮、苏子、桔梗宣肺化痰止咳；甘草调和诸药。

（5）加减：痰热较甚，咳痰量多，质黏色白或黄，苔黄腻者，配千金苇茎汤加强清热化痰之力；痰浊壅阻，胸闷苔浊者，加全瓜蒌、半夏祛痰宽胸，行气解郁；咳嗽较甚者，加大贝母、前胡化痰止咳；胸痛，配郁金、橘络、枳壳行气通络止痛；腑实热结，便秘，腹痛拒按，或便溏热臭不爽，加大黄、芒硝；肠热下利，加黄连、葛根；热郁胸膈，胸中懊憹而烦者，加栀子、淡豆豉清宣透热。

若气分大热，高热汗多不解，烦渴，喘咳气粗，脉洪大滑数，舌边尖红赤者，可选白虎汤清气分热，生津止渴；夹湿者，选苍术白虎汤清热祛湿；痰热结胸，胸脘痞满胀痛，呕恶口苦，苔黏腻色黄，选小陷胸加枳实汤清热化痰，降气开结；若热郁少阳，寒热起伏，胸胁苦满，选小柴胡汤合蒿芩清胆汤和解少阳，化痰利湿；若少阳与阳明同病，选柴胡白虎汤清热生津，和解少阳；若邪热从肺传胃，肺胃热盛，高热持续不退，烦躁，咳嗽加剧，大便干结，脉数有力者，选凉膈散泻热通腑，清上泻下；肺热郁闭，有热陷心包趋势者，急予三黄石膏汤宣表清里。

3. 热入心营证（营分证）

（1）辨证

特异症：高热持续，烦躁不安，时有谵语，甚至昏迷。

可见症：咳逆，气急，喉中痰鸣，痰中带血，口舌干焦，口渴饮水不多。舌质红绛，无苔或黄黑苔，脉细数。

（2）**治法**：清营解毒，化痰开窍。

（3）**例方**：清营汤加减。本方清营解毒，透热养阴，适用于热入营分者。

（4）**常用药**：水牛角片、黄连、金银花、连翘、莲子心、淡竹叶清营透气；丹参、郁金、鲜石菖蒲、川贝、天竺黄清营化痰通窍；生地黄、麦冬、玄参养阴清热。

（5）**加减**：若邪入营血，加大青叶、紫草、丹皮清营凉血；热盛生风，加山羊角片、石决明、钩藤、地龙凉肝息风；邪入心包，加万氏牛黄清心丸或安宫牛黄丸清心开窍。

4. 邪陷正虚证

（1）辨证

特异症：体温骤降，唇青肢冷，呼吸短促，神志模糊或烦躁，甚至昏迷。

可见症：额出冷汗，面色苍白，咳而无力，喉中痰声如鼾，口干，舌质淡红有紫气，脉细数无力或细微欲绝。

（2）**治法**：救阴回阳，开闭固脱。

（3）**例方**：生脉散合参附汤加减。前者长于益气养阴，后者重在回阳救逆。

（4）**常用药**：人参、麦冬、五味子、炙甘草益气养阴；附子、龙骨、牡蛎回阳固脱；黄芩、桑白皮、鱼腥草、黄连、半夏、橘皮清热化痰。

（5）**加减**：阳亡欲脱，加干姜、肉桂温阳救逆；阴伤较甚，加西洋参、玉竹、北沙参养阴生津；面唇发绀，加丹参、石菖蒲行气活血，豁痰开窍；窍闭神昏，审其阴阳，加安宫牛黄丸或苏合香丸醒神开窍。

5. 肺阴亏耗证

（1）**辨证**

特异症：低热未净，或自觉发热，咳嗽痰少。

可见症：神疲乏力，纳少食呆，口干，舌红少苔，脉细数。

（2）**治法**：养阴润肺，化痰止咳。

（3）**例方**：沙参麦冬汤加减。本方甘寒生津，清养肺胃，适用于燥邪或热邪伤及肺胃，阴津耗伤者。

（4）**常用药**：南沙参、北沙参、麦冬、天花粉、玉竹、百合养阴润肺；桑白皮、枇杷叶、炙紫菀、炙款冬花、炙百部、川贝母清肺化痰。

（5）**加减**：若气短乏力，加太子参、党参、茯苓益气健脾；若咳而气促，加五味子、诃子敛肺止咳；若低热不退，加功劳叶、地骨皮、银柴胡清退虚热；若阴虚盗汗，加乌梅、浮小麦、瘪桃干收敛止汗；若咳血丝痰，加白茅根、侧柏叶、藕节清热泻火，凉血止血。

五、其他疗法

1. 简验方

（1）鲜竹切块或切碎，浸泡后，加水煎煮并提取煎煮液，滤布过滤后，加少量白糖，制备鲜竹沥液。或取鲜竹，锯成40cm长，两端去竹节，劈开后架起，中部用火烤之，两端即有汁液流出，收集竹沥后加少许冰糖，即为鲜竹沥液。每次10mL，每日2次。适用于痰热壅肺证。

（2）取老鸭250g，洗净切块，放入砂锅内，加入北沙参25g，南沙参25g，玉竹30g，葱白5g，生姜5g，清水1000mL，用武火烧开后，转用文火炖1小时左右，使鸭肉熟烂，加盐、味精调味，即可食用。适用于肺阴亏耗证。

（3）雪梨1只，挖出内核，放入川贝粉5g，冰糖30g，置入炖盅，隔水炖蒸40～60分钟，食梨喝汤。适用于阴亏痰稠证。

2. 针灸疗法

（1）针刺肺俞、大椎、曲池、合谷、丰隆，用泻法，每天1次。

（2）用三棱针在肺俞、大椎点刺放血，或用梅花针叩刺放血。邪热壅盛者配少商、十宣。每天1次。

（3）清开灵注射液或痰热清注射液穴位注射，选肺俞、曲池、丰隆穴，每穴注射0.5～1mL，每天1次。

六、临证备要

1. 初起时邪在卫分，病尚轻浅，治疗以“宣”“透”为要

肺热病初起时，外邪从口鼻而入，或由皮毛内侵，肺卫受邪，故见卫表不和、肺失宣肃之表热证。此时邪在卫分表证，病尚轻浅，治疗要点在于“宣”、“透”。《温病条辨·治病法论》曰：“治上焦如羽，非轻不举。”其含义为选药用量宜轻，以取升浮之益，选择气薄味辛质轻之品，以达轻清宣透之效。宣透得当，可使表邪外达。若早予苦寒清里，反致热郁难解。

另有少数患者因感受寒邪起病，表气郁闭，化热不显，出现短暂轻微的表寒证，此时若投辛凉清解，反有凉遏之弊，故应先予辛而微温之剂疏散表寒以取汗，继再循其病理演变施治。

2. 把好“气分”关是治疗成败的关键

气分证是肺炎最为常见的证候，多由卫入气发展而来，少数可因新感引动肺经伏热，初起即见气分证。多数肺热病患者常需经历气分阶段，临床表现以邪热壅肺为特点。此阶段宜清热泻火，泄肺化痰，正确运用清气法，多获良效。但若失治误治，或肺经热毒炽盛，一则肺与大肠相表里，热邪清之不解，常可传至阳明而见腑实；二则邪热直趋心营，以致心肺同病，热伤营阴，加之营气通于心，营分有热，热扰心神，而致心失所主，或热与痰结，蒙蔽神明，而致窍闭神昏。因此，气分证不仅是病机转化的重要阶段，也是阻断病势发展的关键。

3. 病有顺传逆传之分

肺热病有顺传逆传之分，以顺传为多。若邪毒过盛，正气不支，在临床上亦偶可见到逆传心包的变证。逆传的表现，常为短暂的卫分证后即见到邪陷正气欲脱的危象，与“直中三阴”类同，如休克型肺炎即是。对这类情况，必须注意祛邪和扶正的关系，或从清热开闭为主，祛邪以安正；或从救阴回阳固脱为主，扶正以抗邪；或开闭固脱并进，分清主次处理。

4. 治疗应以祛邪为主

“邪之所凑，其气必虚。”在肺热病的发病中，所谓“虚”，主要是因劳倦受凉，起居不慎等引起一时性卫外不固，致病邪乘虚而入，不一定是素体正虚；另一方面，如果邪毒过盛，超过机体抗病能力的极限，虽然正气不虚，也能致病。因此治疗总以祛邪为主，除在恢复期用清肺养阴或兼补气药外，很少用到补法，即使见到邪热内陷，逆传心包，正虚欲脱之证，也需衡量邪正虚实的主次，有时尚可通过祛邪以扶正，采用清热开窍或通腑等法治疗，未必悉以扶正救脱为主。

5. 肺热病并非尽属风温，须审证求机施治

肺热病大多数符合风温病的致病特点，正如《温热经纬·陈平伯外感温病篇》所言："风温为病，春月与冬季居多，或恶风，或不恶风，必身热、咳嗽、烦渴，此风温证之提纲也。"两者临床症状相似，故常合称为风温肺热病。但临证时，亦有部分病例不表现为风温证候，如时感、咳喘、类疟。这类病例多无卫气营血的传变过程，部分患者是在原有慢性肺系疾病的基础上复感外邪而继发。表现为时感症状者，部分属风热，表现与肺热病卫分证基本相似，治疗亦大致相同，但病情轻，病程短，肺热症状并不突出。而部分属风寒者，需用辛温解表法治疗，汗出则热得解。而宿有咳喘的慢性肺系疾病者，由于痰浊素盛，肺卫功能不强，复加新感引发肺热病，表现为风寒外束、痰浊壅肺的咳喘证，治当予解表清里，宣肺化痰，方如华盖散、越婢加半夏汤、定喘汤之类，痰浊壅盛者配葶苈大枣泻肺汤合三子养亲汤。

七、医案选录

案 1　痰热壅肺，宣降失常

史某，男，39 岁。

病经 5 天，始觉恶寒，身热，无汗，继则寒罢，身热有汗不解，入暮因热盛而见谵语，咳嗽，咳痰黏黄欠爽，夹有铁锈色，呼吸不利，稍有气急，左胸疼痛，左唇角簇生疱疹，头痛身楚，大便每日二行，质稍溏，色褐，小溲色黄，舌苔中后部黄腻，质较红，脉滑数。查白细胞计数 12.8×10^9/L，中性粒细胞比例 92%，淋巴细胞比例 8%。胸片可见左肺中下部片状浓密影，左肋膈角消失。痰培养 3 次，均为草绿色链球菌。

痰热壅肺，肺气郁闭，宣降失常，且有热传心包趋势，治宜清热泻火，宣肺化痰。

处方：炙麻黄 3g，光杏仁 9g，生石膏 30g（先煎），甘草 3g，连翘 9g，黑山栀 9g，瓜蒌皮 9g，鱼腥草 18g，鲜芦根 30g。水煎服，日服 2 剂。

二诊：药后汗出量多，6 小时后身热降至正常，入暮未见谵语。查血常规白细胞及其分类已趋正常。仍咳嗽、痰黏色黄夹有血色，胸痛，汗多。

痰热壅肺，治守前意。

上方去麻黄、连翘、瓜蒌皮，加广郁金、知母、炒黄芩各 6g，炙桑白皮、金银花各 9g，白茅根 15g。服药 3 剂。

三诊：咳轻，痰转黏白，痰血消失，胸痛缓解，苔腻亦化，仅有闷感。继以止咳化痰和络之品调治善后。

经治 5 天，复查胸片，左肺下部炎症已完全吸收。

按语：患者发病时正值春令温暖多风之季，不慎外感风热，风热袭肺，卫气被郁，故见恶寒，身热，此为卫分表证。风热之邪由表入里，邪热壅肺，气分热盛，热蒸液聚为痰，故身热有汗不解，咳嗽，咳黄痰夹有铁锈色，气急，胸痛，此为热入气分证。痰热壅阻，有热传心包趋势，热扰心神，故入暮因热盛而见谵语。治当辛凉重剂，方取麻杏甘石汤清热宣肺化痰，配连翘、黑山栀清热解毒，瓜蒌皮、鱼腥草清热化痰，鲜芦根清热生津。二诊汗出热解，热传心包趋势已止，但仍以痰热壅肺为主，宜用清肺化痰法。故原方去麻黄、连翘、瓜蒌皮，加广郁金行气解郁，炒黄芩、炙桑白皮、金银花清热泻肺，知母清热泻火生津，白茅根清热凉血止血。诸药合用，共奏清肺化痰、凉血生津之效。

案 2　痰热闭肺，气营同病

张某，男，24 岁。

月初因感寒而致恶寒发热，经投辛凉解表剂汗出热不衰，乃住院治疗。症见壮热，有汗不解，不恶寒，咳嗽气急，胸闷，左胸作痛，痰多质黏，色白起沫，面赤心烦，口干苦，喜饮但饮水不多，入暮时有错语，溲黄，大便近数日下稀水，色深黄气臭，日二行，舌尖红，苔淡黄浊腻，脉浮滑数。胸片：右肺第一、二肋间可见大片状密度阴影。邪恋气分，先予麻杏甘石汤加味，药后汗出蒸蒸，但夜间身热仍在 40 ～ 40.5℃，为痰热郁闭肺气，翌晨取白虎汤合千金苇茎汤，入晚身热持续，咳嗽痰黏，胸痛气粗，神识不爽，似清非清，言语应对异常。

证属痰热闭肺，内传心营。仿三黄石膏汤加减。

处方：黄芩 6g，黄连 3g，炙麻黄 3g，杏仁 9g，石膏 60g，甘草 3g，淡豆豉 9g，山栀子 9g，连翘心 9g，天竺黄 9g，郁金 9g，胆南星 3g。

另，万氏牛黄丸 1 粒化服。

第三日体温 39.6℃，神清，邪热从营转气，再投大剂清化痰热药。

处方：葶苈子 9g，全瓜蒌 9g，川贝 6g，天竺黄 9g，连翘 5g，金银花 30g，黄芩 9g，黄连 2g，郁金 9g，桑白皮 9g，山栀子 9g，鱼腥草 30g，芦根 30g。

第四日清晨体温降至38.6℃，气急得平，咳嗽亦减。上方去川贝、桑白皮，加荸荠7枚（马蹄），海蜇60g。

暮夜神情安静，胸痛得减，至第五日热平，继而转予清宣泄化。1周后胸透示右上肺部炎症吸收。

按语：患者入院时考虑温邪上受，风热夹痰浊痹阻于肺，邪恋气分，深虑内传心包，热入营分，为防其邪闭正脱，先予辛凉重剂麻杏甘石汤加味以清热宣肺，后予白虎汤合苇茎汤，但效不显。考虑痰热壅盛，郁闭肺气，内传心营，故予以三黄石膏汤以宣表清里，透热转气，配万氏牛黄丸醒神开窍。药后患者神志转清，邪热由营转气，再投以大剂量清化痰热药。痰热之象渐减，继而转予清宣泄化之法，则渐趋痊愈。

案3　风寒外束，肺气不宣

袁某，男，31岁。

春节旅途跋涉，当风冒寒，1周前开始恶寒，发热，无汗，咳逆痰少，不易咳出，咳甚则引及胸部作痛，且欲泛吐，咽痒，鼻塞，流清涕，头痛，全身骨节酸楚，口唇觉干，欲饮不多，舌苔白腻，脉紧而数，身热不退。胸片：左上肺内带有大片状阴影延及左侧肺门。痰培养2次，均为肺炎双球菌。

风寒客表，肺气不宣，仿荆防达表汤加减。

处方：荆芥4.5g，防风4.5g，苏叶9g，淡豆豉12g，光杏仁9g，法半夏9g，炒枳壳4.5g，桔梗4.5g，陈皮4.5g，前胡4.5g，生姜2片。

药入身得畅汗，汗罢，体温降至37.5℃左右，鼻塞流涕亦已，仍咳嗽气急，舌苔白腻。

表邪虽解，肺经痰浊不净。

原方去荆芥、防风、淡豆豉、苏叶、生姜，加薏苡仁、冬瓜子各12g，茯苓9g继服，每日1剂。

3天后低热亦平，1周后复查白细胞总数及分类正常，除偶有轻微咳嗽外，余无不适，胸透复查，左上肺炎基本吸收。共治疗12天痊愈出院。

按语：患者长途跋涉，劳倦过度，不慎感受风寒，风寒客于卫表，肺气郁而不宣，治拟疏散风寒，宣肺化痰，予荆防达表汤加减。方中荆芥、防风、苏叶、生姜解表散寒，淡豆豉解表宣郁，光杏仁降气止咳，炒枳壳、前胡、桔梗、法半夏、陈皮理气化痰。药后表邪祛散，然痰浊阻肺，故原方去荆芥、防风、淡豆豉、苏叶、生姜等解表药，酌加薏苡仁、冬瓜子、茯苓健脾化痰祛浊。此例肺热病并非尽属风温，还当辨证论治。

案4　痰热闭肺，逆传心包，肝风内动，邪闭正脱

何某，女，20岁，学生。

病历摘要：因发热4天，身热加重（体温40℃）伴咳嗽、胸痛1天，于1998年8月26日入住鼓楼医院，多次胸片检查提示两下肺肺炎，双侧胸腔积液。诊断为重症肺炎、胸膜炎，先后用青霉素、红霉素、头孢哌酮、奈替米星、万古霉素、环丙沙星、单胺菌素、氟康唑等，并输血浆及多种支持疗法，仍然持续发热，两肺闻及湿啰音，呼吸困难，汗多，咳嗽，咳痰黄稠难出，胸片见右侧气胸、双侧胸腔积液，乃对右侧气胸、积液进行胸腔穿刺闭式引流，查血白细胞从4.5×10^9/L降至0.9×10^9/L，血氧饱和度74%，血培养示金葡菌、霉菌生长。9月9日出现全身冷汗如珠，声低无力，突然呼吸、心搏骤停，血压不能测到，行心肺复苏术，予气管切开，呼吸机辅助呼吸，心搏、呼吸恢复，而神志一直昏迷，乃请中医会诊。

1998年9月30日初诊：身热面赤，汗多淋漓，神志不清，咳嗽，痰多色白而稠，需经常使用吸痰器吸出，四肢拘挛，时有抽搐，舌苔黄腻，脉细数。体温38～39℃，心率140次/分，呼吸30次/分，血压17.6/7.6kPa（132/57mmHg）。

证属痰热闭肺，逆传心包，肝风内动，邪闭正脱。

处方：西洋参10g，大麦冬12g，生石膏30g，生龙骨20g，生牡蛎25g，知母10g，天竺黄10g，鱼腥草25g，炒黄芩15g，葶苈子12g，天花粉15g，全瓜蒌15g，石菖蒲10g，炙远志6g，炙甘草3g。5剂。

另：羚羊角粉0.6g，每日2次饲服；紫雪丹1g，每日3次化饲；猴枣散1支，每日2次化饲；鲜竹沥水20mL，每日2次调饲。

10月5日二诊：身热不退，神志不清，面色苍白，四肢逆冷，呼吸急促，咳嗽时作，汗多，四肢拘挛屈曲，苔黄腻，脉细数。体温38℃，白细胞11.4×10^9/L。

痰热闭肺，毒陷心包，正虚欲脱，仍当清肺化痰，开窍醒神，益气养阴固脱。

处方：西洋参10g，大麦冬12g，炒玉竹12g，南北沙参各12g，知母10g，生龙骨20g，生牡蛎25g，炒黄芩15g，鱼腥草25g，金荞麦根25g，炙桑皮15g，葶苈子12g，天竺黄10g，天花粉15g，全瓜蒌15g，青蒿20g，银花20g，连翘12g，淡竹叶20g，石菖蒲10g，丹参10g。5剂。

另：羚羊角粉0.6g，每日2次饲服；安宫牛黄丸1粒，每日3次化饲；紫雪丹1g，每日2次化饲；猴枣散1支，每日2次化饲；鲜竹沥水20mL，每日2次调饲。

10月9日三诊：药后体温逐渐下降，汗出减少，面色转红，四肢转温，神志稍清，呼唤稍有反应，但手足仍然拘挛屈曲，苔腻稍化，脉细数。

药治有效，病有转机，守法再进。

10月5日方加生石决明30g，钩藤15g，黄连3g，广地龙10g。5剂。

另：海蜇皮30g，马蹄10g，煎汤代水熬药。羚羊角粉0.6g，每日2次饲服；安宫牛黄丸1粒，每日2次化饲；紫雪丹1g，每日3次化饲；猴枣散1支，每日2次化饲；鲜竹沥水20mL，每日2次调饲。

10月13日四诊：身热减而未净，咳嗽、痰量明显减少，神志逐渐苏醒，手足拘挛。

脱象已缓，闭象渐开，但肺中痰热仍盛，肝风未平，气阴两伤。

处方：西洋参10g，大麦冬12g，炒玉竹12g，南北沙参各12g，知母10g，生龙骨20g，生牡蛎25g，钩藤15g，炒黄芩15g，黄连3g，鱼腥草25g，金荞麦根25g，炙桑皮15g，葶苈子12g，天竺黄15g，天花粉15g，全瓜蒌15g，银花20g，淡竹叶20g，石菖蒲10g，炙远志20g，丹参10g，法半夏10g，陈皮6g，川贝5g。7剂。

另：羚羊角粉0.6g，每日2次饲服；安宫牛黄丸1粒，每日2次化饲；紫雪丹1g，每日3次化饲；猴枣散1支，每日2次化饲；鲜竹沥水20mL，每日2次调饲。

10月20日五诊：神志转清，体温亦复正常，汗出不多，吸痰明显减少，肢体僵硬拘挛，苔薄黄腻，脉小弦滑。

闭象已开，脱象已固，肺家痰热未清，肝风未平，治宜击鼓再进。

处方：西洋参10g，大麦冬12g，知母10g，生龙骨10g，生牡蛎25g，生石决明30g，钩藤15g，广地龙10g，炒黄芩15g，鱼腥草15g，金荞麦根30g，炙桑皮15g，葶苈子12g，天竺黄10g，天花粉15g，全瓜蒌15g，银花20g，炒玉竹12g，南北沙参各12g，玄参12g，丹参15g。7剂。

另：羚羊角粉0.6g，每日2次饲服；紫雪丹1g，每日2次化饲；猴枣散2支，每日2次化饲；鲜竹沥水20mL，每日2次调饲。

10月26日六诊：身热未起，神志已清，眼神灵活，有正确应对反应，呼吸平稳，汗出减少，肌肤温暖，二便正常，腹部稍有胀气，下肢拘急强直好转，两上肢拘急未见改善，苔黄不腻，舌质红，脉小滑数。体温37℃，心率90次/分。白细胞12×10^9/L，中性粒细胞80%。

气阴两伤，正虚未复，痰热不清，肝风未平。

处方：西洋参10g，大麦冬12g，知母10g，南北沙参各12g，天花粉15g，炒黄芩15g，鱼腥草30g，金荞麦根30g，炙桑皮15g，法半夏10g，天竺黄10g，广郁金10g，炙远志10g，生龙骨20g，生牡蛎25g，生石决明30g，钩藤15g，广地龙10g，炙僵蚕10g，丹参15g，大白芍15g。7剂。

另：羚羊角粉0.6g，每日3次饲服；猴枣散2支，每日3次化饲；鲜竹沥水20mL，每日3次调饲。

11月3日七诊：病情逐步趋向改善，神志清楚，问答能正确反应，眼神灵活，呼吸平稳，喉中已无痰鸣，但仍有痰液吸出，汗少，可进食少量流质饮食，口干明显，体温正常，时有烦躁，两下肢拘急现象好转，两上肢手臂拘急改善不大，腹部轻度胀气，大便尚调，成形，舌质红，苔少色黄，脉小滑数。

内闭外脱之象缓解，痰热郁肺未净，肝风尚难平息，阴津耗伤未复，仍当益气养阴，清肺化痰，平肝息风。

处方：西洋参10g，大麦冬12g，知母10g，南北沙参各12g，天花粉 15g，大生地 15g，玄参 12g，川黄连 5g，赤芍 15g，阿胶 10g，炒黄芩 15g，鱼腥草 30g，金荞麦根 30g，天竺黄 10g，广郁金 10g，生石决明 30g，钩藤 15g，广地龙 10g，炙僵蚕 10g，丹参 15g。7 剂。

另：羚羊角粉 0.6g，每日 3 次饲服；猴枣散 2 支，每日 3 次化饲；鲜竹沥水 20mL，每日 3 次调饲；养阴生肌散适量外用，治疗褥疮。

11 月 10 日八诊：神志表情良好，反应应对正常，下肢拘急有所减轻，两手仍有拘挛，但手指伸张已有改善，口干。舌红，苔浮黄，脉小滑数。

气阴耗伤未复，痰热郁肺未清，阴虚风动之象未解。益气养阴，清化痰热，平肝息风再进。

11 月 3 日方加龙骨、牡蛎各 20g，丹参改为 10g。7 剂。

另：羚羊角粉 0.6g，每日 3 次饲服；鲜竹沥水 20mL，每日 3 次调饲；养阴生肌散适量外用，治疗褥疮。

按语：本案病由痰热壅盛，闭塞肺气，内陷心包，引动肝风，伤阴耗气，而致内闭外脱，表现高热、神昏、痉厥、喘脱等多证相叠，病情极为凶险，故治疗以扶正固脱、清化痰热、平肝息风、开窍醒神数法复合并投，从多环节协同增效，以冀脱固、窍开、热清、风定、喘平。详析几诊，初始重在取参、麦、龙、牡、白虎、黄芩、天竺黄、鱼腥草、葶苈子、全瓜蒌、石菖蒲、炙远志等清热化痰，开闭固脱，并加清心开窍、息风化痰等急救药安宫牛黄丸、紫雪丹、羚羊角粉、猴枣散。二诊热毒仍盛，且有正气外脱之势故加重清透之力，祛邪以防脱，加用银花、连翘、淡竹叶、青蒿等药。鸱张之热势得以遏制，外脱之正气得以固护，峰回路转，令人振奋。继予清化、固脱、开窍、息风，危候基本缓解，窍机渐开，脱象得固，邪热之势渐缓，身热渐平，神志渐清，痰热、肝风、气阴受损成为主要矛盾，遂在原方中减去大队清热之品，加重平肝息风、清化痰热、补益气阴之力，病情继续稳步好转。

附　传染性非典型性肺炎

传染性非典型肺炎（infectious atypical pneumonia，IAP）是由 SARS 冠状病毒（SARS–CoV）引起的一种具有明显传染性，可累及多个脏器系统的特殊肺炎，世界卫生组织（WHO）将这种传染性非典型肺炎定名为“严重急性呼吸道综合征”（severe acute respiratory syndrome，SARS）。该病传染性强，病情重，进展快，临床上以发热、乏力、头痛、肌肉关节酸痛等全身症状和干咳、胸闷、呼吸困难等呼吸道症状为主要表现，部分病例可有腹泻等消化道症状；胸部 X 线检查可见肺部炎性浸润影；实验室检查外周血白细胞计数正常或降低；抗菌药物治疗无效是其重要特征。重症病例表现为严重呼吸困难，并可迅速发展为急性呼吸窘迫综合征（acute respiratory distress syndrome，ARDS）。本病属于中医“疫病”范畴。

一、病因病机

（一）病因

SARS 病因为感受湿热疫毒之邪。冬春之际，气温起伏变化较大，起居不慎、饮食不节或疲劳紧张均可使机体抵御外邪能力下降，邪毒自口鼻而入，伏而一时不觉，蕴蓄于内，继则伏邪遇感触发，以致湿热蕴毒，郁闭表里，留聚于肺，壅塞成痹。

（二）病机

本病起病急，病情重，进展快，危害大，循卫气营血传变，亦兼夹三焦传变，初起见卫分证，但很快出现气分表现，或卫气同病，少数患者出现营血分证表现，重症患者出现邪毒内陷，闭阻心肺，内闭外脱的危候，则极难救治。后期出现气阴两虚、肝肾不足表现。其基本病机为邪毒壅肺，湿痰瘀阻，肺气郁闭，气阴亏虚。病变部位主要在肺，进而波及脾，后期累及心、肝、肾等多个脏腑。

根据病程的不同时期，病理性质有虚实的不同。早期疫毒袭肺，湿热遏阻，表现以邪实为主；进展期湿热毒瘀壅阻肺部，损伤正气，导致正虚邪盛，虚实夹杂；恢复期以正虚邪恋为主，多表现为气阴亏虚和肺脾肾亏虚，湿瘀留恋。

二、证治分类

（一）早期

1. 湿热遏阻肺卫证

（1）辨证

特异症：发热，恶寒，无汗或汗出不畅，身重，乏力。

可见症：胸闷脘痞，口干饮水不多，呕恶纳呆，大便溏泄，舌淡红或偏红，苔薄白腻，脉浮略数。

（2）治法：宣化湿热，透邪外达。

（3）例方：三仁汤合升降散加减。前方宣畅气机，清利湿热，适用于湿温初起之湿重于热证；后方升清降浊，散风清热，适用于温病表里三焦大热之证。

（4）**常用药**：生薏苡仁、白蔻仁、佩兰、藿香、苍术、通草、姜黄宣化湿热；白僵蚕、蝉蜕、防风疏邪外达；黄芩、竹叶、芦根清热利咽；大黄通腑泄热。

（5）**加减**：恶寒重者，加麻黄、羌活；呕恶纳呆，大便溏泻者，加藿香、佩兰、苏梗；恶寒发热明显者，加麻黄、生石膏；寒热往来，舌苔如积粉者，加用草果、知母。

2. 表寒里热夹湿证

（1）辨证

特异症：发热恶寒俱重，甚则寒战壮热。

可见症：头痛，身痛，关节痛，咽干或咽痛，口干饮水不多，干咳少痰，舌偏红，苔薄黄微腻，脉浮数。

（2）**治法**：疏风解表，清热解毒，宣肺化湿。

（3）**例方**：银翘散、麻杏甘石汤合升降散加减。银翘散为透表清热之轻剂，麻杏甘石汤辛凉宣泄，清肺平喘，适用于外感风邪，邪热壅肺之证；升降散长于升清降浊，散风清热，主治温病表里三焦大热之证。

（4）**常用药**：金银花、连翘、白僵蚕、薄荷疏风解表；生石膏、黄芩清热解毒；杏仁、生薏苡仁、藿香、佩兰、滑石宣化湿热。

（5）**加减**：恶心、呕吐，属湿热者，加黄连、竹茹、橘皮，属寒湿者加苏梗、藿香梗、生姜；大便秘结，加生大黄、虎杖、枳壳、全瓜蒌；泄泻，偏湿热者加葛根、川连、车前子，偏寒湿者加藿香、砂仁、茯苓。

（二）中期

1. 湿毒壅肺证

（1）辨证

特异症：发热，或伴恶寒，气促明显，呛咳少痰。

可见症：胸闷，口干，饮水不多，舌红，苔薄黄腻，脉滑数。

（2）**治法**：清热解毒，理气化湿，泻肺除壅。

（3）**例方**：五虎汤、葶苈大枣汤合苇茎汤加减。五虎汤清热宣肺，止咳平喘，适用于风热壅肺，身热，咳喘痰多者；葶苈大枣汤泻肺逐饮，化痰止咳，适用于痰实肺闭，气不得宣，呼吸壅滞，喘急烦闷者；苇茎汤具有清肺化痰、逐瘀排脓之功效，适用于热毒壅滞，痰瘀互结证。

（4）**常用药**：炙麻黄、杏仁、桑白皮、葶苈子泻肺平喘；生薏苡仁、冬瓜仁、桃仁、瓜蒌皮泻肺除壅；虎杖、白花蛇舌草、青天葵、黄芩清热解毒。

（5）**加减**：肺气壅塞明显，咳喘剧烈，加大葶苈子用量，并伍用桑白皮、白芥子、胆南星、青礞石；大便秘结者，加生大黄、虎杖、全瓜蒌；发热明显，加大生石膏用量，并伍用知母。

2. 湿遏热郁证

（1）辨证

特异症：发热，胸闷脘痞，口干饮水不多，干咳或呛咳。

可见症：咽痛，口苦或口中黏腻，舌红，苔黄腻或黄厚腻，脉滑数。

（2）**治法**：清热解毒，理气化湿。

（3）**例方**：甘露消毒丹合蒿芩清胆汤加减。前方利湿化浊，清热解毒，适用于湿温时疫，邪在气分，湿热并重者；后方清胆利湿，和胃化痰，适用于湿遏热郁，邪阻三焦之证。

（4）**常用药**：生石膏、虎杖、青蒿、黄芩、连翘清热解毒；苍术、杏仁、茵陈、白蔻仁、法半夏、石菖蒲、枳实、佩兰理气化湿。

（5）**加减**：寒热往来，口苦，加柴胡；大便溏泻，肛门灼热，加葛根、黄连、车前子；气虚乏力明显，加太子参、生黄芪、北沙参；舌黯者，加郁金、丹参。

3. 邪阻膜原证

（1）辨证

特异症：发热，恶寒，或有寒热往来。

可见症：身痛，呕逆，口干苦，纳差，或伴呛咳、气促，舌苔白浊腻，脉弦滑数。

（2）**治法**：疏解透达膜原湿浊。

（3）**例方**：达原饮加减。此方长于开达膜原，辟秽化浊，适用于时行瘟疫，邪伏膜原之证。

（4）**常用药**：柴胡、羌活、僵蚕、蝉蜕、大黄透邪外达；厚朴、草果、法半夏、生薏苡仁、滑石、佩兰、白蔻仁行气化湿。

（5）**加减**：干咳或呛咳明显，加百部、前胡、杏仁；咳血丝痰，加桑叶、白茅根、三七粉。

（三）极期（高峰期）

1. 湿热毒瘀闭肺，气阴两伤证

（1）辨证

特异症：气促明显，喘促烦躁，呛咳少痰。

可见症：胸闷甚则不能活动，或言不成句，口干，气短乏力，汗出，舌红或略绛，苔薄微腻，脉细数或细促。

（2）**治法**：清热解毒化湿，理气活血，泻肺除壅，佐以益气养阴。

（3）**例方**：五虎汤、葶苈大枣汤、苇茎汤合生脉散加减。五虎汤清热宣肺，止咳平喘，适用于风热壅肺，身热，咳喘痰多者；葶苈大枣汤泻肺逐饮，化痰止咳，适用于痰实肺闭，气不得宣，呼吸壅滞，喘急烦闷者；苇茎汤具有清肺化痰、逐瘀排脓之功效，适用于热毒壅滞，痰瘀互结证；生脉散长于益气生津，敛阴止汗，主治温热耗气伤阴之证。

（4）**常用药**：炙麻黄、桑白皮、葶苈子、沉香泻肺平喘；瓜蒌、葶苈子、冬瓜仁、桃仁、杏仁、生薏苡仁化痰除壅；西洋参、麦门冬、生甘草益气养阴。

（5）**加减**：咳血丝痰，加桑叶、白茅根、三七粉；舌暗，唇紫，加郁金、丝瓜络、忍冬藤、毛冬青；气虚欲脱，加红参、山茱萸。

2. 逆传心包，邪入营血证

（1）辨证

特异症：身热夜甚，烦躁，或昏蒙，喘促，倦卧于床，甚则不能活动、不能言语，呛咳或有咳血。

可见症：口干不欲饮，汗出，舌红绛或暗紫，苔少，脉虚细数，唇暗面紫，或汗出如雨，四肢厥逆，脉微欲绝。

（2）**治法**：清营解毒开窍。

（3）**例方**：清营汤合生脉散加减。前方具有清营解毒、透热养阴之效，主治邪热内传营分，耗伤营阴之证；后方具有益气生津、敛阴止汗之效，适用于温热病耗气伤阴，或久咳伤肺，气阴两虚之证。

（4）**常用药**：水牛角、羚羊角、赤芍、牡丹皮、大青叶、金银花清热解毒；西洋参、生地黄、玄参养阴清热。

（5）加减：阳虚欲脱，加熟附子、红参；阴虚欲脱，加大量山茱萸、西洋参。

（四）恢复期

1. 气阴两伤证

（1）辨证

特异症：热退，心烦，口干。

可见症：汗出，乏力，气短，纳差，舌淡红，质嫩，苔少或苔薄少津，脉细或细略数。

（2）治法：益气养阴。

（3）例方：生脉散或沙参麦冬汤加减。前方长于益气生津，敛阴止汗，主治温热病耗气伤阴之证；后方长于清养肺胃，甘寒生津，主治燥伤肺胃或肺胃阴津不足之证。

（4）常用药：太子参、西洋参、沙参、黄精、山药、玉竹、天花粉、天冬等益气养阴。

（5）加减：纳差明显，加神曲、炒麦芽、鸡内金；汗出明显，加煅牡蛎、五味子、浮小麦；心悸怔忡，加珍珠母、生龙齿、酸枣仁。

2. 气虚夹湿夹瘀证

（1）辨证

特异症：气短，疲乏，活动后气促。

可见症：纳差，舌淡略暗，苔薄腻，脉细。

（2）治法：益气化湿，活血通络。

（3）例方：据虚实不同可分别选用李氏清暑益气汤、参苓白术散或血府逐瘀汤等加减。李氏清暑益气汤清热益气，化湿生津，适用于气虚感受暑湿之证；参苓白术散长于补脾胃，益肺气，适用于久病脾胃虚弱之证，食少便溏，肢倦乏力；血府逐瘀汤具有活血化瘀、行气止痛之效，主治胸中血瘀证。

（4）**常用药**：黄芪、党参、太子参益气；生白术、茯苓、扁豆、生薏苡仁、泽泻化湿；桃仁、丹参、当归、赤芍、红花、牡丹皮、地龙活血化瘀。

（5）**加减**：纳差明显，加神曲、炒麦芽、鸡内金；舌暗，或胸片病灶吸收慢，加郁金；腹胀，苔厚腻，加佩兰、厚朴；气短、乏力明显，加人参、怀山药；心悸、怔忡，加珍珠母、生龙齿、酸枣仁；汗出明显，加煅牡蛎、五味子、浮小麦。

三、医案选录

案1 春温表寒里热证

刘某，女，24岁，实习医生。

患者发病前在医院实习，曾与非典患者有接触史。于2003年1月15日开始出现恶寒、发热、头痛，当时无鼻塞、流涕，无咳嗽、咯痰，无咽痛，自服“抗病毒口服液”“百服宁”后汗出而热稍退，1月17日发热加重，遂至急诊就诊，当时测体温为38.4℃，予肌注柴胡注射液、口服清热解表中药后，症状稍缓解。1月19日晚再次出现发热、恶寒、头痛，伴咳嗽、咽痒，咯痰少，当时测体温为39.4℃，于我院急诊肌注“氨基比林”、静滴“清开灵”后，症状缓解不明显。查血：WBC4.9×10^9/L，N73.1%，予大椎、少商、商阳穴位放血治疗，下午测体温为40.2℃。为求系统隔离治疗，收入我区。入院症见神清，疲倦，高热，恶寒，头晕头痛，无汗，无鼻塞、流涕，间有咳嗽，无痰，轻度咽痛，口干口苦，渴饮。纳眠差，小便调，无尿频、尿急、尿痛，大便稀溏，时如水样，无黏液脓血，无腹胀、腹痛，无里急后重。舌质红，边尖尤甚，苔薄黄，脉浮滑数。

西医诊断：传染性非典型肺炎。

中医诊断：春温表寒里热证。

西医予抗感染、解热镇痛等对症治疗。

中医治以表里双解，透邪外达，同时静滴清开灵以清热解毒。

处方：生麻黄8g，生石膏30g（先煎），柴胡15g，黄芩15g，法半夏10g，羚羊骨30g（先煎），生薏仁30g，滑石18g（包），青蒿15g，荆芥10g（后下），连翘15g，白芷10g，杏仁10g，生甘草10g。

服用3剂后，患者仍高热，并出现胸痛、咳嗽加重，以干咳为主，咳少量白黏痰，不易咳出，活动后气促明显，纳差，大便溏，无里急后重，无脓血，舌红，苔薄黄微腻，脉滑数。胸片提示左下肺炎症较前有所进展。

春温夹湿，卫气同病，湿热疫邪不解，遏阻少阳、三焦，邪郁上焦肺络，肺气不得肃降，而发为咳嗽、胸痛、气促。湿浊困阻中焦脾胃，故纳差、便溏。治以清热祛湿、和解少阳为主，予蒿芩清胆汤加减。

处方：青蒿10g（后煎），黄芩15g，柴胡12g，大青叶20g，法半夏12g，枳壳10g，天竺黄10g，滑石30g，杏仁10g，生甘草6g，浙贝12g，紫菀12g。

上方加减服用5剂，同时予吸氧、抗感染、营养支持治疗，发热退，精神稍好转，气促明显减轻，无胸痛，但干咳明显，咳少量白黏痰，不易咳出，无咳血，舌红，苔白腻，脉濡软。复查胸片示双肺多叶病灶，无明显吸收。

四诊合参，结合现代影像学检查，湿热未化，气阴渐伤，湿瘀阻滞肺络，治当以芳香化湿、清热活血通络为主，兼以益气养阴。配合参麦针静点以加强补益气阴。

处方：藿香10g，佩兰10g，白蔻仁6g（打，后下），生薏苡仁30g，扁豆10g，赤小豆15g，郁金10g，忍冬藤30g，秦艽10g，桑枝30g，赤芍12g，杏仁10g，黄芩12g，芦根30g。

服用3剂之后，精神明显好转，动甚仍有气促、疲乏，偶有咳嗽，基本无痰，二便调。舌红质嫩，苔白腻较前明显化薄，脉细。复查胸片，病灶较前吸收。

患者湿浊渐化，气阴已伤，治当标本兼顾，益气养阴，兼以清化湿浊。

处方：太子参15g，麦冬15g，浮小麦15g，佩兰10g，生薏仁30g，郁金10g，地骨皮15g，赤芍12g，杏仁10g，芦根30g，法半夏6g。

服用4剂后，患者精神明显好转，一般活动无气促、疲乏，无咳嗽、咯痰，略有口干，二便调。舌略红，质偏嫩，苔薄，脉细。复查胸片炎症明显吸收。

患者湿浊化尽，以气阴本虚为主，治以益气养阴为法。

处方：太子参30g，麦冬15g，浮小麦15g，生薏苡仁30g，地骨皮15g，赤芍12g，玄参15g，芦根30g，知母10g。

连服3剂，患者病情进一步好转，上方加五爪龙20g，丹参15g，加强益气化瘀之力。服用4剂后，患者精神佳，无不适，复查胸片完全吸收，痊愈出院。

按语：本例属于典型的SARS病例，诊断明确，病程过程体现出了本次SARS病机演变的一些特点。本例患者起病以表里同病为主，湿邪表现不明显，后渐出现湿热阻滞少阳、三焦。随着病程进展，临床表现湿热疫邪夹瘀阻滞肺络，肺气不得宣降，而以咳嗽、胸痛、气促最为突出。经过治疗，湿热疫邪渐除，而气阴渐伤。针对其不同病程的不同病机特点，早期治疗重在清解以透邪外达，给邪以出路；中期湿热并重，阻滞气机，治疗重点在于分消湿热，宣畅气机；极期表现为湿热夹瘀血阻滞肺络为主，治疗重点在于芳香清化，化瘀通肺络；后期湿热疫邪渐除，耗气伤阴渐显，故治疗亦过渡到调补气阴，清透余邪，最后以调补气阴、脾胃而收功。

案 2　春温伏湿

邓某，女，33 岁，医务人员。

患者因“发热 2 天”于 2003 年 1 月 25 日入院。当时测体温 38℃，微恶寒，神疲乏力，稍口干，纳差，面红，无头痛，无流涕，无咳嗽、咳痰，无咽痛，无汗，无鼻塞、流涕，睡眠一般，二便调。查体：T38℃，P68 次 / 分，R20 次 / 分，BP90/60mmHg。神志清，全身皮肤、黏膜无出血点、无黄染，咽无充血，双侧扁桃体不大，气管居中，双肺呼吸音正常，未闻及干湿啰音。查血白细胞 5.0×10^9/L，中性粒细胞 63.9%，红细胞 4.31×10^{12}/L，血小板 95×10^9/L，血红蛋白 131g/L。胸片检查示右下肺少许模糊阴影。

诊见发热，微恶寒，干咳，无痰，动则心慌气短，头痛，微感胸痛，口干口苦，纳差，神疲乏力，舌淡红，苔薄白，脉濡细。

西医诊断：非典型肺炎。

中医诊断：春温伏湿。

治法：清凉解毒，透热达邪。

处方：青蒿 15g（后下），黄芩 15g，柴胡 12g，大青叶 20g，板蓝根 30g，法半夏 12g，枳壳 10g，浙贝母 12g，紫菀 12g，天竺黄 12g，杏仁 10g，炙甘草 6g，每日 1 剂，水煎服。配合清开灵静滴加强清热作用。

1月27日二诊：仍发热，以夜间及午后为甚，T38.6℃，肢体困倦，纳食减少，舌脉未变，二便通畅。查血：白细胞2.9×10^9/L，中性粒细胞57.7%，血小板90×10^9/L。胸片与24日比较右下肺感染病灶明显扩大，为大片灶。

湿热蕴毒，阻遏中上二焦，治宜清热解毒达邪，解表宣肺化湿。

处方：炙麻黄8g，杏仁10g，石膏20g（先煎），甘草10g，柴胡10g，黄芩10g，半夏10g，竹茹10g，白茅根15g，前胡15g，桑枝10g，薏苡仁20g，滑石18g，藿香6g，佩兰6g。

1月28日三诊：热势仍未遏止，反有上升之势，T39.2℃，症状未减，疲倦加重，双肺呼吸音粗，肺底闻及少许湿啰音，舌淡红，苔薄白，脉濡细。白细胞2.5×10^9/L，中性粒细胞50.96%，血小板67×10^9/L。

辨证为湿热蕴毒，毒势盛，并耗气夹瘀，毒瘀互结，且变证多端，有入营之势，治宜清热凉血解毒，化瘀软坚散结，少佐益气之品，原方继续服用，加服安宫牛黄丸，并加用仙方活命饮，加服西洋参10g另炖服。

处方：金银花30g，浙贝15g，赤芍15g，白芷12g，陈皮3g，升麻6g，防风12g，当归6g，虎杖20g，皂角刺12g，穿山甲12g（先煎），乳香6g，没药6g，连翘18g，五爪龙15g。

1月31日四诊：体温降至正常，但神疲，乏力，头晕，偶有咳嗽，白黏痰，无口干，舌淡，苔薄白腻，脉濡细。白细胞2.3×10^9/L，中性粒细胞50.2%，红细胞3.12×10^{12}/L，血红蛋白97g/L，血小板90×10^9/L。胸片示病灶增多，密影。

热势已退，胸片虽病灶增多，但强弩之末，未足为虑，此乃正虚邪恋，治当清热养阴，扶正透邪。此时舌苔呈现白腻，为伏湿外达之象，治疗上重视化湿、活血。

处方：炙麻黄8g，杏仁10g，甘草10g，黄芩10g，半夏10g，竹茹10g，茅根15g，桑枝10g，薏苡仁20g，太子参20g，五味子20g，麦冬15g，藿香6g，佩兰6g。

仍加服仙方活命饮，并加大补气而性温和之五爪龙至30g。热势既退，停用清开灵，改以参麦针益气生津。

2月4日五诊：已无发热，乏力，偶咳嗽，未闻及干湿啰音，舌淡，苔厚微腻，脉濡细。胸片示炎症有所吸收。白细胞 $2.4\times10^9/L$，中性粒细胞47.8%，红细胞 $3.62\times10^{12}/L$，血红蛋白131g/L，血小板 $191\times10^9/L$。

病势渐衰，但湿性缠绵，如油入面，而正气已伤，又夹瘀为患，治宜健脾化湿，益气活血。

处方一：杏仁12g，甘草6g，青皮6g，桃仁12g，当归6g，苍术9g，五爪龙30g，太子参20g，橘红6g，升麻10g，白术10g，神曲12g，麦冬10g。

处方二：太子参15g，土茯苓30g，茯苓12g，枳壳6g，陈皮3g，威灵仙20g，杏仁10g，薏苡仁30g，苍术9g，大枣3个。

2月8日六诊：自觉身轻体爽，舌苔腻化薄，脉细。白细胞 $6.5\times10^9/L$，中性粒细胞46.2%，红细胞 $3.62\times10^{12}/L$，血红蛋白131g/L，血小板 $161\times10^9/L$。2月12日胸片示右肺炎症全部吸收。

守方加川厚朴20g运脾除湿。

治愈出院。

按语：该患者有接触同类病患者的病史，感受戾气，初期即有肢体酸痛等湿重表现，为伏湿所致，较之普通的风温不同，故诊断为春温伏湿。患者神疲乏力，发热加重，为毒盛伤正的表现。患者之所以感邪受染发病，是因为先有正气不足，邪乃干之，感受毒邪之后，热、毒、湿使正气更损，内因外因共同导致。根据上述病机，治疗应注重祛邪，所以初期透邪，给以清热解毒达邪、解表宣肺化湿之药。结合伏湿特点，自始至终注意到利湿渗湿使邪有去路。后期注重扶助正气，益气养阴，因势利导，扶正祛邪。

附　新型冠状病毒肺炎

新型冠状病毒肺炎（简称新冠肺炎）是一种新型冠状病毒感染引起的急性呼吸道传染性疾病，该病毒已被世界卫生组织（WHO）正式命名为“COVID–19”，由此病毒感染所致的肺炎称为“新型冠状病毒性肺炎”。绝大多数患者发病前均有近期疫区旅居史或与患者接触史，初期以发热、乏力、咳嗽为主要表现，可伴有恶心呕吐、腹泻、胸闷、气促等不适。部分患者 1 周左右出现呼吸困难，严重者快速进展为急性呼吸窘迫综合征、脓毒症休克等。大多数患者预后良好，少数患者病情危重，甚至死亡。本病属中医“外感热病”范畴。本次新型冠状病毒有“乖戾之气”的特性，其传染性极强，病者症状相似，又属瘟疫范畴，符合《素问·刺法论》“五疫之至，皆相染易，无问大小，病状相似”和《温病条辨》“温疫者，戾气流行，多见秽浊，家家如是，若役使然”所言。

一、病因病机

（一）病因

新型冠状病毒多从口鼻而入，属温邪“上受”。但感邪之后是否发病，或病情轻重如何，取决于邪正两个方面，所谓“其感之深者，中而即发，感之浅者，而不胜正，未能顿发”，“其年气来之厉，不论强弱，正气稍衰者，触之即病”。

（二）病机

新冠肺炎之疫毒传染性强，发病既上犯肺卫，又直趋中道，内困脾胃，基本病机为湿困表里，肺胃同病。湿邪可化浊，表现更为黏腻稠厚，轻则化热，甚则酿毒伤正，变证丛生。初期，湿邪由表入里，可有湿遏肺卫，湿热相合，阻滞气机，热郁于少阳等症，或湿邪直犯中焦，湿困脾胃。中期，湿热蕴蒸，胶着难解，疫毒闭肺，偏于热毒者，为肺胃热盛，偏于湿毒者，为湿毒壅肺。重症期，湿热毒蕴，化火化燥，即“寒郁之久必从火化，湿郁之极必兼燥化”；甚则传入营血，内陷心肝，或动风，或蒙蔽清窍，或内闭外脱之变。恢复期在气阴两伤的同时浊瘀阻络，为本虚标实之证。

肺有伏热者，则易邪毒内陷，变生厥脱。湿毒浊气从外入里，邪正交争，引动伏邪，内外病邪相搏，兼夹复合，每致气机逆乱，且传变迅速，变证丛生，病情危重。如素为阴虚之体，肺有伏热者，湿毒多易化火化燥，湿浊生痰阻络，或热毒闭肺，或湿毒浊瘀壅肺，气机逆乱，发为厥脱；如素为阳虚之体，湿毒每从寒化，寒湿困脾，或痰饮停肺，病情迁延。此外，对于素有痼疾者，每因多种药物并用，可致湿毒、药毒与伏邪相搏，加速耗伤正气。

二、辨证论治

（一）初期

湿困表里，肺胃同病证

（1）辨证

特异症：恶寒发热，身热不扬，或身热起伏。

可见症：咳嗽痰少，汗少不畅，乏力或身痛，头胀痛，咽干咽痛，口干口苦，腹胀，便溏不爽，舌苔白腻或罩黄，舌边红，脉濡数。

（2）**治法**：表里双解，肺胃同治。

（3）**例方**：藿朴夏苓汤合小柴胡汤加减。前方宣畅气机，解表化湿，主治湿热病邪在气分而湿偏重者；后方和解少阳，主治邪在半表半里。

（4）**常用药**：藿香、羌活、苍术、厚朴化湿运脾；柴胡、黄芩、青蒿清解邪热；前胡、杏仁、半夏宣肺化痰；银花、连翘辛凉清解。

（5）**加减**：头胀痛者，加蔓荆子、白芷、薄荷；咳嗽明显者，加枇杷叶、紫苏子；痰多者，加瓜蒌、浙贝；咽喉肿痛者，加玄参、僵蚕、射干。

（二）中期

1. 热毒闭肺证

（1）辨证

特异症：高热或往来寒热，烦渴喜饮，喘咳，胸闷气粗。

可见症：咳痰色黄黏稠，咽痛，腹胀，便秘，舌质红或绛，苔黄腻或黄燥，脉滑数。

（2）**治法**：清热化痰，宣泄肺气。

（3）**例方**：麻杏石甘汤合宣白承气汤加减。前方辛凉宣泄，清肺平喘，主治邪热壅肺之证；后方主治阳明温病，下之不通，喘促不宁，痰涎壅盛，大便秘结之证。

（4）**常用药**：麻黄、前胡、杏仁、瓜蒌皮宣肺止咳化痰；生石膏清泻肺热；柴胡、黄芩、青蒿和解郁热；银花、连翘清热解毒；生大黄泻热通便。

（5）**加减**：大便秘结较甚，加芒硝、虎杖；咳黄稠浓痰，加鱼腥草、金荞麦；邪热伤津，加南沙参、石斛、知母，或西洋参炖服。

2. 湿毒壅肺证

（1）辨证

特异症：身热不高，胸闷气粗，喘咳，咳痰黏稠量少。

可见症：疲劳乏力，咽干，腹胀，大便不爽，舌苔白浊腻，舌质偏黯，脉滑。

（2）**治法**：宣肺化湿，祛痰开痹。

（3）**例方**：麻杏石甘汤合甘露消毒丹加减。前方辛凉宣泄，清肺平喘，主治邪热壅肺之证；后方利湿化浊，清热解毒，适用于湿温时疫，湿热并重者。

（4）**常用药**：麻黄、杏仁、桑白皮、葶苈子、白芥子、瓜蒌皮宣肺止咳化痰；黄芩、连翘清热解毒；苍术、杏仁、白蔻仁、法半夏、厚朴理气化湿；旋覆花、香附、郁金、桃仁降气化痰，开通郁闭。

（5）**加减**：热偏盛，可加黄连、鱼腥草；湿偏重，加茯苓、佩兰；湿热俱盛，加黄连、黄芩、薏苡仁；肺脾气虚，加黄芪扶助正气。

（三）重症期

邪陷正脱证

（1）辨证

特异症：呼吸困难，动辄气喘。

可见症：神昏，或烦躁不宁，汗出肢冷，舌质紫暗，苔厚腻或燥，脉浮大无根。

（2）**治法**：益气回阳，开闭固脱。

（3）**例方**：参附汤加减。此方益气回阳固脱，适用于元气大亏，阳气暴脱之证。

（4）**常用药**：人参、制附片、干姜益气回阳；石菖蒲、郁金化痰开窍；山萸肉、玉竹、麦冬、五味子、炙甘草益气敛阴。

（5）**加减**：高热惊厥，神昏谵语者，加服安宫牛黄丸或紫雪散。痰迷心窍者，可冲服苏合香丸。

（四）恢复期

1. 气阴两伤证

（1）辨证

特异症：气短，倦怠乏力。

可见症：纳差，呕恶，痞满，大便无力，便溏不爽，舌淡胖，苔白腻，脉细。

（2）**治法**：益气养阴。

（3）**例方**：二陈汤合王氏清暑益气汤加减。前方燥湿化痰，理气和中，主治湿痰证；后方清热益气，养阴生津，主治暑热气阴两伤之证。

（4）**常用药**：茯苓、白术、陈皮、竹茹健脾益气，燥湿化痰；西洋参、北沙参、麦冬、五味子益气生津，养阴清热。

（5）**加减**：咳嗽明显者，加杏仁、前胡；湿浊明显者，可用砂仁、苍术、厚朴；阴虚发热者，加青蒿、地骨皮、十大功劳叶；口干渴甚者，加玄参、天冬。

2. 肺脾两虚，浊瘀阻络证

（1）辨证

特异症：精神不振，疲劳乏力，胸闷憋气，呼吸不畅。

可见症：时有干咳，纳少，舌淡或黯，苔白腻或浊腻，脉细滑。

（2）**治法**：扶正化浊。

（3）**例方**：参苓白术散加减。此方补脾胃，益肺气，用于脾胃虚弱，肢倦乏力之证。

（4）**常用药**：党参、黄芪、白术、茯苓、胡桃肉、黄精、北沙参、麦冬健脾补肺，益气养阴；郁金、生薏苡仁、冬瓜子、桃仁化痰活血；旋覆花、苏子、降香、茜草降气和络。

（5）**加减**：纳差明显者，加炒谷麦芽、焦山楂；湿浊缠绵者，加苍术、石菖蒲、白蔻仁；汗出多者，加麻黄根、白芍；口干渴甚者，加玄参、天冬；心慌心悸明显者，加用丹参、远志。

附：预防方

适用于医务人员及易感人群的预防。

治法：清养肺气，轻清透达，芳香辟秽。

处方：生黄芪10g，太子参10g，南沙参10g，藿香10g，苏叶6g，荆芥6g，野菊花10g，重楼6g。每日1剂，连服7天。

附：新冠肺炎与SARS中医病名、症状、病机、治法异同点

新冠肺炎与SARS都属中医“温病”范畴，都可命名为“疫病”，均为感受疫毒之邪所致。两者病变部位都以肺为中心，传变速度快，临床症状都以急性发热、乏力为主。SARS主要具有“毒、热、瘀、虚”的致病特点，“毒”的性质最为明显，临床表现除了发热、乏力外，还有头痛、肌肉酸痛、气短、呼吸急促等表现。新冠肺炎的病机特点则表现为“湿、毒、瘀、闭”，以

“湿”尤为突出，潜伏期长，发热特点为身热不扬，以干咳、纳差、苔腻为主要临床表现。因此，新冠肺炎相较于SARS，更突出“湿”的特点。

根据SARS患者临床表现，中医认为病属春温伏湿之证，中华人民共和国卫生部向各级卫生医疗机构推荐的《传染性非典型肺炎（SARS）诊疗方案（2004版）》中认为，其基本病机为邪毒壅肺、湿痰瘀阻、肺气郁闭、气阴亏虚。在治疗上，早期疫毒犯肺证，治以清肺解毒，化湿透邪；进展期疫毒壅肺证，治以清热解毒，宣肺化湿；重症期肺气郁闭证，治以清热泻肺，祛瘀化浊，佐以扶正；对于危重的内闭外脱证，运用益气敛阴、回阳固脱、化浊开闭之法；恢复期属气阴亏虚、痰瘀阻络证，治以益气养阴，化痰通络。

新冠肺炎的病因多为湿或湿热之邪，病机核心集中在寒、湿、热、毒、瘀、闭、虚等证候要素。结合临床症状及各地方案，本病具有典型的疫病特点，但不同于SARS的临床表现，SARS以温热夹湿为主，新冠肺炎病因为湿毒疫气，治以化湿解毒、辟秽化浊为根本，基于三焦膜原气血论治。初期轻症、普通症以宣肺透邪、芳香化浊、平喘化痰、通腑泄热为治法，防病邪深入，截断病势，使之不向重症发展。重症期治以肺肠同治、解毒活血、通腑泄浊之法，邪恋中焦，逐邪是第一要义。危重症患者，在西医规范治疗的基础上治以清心开窍、益气固脱、凉血滋阴。恢复期，病毒核酸检测虽然已经转为阴性，但乏力、咳嗽、精神状态差等症状仍然存在，肺部尚有残余炎症。此为正气损伤，邪气留恋，余热未清，气阴两虚，治以清除余邪，扶助正气。

综上所述，新冠肺炎与SARS在中医病名、病因病机、临床症状、证型及治法等方面各有特点，因此在新冠肺炎的防护和诊治中可以借鉴中医药治疗SARS的成功经验，但是切不可生搬硬套，更要因时、因地、因人制宜，以中医辨证论治为原则。

三、医案选录

案1　新冠肺炎（普通型）

陈某，女，38岁。2020年1月25日入院。

患者久居武汉，2020年1月18日从武汉出发外出旅游，2020年1月23日抵达广州。

现病史：患者于4天前无明显诱因出现发热、咳嗽，体温最高37.8℃，干咳无痰，轻度肌肉酸痛，咽痛，轻度胸闷，2天前检测新型冠状病毒核酸阳性，2020年1月24日胸部CT提示左肺上叶后段及双肺下叶病灶，考虑病毒感染可能性大。查体：双肺呼吸音稍粗，舌红，苔薄白，脉细。

诊断为新型冠状病毒肺炎，证属热毒闭肺。

处方：青蒿15g，黄芩10g，玄参15g，茯苓20g，乌梅30g，前胡10g，蝉蜕10g，浙贝母10g，黄芪45g，太子参30g，川贝母10g，山慈菇20g，大青叶10g，连翘30g，金银花15g，柴胡15g。配方颗粒，每日两次，冲服。

2020年1月28日二诊：患者昨日开始体温正常，胃纳一般，有轻度咽痛，无胸闷、气促，小便淡黄，大便黄褐色，质稍烂，舌淡红，苔薄白，脉细。2020年1月28日复查胸部CT提示双肺多发炎症，符合病毒性肺炎。续守前方。

2020年2月4日三诊：患者无发热、咳嗽、咽痛等不适，精神、胃纳可，舌淡红，苔薄白，脉细。2020年2月2日复查胸部CT提示双肺多发炎症，较前稍吸收好转。

2020年2月6日四诊：患者咽拭子核酸阴性，肺炎明显吸收。临床症状基本缓解。

按语： 本病例为典型的普通型新冠肺炎，有疫区居住史，后出现发热、干咳、咽痛等主要临床表现，从发病季节及病邪性质分析，可归属为热毒为主的疫疠范畴，称之为温疫，与SARS相似，但热毒较轻。根据温病学中“祛邪为第一要义”的治疗原则，方中重用连翘，取其质轻寒润入肺，清透肺热，山慈菇清解疫毒，化痰散结，二者共为君药。金银花、黄芩、大青叶清上焦肺卫之热，为臣药。《难经·十四难》云：“损其肺者，益其气。”故以黄芪、太子参益气养阴，茯苓健脾助运，川贝、浙贝、玄参清化痰热，柴胡、青蒿、蝉衣、前胡透邪于外，助山慈菇化痰散结，清除余热，共为佐药。乌梅生津润肺，敛肺防喘，先安未受邪之地，为使药。经治疗后，患者发热、咳嗽、咽痛等症状明显好转，舌质由红转为淡红，提示热象减轻，复查肺部CT炎症明显吸收，取得满意的临床疗效。

案2　新冠肺炎（重型）

彭某，男，57岁。2020年2月1日入院。

患者2020年1月26日洗澡后出现发热，当时在家自测体温37.5℃，伴畏寒，乏力不适，去某医院发热门诊就诊，查白细胞正常，胸部CT提示感染病灶，甲、乙流感病毒抗原阴性，2019-nCoV核酸检测阴性，因其爱人2019-nCoV核酸检测阳性，遂以“发热查因”入院，予常规对症治疗后患者仍高热不退，气促明显，高流量吸氧状态下（7L/min）指尖血氧饱和度（SPO_2）93%，2020年2月10日转隔离ICU治疗。予持续高频湿化治疗（氧浓度59%，流速50L/min），继续“阿比多尔”抗病毒，“头孢哌酮舒巴坦”抗感染，“塞来昔布”退热，小剂量激素降低炎症反应等治疗，指尖血氧饱和度（SPO_2）93%，CT提示双肺感染逐渐加重，诊断考虑新冠肺炎重型。

2020 年 2 月 11 日初诊：患者持续发热，体温峰值 40.1℃，无恶寒，无汗出，形体壮实，面色泛红，精神疲乏，胃纳差，干咳气促，平卧交谈时尤为明显，大便正常，每天 1 ～ 2 次，成形软便，舌暗红，苔黄厚腻，脉滑数。

湿毒闭肺，肺胃热盛。

处方：知母 20g，生石膏 30g，桑白皮 30g，瓜蒌皮 20g，柴胡 10g，法半夏 10g，青蒿 10g，土鳖虫 5g，桃仁 10g，赤芍 60g，黄芪 45g，党参 30g，陈皮 15g，茯苓 30g，山楂 30g。配方颗粒，每日两次，冲服。

2020 年 2 月 14 日二诊：患者服中药后次日高热明显减退，体温降至 37.5℃，气促好转，精神状态改善，服药第三日体温完全恢复正常，时有腹胀不适，每天 2 ～ 3 次，水样便，胃纳较差，舌稍暗红，舌苔由黄厚腻转为薄黄稍腻，较前明显变薄，脉滑。

2020 年 2 月 15 日三诊：体温连续 4 天正常，活动后气促较前明显改善，无须呼吸机辅助通气，予低流量给氧（2L/min）血氧饱和度维持在 95% ～ 100%，精神、胃纳明显好转，停服中药后大便成形，舌淡稍红，苔薄黄，脉稍细。

病情好转，转出 ICU，续以健脾养胃、生津止咳中药调理，择期出院。

按语：这是一个新冠肺炎重型病例。患者持续高热十余天，初起有恶寒，恶寒症状轻微而短暂，伴干咳、气促明显，为阳明热盛之征。叶天士《外感温热篇》开宗明义指出“温邪上受，首先犯肺”，本病为温热疫毒之邪，自口鼻而入，卫分受邪，卫阳郁遏，故症见发热恶寒，但表证阶段较短，旋即进入阳明热盛阶段。疫毒淫肺，表里炽热，正盛邪实，里热亢盛，蒸达于外，发为壮热。疫疠热毒，灼烁肺金，肺失柔润肃降之性，肺气上逆则发为咳嗽，津伤肺燥故为干咳。肺气为疫毒热邪所困遏，肺失宣降，肺络瘀滞，肺气胀满，则呼吸之气不利而致喘促气急。患者形体壮实，提示素有痰湿，感受疫毒热邪后易变生湿热，湿热蕴毒，肺络瘀滞，故见舌暗红，苔黄厚腻，脉滑数。治疗上以祛邪为第一要务，重在清阳明肺胃之热，佐以凉血解毒。故予知母、石膏等清泄阳明实热；桑白皮、瓜蒌、法半夏清肺化痰；温邪内郁，故予柴胡、青蒿透邪于外；用赤芍、桃仁凉血化瘀，土鳖虫走窜通络，有效截断病邪迅猛发展之趋势。患者发热已有十余日，正气受损，脾失健运，故症见乏力、纳差，因此治疗上宜攻补兼施，予黄芪、党参、茯苓、陈皮、山楂益气健脾，化痰祛湿。全方体现宣清合法、攻补兼施之治疗思路。患者中药治疗前即使给予塞来昔布等退热消炎的西药，体温仍反复升高，而服用中药后体温迅速下降，且未再反复，此为方证契合之故。患者用药后出现腹部不适，大便溏烂，一则是邪有去路之表现，二则本方偏于寒凉，应中病即止，不可长时间服用。

案3　新冠肺炎（普通型，快速加重）

朱某，男，62岁。2020年2月14日入院。

患者长居广州，于2020年1月25日坐火车至江西，1月27日坐火车返穗。

现病史：患者10天前出现发热，体温最高37.6℃，周身肌肉关节酸痛，鼻塞流清涕，量不多，咽干咽痒，口干口苦，咳嗽，咳痰色白，逐步加重，4天前出现胸闷气促，时有心慌，疲乏，食欲食量下降，CT检查提示磨玻璃结节，新型冠状病毒核酸检测阳性，遂收入院。查体：左下肺可闻及散在湿啰音，呼吸音稍粗。舌淡，苔白厚腻，脉数。2020年2月12日外院CT检查：①左肺下叶背段胸膜下磨玻璃结节，考虑炎症，请结合临床。②右肺下叶后基底段纤维增殖灶。③左侧斜裂胸膜增厚。④胸椎退行性改变。⑤轻度脂肪肝。

诊断为新型冠状病毒肺炎，证属热毒闭肺，气阴两伤。

处方：青蒿15g，连翘30g，大青叶10g，山慈菇20g，川贝母10g，太子参30g，黄芪45g，浙贝母10g，蝉蜕10g，前胡5g，柴胡15g，金银花15g，黄芩10g，玄参15g，茯苓30g，乌梅30g。配方颗粒，每日1剂，分两次冲服。6剂。

2020年2月20日二诊：患者仍有低热，昨天体温最高37.3℃，咳嗽、咳痰较前改善，但仍有胸闷、气促、心悸，口干，胃纳欠佳，无恶心呕吐，二便可。舌质淡，舌苔厚腻。低流量给氧（2L/min），指尖血氧饱和度100%。2020年2月18日胸部CT检查：①右肺和左肺下叶多发炎症，右肺下叶为著，考虑病毒性肺炎，较前加重。②左肺上叶前段结节状高密度钙化灶影，考虑陈旧灶。③双肺散在多发炎性肉芽肿伴纤维条索灶。

处方：苦杏仁10g，羌活10g，黄芩10g，六神曲10g，枳壳10g，厚朴10g，瓜蒌30g，紫苏子10g，紫菀10g，桃仁10g，知母10g，石膏30g。配方颗粒，每日1剂，分两次冲服。3剂。

2020年2月23日三诊：患者近两日无发热，咳嗽较前好转，活动后仍有胸闷，无气促，无心悸，二便如常。2L/min吸氧，氧饱和度99%。2020年2月21日胸部CT检查：①右肺和左肺下叶多发炎症，右肺下叶为著，考虑病毒性肺炎，较前吸收。②左肺上叶前段结节状高密度钙化灶影，考虑陈旧灶。③双肺散在多发炎性肉芽肿伴纤维条索灶。新型冠状病毒核酸检测：N基因阴性，ORF1a/b基因阴性。

病情明显好转，2月20日方去石膏、知母，3剂。

按语：本案患者感邪发病，加上素体正气不足，发病之后，热毒使正气更损，内外因共同作用，导致邪盛而正虚，病势迅猛，病情出现快速加重。基于上述的病机认识，治疗上以祛邪为主、扶正为辅，以清热透邪、益气养阴为法。二诊时患者诸症较前稍有好转，但仍见身热不扬、胸闷、气促、咳嗽咯痰、纳差、舌苔厚腻等表现，为湿遏热伏、痰阻气逆之征，故调整治疗思路，予清热祛湿、理气化痰之品。方中石膏、知母、黄芩、瓜蒌、紫菀清热化痰，杏仁、苏子一宣一降，调节上焦肺气，枳壳、厚朴行气宽中，宣畅中焦气机，神曲健脾和中，羌活疏风散湿，透邪于外，桃仁活血化瘀，润肠通便，服药后患者自觉明显改善，炎症较前吸收。方中羌活透湿解表，为治湿郁要药。

第六章　咳　血

血由肺及气管出，经口而咳出，表现为痰中带血，或痰血相兼，或纯血鲜红，间夹泡沫，称为咳血，亦称为咯血或嗽血。

“凡咯血者，于喉中微咯即出，非若咳血、嗽血之费力而甚也。大都咳嗽而出者出于脏，出于脏者其来远；一咯而出者出于喉，出于喉者其来近。”(《景岳全书·血证·咯唾痰涎血论治》)一般多将咯血与咳血并称，或以咳血概之。至于所谓嗽血，即咳血，《症因脉治·嗽血论》云：“咳血即嗽血。”

本病属于中医血证范畴。引起咳血的病证较多，有支气管及肺部本身疾病，如支气管扩张、慢性支气管炎、肺炎、肺脓肿、肺梗死、肺吸虫病、肺结核、支气管肺癌等，亦可见于风湿性心脏病二尖瓣狭窄、先天性心脏病动脉导管未闭等心血管系统疾病。其他如白血病、血小板减少性紫癜、肾综合征出血热等亦可表现为咳血。

一、病因病机

肺为娇脏，又为脏腑之华盖，喜润恶燥。常因火热燥邪犯肺，损伤肺络，血溢脉外，发生咳血。

（一）病因

1. 感受外邪

由外邪侵袭，损伤血络所致。如风热燥邪，侵犯于肺，邪热熏蒸，灼伤肺络，而致咳血。外邪所致出血者，以阳邪为多，如风、燥、热、毒之类，其中尤以热邪为主。《临证指南医案·吐血》云："若夫外因起见，阳邪为多，盖犯是症者，阴分先虚，易受天之风热燥火也。至于阴邪为患，不过其中之一二耳。"

2. 内伤饮食

嗜酒无度，恣食辛辣厚味，蓄积脾胃，积湿蒸热，酿生痰热，上灼肺金，血络受损。

3. 情志过极

凡七情刺激，忧思恼怒，志火内燔，迫血妄行，皆可动血。如肝火循经犯肺而为咳血；或忧思劳心，心火偏旺，邪火乘肺，亦为咳血。

4. 劳欲体虚

此为劳累太过，摄生不当，伤及正气，或素体虚弱，或久病之后，脏腑受损，阴阳气血亏虚。阳气虚则失于统摄，阴血亏则虚火妄动，以致络损血溢。如肺肾阴虚，虚火上炎，可致咳血。若久病入络，或气虚血瘀，或气滞血瘀，或出血留瘀等，亦使血脉瘀阻，血行不畅，血不循经，而致出血。

此外，亦有因跌仆金刃，用力负重，损伤络脉而咳血者，则属外（伤）科范围。

（二）病机

1. 发病机理主要为邪热在肺，肺络受损，络伤血溢

咳血总由邪热在肺所致。如感受热邪，热伤肺络，是导致咳血最常见原因。其次为情志郁结，郁久化火，肝火犯肺，以及肺肾阴虚，肺失濡养，虚火内炽，损伤肺络，络伤血溢。

2. 病理性质有虚实之分，并可从实转虚

由外邪袭肺及肝火犯肺所致者，属于实证；由肺肾阴虚及气虚不摄所致者，属于虚证。但实证咳血，若病久不愈，也可转化为虚证。如开始为火盛气逆，迫血妄行，但在反复出血之后，则会导致阴血亏损，虚火内生，或因出血过多，血去气伤，以致气虚阳衰，不能摄血。

3. 病变脏器主要在肺，与肝、肾、心有关

因肺喜润恶燥，不耐寒热，故内外之邪，干及肺气，使肺失清肃，则为咳嗽，损伤肺络，血溢脉外则为咳血，故病变部位主要在肺，同时涉及肝、肾、心等脏。肝脉布两胁而上连于肺，若肝郁化火，循经犯肺，灼伤肺络；心肺同居上焦，心火偏旺，可致邪火伤肺；或肾阴亏虚，虚火灼金，均可导致咳血。

4. 离经之血，留滞体内，形成瘀血，可致出血不止

离经之血，留积体内而未排出，则蓄结成为瘀血，阻滞络脉；或因血脉先瘀，流行不畅，以致血不循经，使出血加重或反复不止。

二、辨证要点

1. 辨外感内伤

外感所致咳血病程短，起病较急，初期可有恶寒、发热等表证；内伤所致者病程长，起病较缓，有脏腑阴阳、气血偏盛偏衰的表现，如肺肾阴虚，或肝火上炎等。

2. 辨实火虚火

咳血由火热熏灼肺络引起者居多，但火有虚实之别，外感和肝郁之火属于实火，阴虚火旺之火则为虚火。

3. 辨病变脏腑

如咳血鲜红，或咳吐黄痰，痰中夹血，则病位在肺；咳嗽痰中带血，或从口涌出，烦躁易怒，则病位在肝；咳血反复发作，口干咽燥，面色潮红，舌红少苔，病位在肾；咯吐粉红色泡沫样痰，心悸胸闷，则病位在心。

三、治则治法

咳血以火热熏灼肺络引起者为多，但火有实火、虚火之别，实火治当清热泻火，凉血止血，虚火治当滋阴清热，宁络止血。如因气虚不摄所致者，又当以益气摄血法治之。由于离经之血，可停聚体内形成瘀血，再度引起出血，治当祛瘀止血。

四、证治分类

1. 燥热伤肺证

（1）辨证

特异症：喉痒咳嗽，咯痰不爽，痰中带血。

可见症：口干鼻燥，或有身热，舌红，少津，苔薄黄，脉数。

（2）治法：清热润肺，宁络止血。

（3）例方：桑杏汤加减。本方疏风清肺润燥，治身热，咳嗽，口鼻干燥，咳嗽痰黏带血，舌红少津，苔薄黄，脉浮数。

（4）常用药：桑叶、杏仁、贝母疏风宣肺止咳；沙参、生地黄、麦冬润肺生津；山栀、茅根清热止血。

（5）加减：风热偏盛，发热，头痛，咽痛，脉浮数，酌配银花、连翘、菊花、牛蒡子辛凉解表，清热利咽；燥热内盛，身热口渴者，酌加生石膏、知母。

2. 肝火犯肺证

（1）辨证

特异症：咳嗽阵作，痰中带血，或纯血鲜红。

可见症：咳时胸胁牵痛，烦躁易怒，口苦而干，舌质红，苔薄黄，脉弦数。

（2）**治法**：清肝泻肺，和络止血。

（3）**例方**：泻白散合黛蛤散加减。前方清肺泻热，止咳平喘，后方清肝化痰，凉血止血，二者合用于咳嗽阵作，痰中带血，胁痛，烦怒者。

（4）**常用药**：桑白皮、地骨皮泻肺热；丹皮、黄芩清肝火；青黛清肝凉血；蛤壳清肺化痰；藕节、茜草止血。

（5）**加减**：营热偏炽，迫血妄行，血出似涌，色鲜红，酌加水牛角、生地黄、赤芍凉血止血，另加三七粉以止血；肝火偏盛，加龙胆草、栀子。

3. 阴虚火旺证

（1）辨证

特异症：咳嗽痰少，痰中带血，或反复咳血，血色鲜红。

可见症：口干咽燥，颧红，潮热盗汗，或兼耳鸣，腰膝酸软，舌质红，少苔，脉细数。

（2）**治法**：滋阴清热，凉血止血。

（3）**例方**：百合固金汤加减。本方滋阴清热，润肺止咳，用于肺肾阴虚，虚火上炎，咳嗽痰少，痰中带血，口燥咽干，潮热，颧红等。

（4）**常用药**：百合、麦冬、玄参、川贝母润肺生津，化痰止咳；生地黄、白芍、藕节、茜草、白茅根凉血止血。

（5）**加减**：反复咳血量多，加阿胶、三七养血止血；虚热明显，潮热、颧红较著，加鳖甲、丹皮、地骨皮、白薇以清虚热；虚火不甚，而主要表现为气阴亏虚之咳血，则治宜益气养阴，润肺止血，可加西洋参、花蕊石益气养阴止血。

4. 瘀热血溢证

（1）辨证

特异症：咳血暗红或青紫，或夹有血块。

可见症：咳血反复发作，口渴，但漱水而不欲咽，面赤烘热，或身热夜甚，舌质红，舌体青紫，或有瘀点瘀斑，脉细数或弦数。

（2）治法：清热泻火，凉血化瘀。

（3）例方：犀角地黄汤加减。本方清热解毒，凉血散瘀，用于瘀热损伤血络所致的吐血、咳血、衄血、便血、尿血等，舌红绛，脉数。

（4）常用药：水牛角、大黄清热泻火，凉血逐瘀；生地黄、丹皮、赤芍滋阴清热，凉血止血；黑山栀、人中白清热解毒，凉血止血；紫珠草清热活血；血余炭凉血收敛止血。

（5）加减：瘀热损伤血络之咳血，因于外感者，加桑叶、银花、芦根、白茅根等辛凉解表；因于肺热者，加黄芩、桑白皮、茜草根清金肃肺；因于肝火者加山栀、龙胆草、黛蛤散、降香等清金制木，潜降肝火。

五、其他疗法

1. 简验方

（1）鲜地黄 250g，打烂取汁，煎二沸，调入生大黄粉 3g，每日 2 次分服。具有滋阴凉血、清热泻火之功，用于热盛阴伤出血。

（2）盐附子 60g，生地黄 30g，打烂，用热水洗足后，分贴两足涌泉穴。或用大蒜 9g（去皮捣泥），硫黄粉 6g，肉桂粉 3g，冰片3g，和匀，分摊两块纱布上，贴涌泉穴。二方均能引火下行，适用于上部出血。

（3）新鲜仙鹤草250g，捣汁，加入藕汁1盅，炖热后凉服。具有凉血止血之功，用于血热妄行之咳血。

（4）白茅根30g水煎取汁，加童便1盅，饮服。具有清热泻火、凉血止血之功，用于血热妄行之咳血。

（5）取3岁以下男童中段尿，饮服。治咳血不止。

2. 针灸疗法

取尺泽、列缺等穴，配少商、膈俞、鱼际等，每次选1～3穴，针刺，强刺激，不留针。适用于肺热咳血。

六、临证备要

1. 注意虚实转化与联系

肺热壅盛和肝火犯肺之咳血，由于火盛伤阴，阴血耗损，可以转为阴虚（火炎）络损证；阴虚内热证出血迁延日久，血去气伤，可以转为气不摄血证；如实热出血暴急量多，气随血脱，可以表现气脱阳亡的危象。有时火热、阴伤、气虚三者还可错综并见，临证当权衡其主次处理。

2. 求其所因而治之

凡治咳血，不可见血止血，急则治标，无可非议，但必须求其所因而治之。针对病理表现辨证治疗，配合清热、凉血、滋阴、补气、养血、祛瘀等法，尤其不宜过早使用收敛止血之品，以免留瘀。此即前人“见血休治血”之本意，而瘀血所引起的出血尤须慎用。

3. 不可徒恃寒凉

咳血以火热熏灼肺络为多，治当清热泻火，配合凉血止血之法，注意不可徒恃寒凉，防止苦燥伤阴、寒凉伤阳和血滞成瘀。由于火盛与阴虚有因果、转化、兼夹等关系，治须标本兼顾，清热泻火与甘寒滋阴并用。

滋阴降火法主要是以补阴和阳为目的，但在滋阴的基础上亦应佐以清热泻火。区别脏腑病变，选用壮水、柔肝、滋肺药。

4. 注意祛瘀止血用法

离经之血蓄积为瘀者，应祛瘀止血，不宜苦寒、敛涩，因瘀血不去，血不能止。若单纯苦寒清火，则血遇寒而凝；收敛止涩，则血脉滞而不行，反致更加瘀积，故当祛瘀止血。如出血量不多，紫黯成块，或鲜血与紫黯血块混夹而出，或出血止后而有瘀象者，可用祛瘀活血法，药如三七、郁金、蒲黄、五灵脂、桃仁、红花、丹参、降香等。

5. 注意瘀热相搏病理特点

因火热郁结可致血滞为瘀，瘀血凝滞，亦可郁而化热，以致血热与血瘀并存，表现瘀热相搏的病理特点。这类出血与单纯的血热妄行和血瘀络损均不相同，表现有血热、血瘀、出血等证候，治疗当凉血化瘀，止其妄行之血，治以犀角地黄汤为代表方。大黄是治疗此类咳血的重要药物，其入血分，能泻血分实热，有凉血止血之功，同时又有活血作用，故有止血而不留瘀的特点。治疗咳血，常与黄连、黄芩、山栀同用以泻火止血，也可配生地黄、丹皮、赤芍以增强凉血化瘀止血之力。如炒炭使用，则化瘀止血之力更强。

七、医案精选

案 1　痰热蕴肺，阴伤络损

俞某，男，52 岁。2006 年 5 月 8 日初诊。

2005 年 6 月曾咳嗽咯血，胸片检查示左上肺陈旧性结核、左下支气管扩张。曾大咯血 2 次，4 月 13 日咯血盈碗，目前咳嗽不重，咽痒，咳痰色黄，痰有血丝，易汗，鼻有塞感，苔黄厚腻，质暗紫，脉细。

证属痰热蕴肺，阴伤络损，治宜清热化痰，养阴和络。

处方：南北沙参各 12g，天麦冬各 10g，炙鳖甲 12g（先煎），炙桑白皮 12g，丹皮 10g，炒黄芩 10g，天花粉 10g，鱼腥草 20g，知母 10g，地骨皮 12g，黛蛤散 15g（包），旱莲草 12g，茜根炭 10g，太子参 10g，羊乳参 15g。14 剂。

2006 年 5 月 22 日二诊：咳嗽，咳痰，排吐尚可，时有胸痛，痰中无血，大便每日 2 次，偏稀，苔黄腻，舌质红，脉小滑。

5 月 8 日方加泽漆 15g，玄参 10g，挂金灯 5g，桔梗 5g，生甘草 3g。14 剂。

2006 年 6 月 12 日三诊：病情平稳，咳嗽不频，曾见早晨痰中血丝 2 次，胸不痛闷，痰黄不多，咽干，苔黄腻，舌质暗红，脉小滑。

5 月 8 日方加金沸草 12g，枇杷叶 10g，炒苏子 15g，泽漆 15g，玄参 10g，桔梗 6g，生甘草 3g，14 剂。

按语：禀赋不足，肺阴素虚，易受外邪侵袭，尤以风热、风燥犯肺为主。外邪犯肺，肺失宣降，气逆为咳，咳甚则阳络伤而出血。《柳选四家医案·环溪草堂医案·喘门》云：“肺痈之病，皆因邪瘀阻于肺络，久蕴生热，蒸化成脓。”本案患者有支扩病史，病情类似肺痈，辨证为痰热蕴肺，阴伤络损，治以清化痰（瘀）热，凉血止血，养阴和络。药用炙桑白皮、炒黄芩、鱼腥草、黛蛤散清化痰热，泽漆、挂金灯、桔梗、生草、金沸草、枇杷叶清热利咽，化痰降气；旱莲草、丹皮、茜根炭补肾养阴，化瘀和络止血；炙鳖甲、玄参、知母、地骨皮滋阴清热；羊乳参、天花粉养阴化痰；南北沙参、天麦冬、太子参益气养阴。药用7剂，咳血止，痰吐爽利，已获显效。二诊着重清热化痰利咽，加用泽漆、玄参、挂金灯、桔梗、甘草等，以求进一步缓解咽痒、咳痰等症。三诊病情稍有反复，原法继进，以巩固疗效。治疗以清化痰热为主，配以养阴和络之法，恢复肺之宣肃功能。在止血方面，用养阴止血的旱莲草，与丹皮、茜草凉血化瘀药并进，一是加强止血效果，二能止血而不留瘀，故病情好转较快。

案2　阴虚肺热，久病络瘀

邢某，男，65岁，工人。

患者1974年曾患肺结核，经治病情稳定。9天前劳累后突然咳嗽，咯血，其后痰红带血断续不净，经X线胸片检查发现右上肺部结核活动，用链霉素、异烟肼、利福平、云南白药等治疗，咯血不止，昨晚咯血突然增多。入院后，在原抗痨药的基础上，加用卡巴克洛、垂体后叶素、酚磺乙胺、维生素K等药止血，但咯血仍未停止，日出血量达300mL，血色鲜红，夹有紫黯血块，伴有胸闷，盗汗，精神疲惫，口渴欲凉饮，舌质红，苔黄，脉弦滑。查体：T37.2℃，P86次/分，R24次/分，BP110/76mmHg，两肺听诊呼吸音粗，未闻及干湿啰音。查血红蛋白90g/L。

1989年12月2日初诊：入院第二日停用一切止血药，改用中药凉血化瘀剂。证属阴虚肺热，久病络瘀，瘀热动血，血不循经，妄行外溢，治宜清热凉血，化瘀止血。

地丹注射液（由水牛角、大黄、生地黄、赤芍、丹皮、黑山栀、血余炭、煅人中白等组成）40mL加入5%葡萄糖注射液250mL中静脉滴注，每日2次。

上午10点半开始给药，在治疗过程中又咯血约150mL，药后症平，痰中时夹少量血丝。第三日夜晚，咯紫黯血块一次，约30mL。

1989年12月4日二诊：第四日起痰中时夹少量血丝，改用丹地合剂（由生地黄、赤芍、丹皮、水牛角、大黄、煅人中白、黑山栀、紫珠草、白茅根等组成），每次服50mL，每日3次，连服5天。

继再调治巩固至第15天出院，续予抗痨治疗。

按语：肺痨咯血（肺结核咯血），一般多从阴虚火炎、肺损络伤论治，滋阴降火，补肺和络止血为其常法。然亦有阴虚肺热，久病络瘀，瘀与热互为因果，络热血瘀，血行涩滞，而致瘀热血溢者，治疗又当凉血化瘀，方能止其妄行之血。治疗中所用地丹注射液、丹地合剂均为周仲瑛教授组方，以凉血化瘀的犀角地黄汤加减而成。药用生地黄滋阴清热，凉血止血；丹皮清热凉血，活血化瘀；水牛角清热解毒，凉血化瘀；赤芍凉血止血，活血散瘀；大黄凉血解毒，化瘀止血；煅人中白清热泻火，凉血消瘀；山栀清热泻火，凉血解毒。诸药合用，通过凉血散瘀，使瘀化热清，血络和畅，血能循经，从而达到止血的目的。

第七章　肺　痈

肺痈是肺叶生疮，形成脓疡的一种病证，属于内痈之一。临床以发热、咳嗽、胸痛、咳吐腥臭浊痰甚则脓血相兼为主要特征。起病多急，好发于青壮年。

肺痈的临床表现与西医学中的肺脓肿基本相符，亦可见于化脓性肺炎、肺坏疽、支气管扩张、肺结核空洞等伴感染者。

一、病因病机

肺痈的发生，外因风热犯肺，或风寒袭肺化热，内因痰热素盛，熏灼肺脏，若内外合邪则尤易诱发本病，以致热壅血瘀，蕴酿成痈，血败肉腐化脓。

（一）病因

1. 外因感受风热

《金匮要略·肺痿肺痈咳嗽上气病脉证并治》认为，本病的形成是因“风伤皮毛，热伤血脉，风舍于肺……热之所过，血为之凝滞，蓄结痈脓”;《张氏医通·肺痈》认为，“肺痈者由感受风寒，未经发越，停留胸中，蕴发为热”;《类证治裁·肺痿肺痈》认为，“肺痈者，咽干吐脓，因风热客肺，蕴毒成痈”。以上论述均从外因立论，认为肺痈可因风热上受，自口鼻或皮毛侵犯于肺，或因风寒袭肺，未得及时表散，内蕴不解，郁而化热，致使肺脏受邪热熏灼，肺气失于清肃，血热壅聚，则发为肺痈。

2. 内因痰热素盛

（1）**饮食不节**：平素嗜酒太过，或恣食辛辣煎炸炙煿厚味，酿湿蒸痰化热，熏灼于肺。《医学纲目·卷十九》云：“肺痈者，由食啖辛热炙煿，或酣饮热酒，燥热伤肺所致，治之宜早。”

（2）**宿痰内蕴**：肺脏素有痰热，或他脏痰浊瘀热蕴结日久，上干于肺，形成肺痈。《张氏医通·肺痈》云：“或夹湿热痰涎垢腻，蒸淫肺窍，皆能致此。”清代喻嘉言《医门法律·肺痿肺痈门》认为，肺痈由“五脏蕴祟之火，与中停蓄之热，上乘于肺”所致，认识到他脏及肺的发病机制。

3. 内外合邪，更易引发肺痈

（1）**内有痰热，复感外邪**：《医宗金鉴·外科心法要诀》指出，“此症系肺脏蕴热，复伤风邪，郁久成痈”，即宿有痰热壅肺，复加外邪侵袭，内外合邪而成痈。

（2）**劳伤正气，外邪乘袭**：隋代巢元方《诸病源候论·肺痈候》强调，风寒化热可成痈，而正虚是外邪乘袭致病的重要内因，其云：“肺主气，候皮毛，劳伤血气，腠理则开，而受风寒，其气虚者，寒乘虚伤肺，寒搏于血，蕴结成痈，热又加之，积热不散，血败为脓。”劳倦体虚，正气虚弱，则腠理不固，外邪更易乘虚内侵，致原有内伏之痰热郁蒸犯肺，发为肺痈。正如《寿世保元·肺痈》所言：“盖因调理失宜，劳伤血气，风寒得以乘之。寒生热，风亦生热，壅积不散，遂成肺痈。”《辨证录·肺痈门》云：“盖肺之所以生痈者，因肺火不散也，然肺火来因肺气虚也，肺虚而火留于肺，火盛而后结为痈。”

（二）病机

1. 病机主要为热伤肺气，蒸液成痰，热壅血瘀，肉腐血败

本病病位在肺。邪热郁肺，蒸液成痰，邪阻肺络，血滞为瘀，而致痰热与瘀血郁结，蕴酿成痈。血败肉腐化脓，肺损络伤，脓疡溃破外泄。其病理主要表现为邪盛的实热证候，脓疡溃后方见阴伤气耗之象。成痈化脓的病理基础主要在于血瘀。血瘀则热聚，血败肉腐酿脓。正如《灵枢·痈疽》所说："荣卫稽留于经脉之中，则血泣而不行，不行则卫气从之而不通，壅遏而不得行，故热。大热不止，热胜则肉腐，肉腐则为脓。"《医门法律·肺痿肺痈门》亦谓："肺痈属在有形之血。"《柳选四家医案·环溪草堂医案》明确指出"瘀热"的病理概念："肺痈之病，皆因邪瘀阻于肺络，久蕴生热，蒸化成脓。"

2. 病理演变过程有初期、成痈、溃脓及恢复期等不同阶段

肺痈的病理演变过程，可以随着病情的发展、邪正的消长表现为初（表证）期、成痈期、溃脓期、恢复期等不同阶段。

（1）初期（表证期）：风热（寒）之邪侵袭卫表，内郁于肺，或内外合邪，肺卫同病，蓄热内蒸，热伤肺气，肺失清肃，出现恶寒、发热、咳嗽等肺卫不和之候。

（2）成痈期：邪热壅肺，蒸液成痰，气分热毒浸淫及血，热伤血脉，血为之凝滞，热壅血瘀，蕴酿成痈，表现高热、振寒、咳嗽、气急、胸痛等痰瘀热毒蕴肺的证候。

（3）溃脓期：痰热与瘀血壅阻肺络，肉腐血败化脓，继则肺损络伤，脓疡内溃外泄，排出大量腥臭脓痰或脓血痰。

（4）恢复期：脓疡溃后，邪毒渐尽，病情趋向好转，但因肺体损伤，故可见邪去正虚、阴伤气耗的病理过程。随着正气的逐渐恢复，病灶趋向愈合。

3. 溃后迁延，可见邪恋正虚之候

溃后如脓毒不净，邪恋正虚，阴伤气耗，每致迁延反复，日久不愈，病势时轻时重，而转为慢性。《张氏医通·肺痈》云："肺痈溃后，脓痰渐稀，气息渐减，忽然臭痰复甚，此余邪未尽，内气复发……但虽屡发，而势渐轻，可许收功。若屡发而痰秽转甚，脉形转疾者，终成不起也。"

凡患本病如能早期确诊，及时治疗，在初期即可阻断病情的发展不致成痈；若在成痈期能使痈肿得到部分消散，则病情较轻，疗程较短。老人、儿童、体弱者和饮酒成癖者患之，因正气虚弱，或肺有郁热，须防其病情迁延不愈或发生变化。

溃脓期是病情顺与逆的转折点：①顺证：溃后声音清朗，脓血稀而渐少，臭味转淡，饮食知味，胸胁稍痛，身体不热，坐卧如常，脉象缓滑。②逆证：溃后音嗄无力，脓血如败卤，腥臭异常，气喘，鼻扇，胸痛，坐卧不安，饮食少进，身热不退，颧红，爪甲青紫带弯，脉短涩或弦急，为肺叶腐败之恶候。③险证：溃后大量咯血，可出现血块阻塞气道，或气随血脱，汗出肢冷，脉微细数的危象。如痈脓向胸腔溃破，则形成"脓胸"恶候，预后较差。

二、辨证要点

1. 辨虚实

肺痈的初起及成痈阶段，症见恶寒高热，咳嗽气急，咳痰黏稠量多，胸痛，舌红，苔黄腻，脉洪滑或滑数，属于热证、实证；溃脓之后，大量腥臭脓痰咳出，身热随之渐退，咳嗽亦减轻，但常伴有胸胁隐痛，短气自汗，面色不华，消瘦乏力，脉细或细数无力，属于虚实夹杂之证。掌握肺痈临床证候这个虚实变化的基本规律，对肺痈的辨证及治疗具有重要意义。

2. 辨痰法

发热，胸痛，咳嗽气急，咳吐浊痰等症，为一般外感咳嗽所共有，辨其是否属于肺痈，除具备起病急骤，热势亢盛，咳痰量多，气味腥臭等特点外，尚可结合对痰浊的观察。肺痈患者咳吐的脓血浊痰腥臭，吐在水中，沉者是痈脓，浮者是痰。如《医学入门·卷五·肺痈痿》云："肺痈……咳唾脓血腥臭，置之水中则沉。"《医灯续焰·肺痈脉证》谓："凡人觉胸中隐隐痛，咳嗽有臭痰，吐在水中，沉者是痈脓，浮者是痰。"

此外，试验口味可见啖生黄豆或生豆汁不觉其腥。《寿世保元·肺痈》云："用黄豆一粒，予病人口嚼，不觉豆之气味，是肺痈也。"《张氏医通·肺痈》也云："肺痈初起，疑似未真，生大豆绞浆饮之，不觉腥味，便为真候。"

3. 辨特异性病征

（1）**舌下生细粒**：《外科全生集·肺痈肺疽》云："舌下生一粒如细豆者……且此一粒，患未成脓，定然色淡，患愈亦消，患笃其色紫黑。"

（2）**爪甲紫而带弯**：溃后迁延之慢性患者，可见指甲紫而带弯，指端形如鼓槌。

三、治则治法

1. 祛邪为原则，清热解毒、化瘀排脓为主要治法

治疗肺痈当以祛邪为原则，主要采用清热解毒、化瘀排脓的治法。脓未成应着重清肺消痈，脓已成需排脓解毒。

2. 根据病期，分阶段施治

初期风热侵犯肺卫，宜清肺散邪；成痈期热壅血瘀，宜清热解毒，化瘀消痈；溃脓期血败肉腐，宜排脓解毒；恢复期阴伤气耗，宜养阴益气；若邪恋正虚，则应扶正祛邪。

3. 把握治疗重点，逆转病势发展

肺痈之病，其成痈期为治疗的关键，溃脓期为病性顺逆之转折。血瘀是成痈的病理基础，化瘀有助于痈疡的消散，于成痈期尤当注意；至脓酿成则为热毒盘踞之根，脓净则毒去，在溃脓期须按照“有脓必排”的原则，以排脓为首要措施。《红炉点雪·肺痿肺痈》曾说：“法当君以排脓凉血。”

四、证治分类

1. 初期（表证期）

（1）辨证

特异症：恶寒发热，咳嗽，胸痛，咳时尤甚。

可见症：呼吸不利，咳白色黏沫痰，痰量由少渐多，口干鼻燥，舌苔薄黄或薄白，脉浮数而滑。

（2）治法：疏风散热，宣肺化痰。

（3）例方：银翘散加减。本方疏散风热，轻宣肺气，用于肺痈初起，恶寒发热，咳嗽痰黏者。

（4）常用药：金银花、连翘、芦根、竹叶疏风清热解毒；桔梗、浙贝母、牛蒡子、前胡、甘草利肺化痰。

（5）加减：表证重者，加薄荷、豆豉疏表清热；热势较甚者，加鱼腥草、黄芩清肺泄热；咳甚痰多者，加杏仁、桑白皮、冬瓜子、枇杷叶肃肺化痰；胸痛，加郁金、桃仁活血通络。

2. 成痈期

（1）辨证

特异症：身热转甚，时时振寒，继则壮热，咳吐浊痰，呈黄绿色。

可见症：自觉喉间有腥味，汗出烦躁，咳嗽气急，胸满作痛，转侧不利，口干咽燥，舌苔黄腻，脉滑数。

（2）**治法**：清肺化瘀消痈。

（3）**例方**：千金苇茎汤、如金解毒散加减。前方重在化痰泄热，通瘀散结消痈；后者则以降火解毒、清肺消痈为长。

（4）**常用药**：薏苡仁、冬瓜仁、桃仁、桔梗化浊行瘀散结；黄芩、金银花、鱼腥草、红藤、蒲公英、紫花地丁、甘草、芦根清肺解毒消痈。

（5）**加减**：肺热壅盛，壮热，心烦，口渴，汗多，尿赤，脉洪数有力，苔黄腻，配石膏、知母、黄连、山栀清火泄热；热壅络瘀，胸痛，加乳香、没药、郁金、赤芍通瘀和络；痰热郁肺，咳痰黄稠，配桑白皮、瓜蒌、射干、海蛤壳清化痰热；痰浊阻肺，咳而喘满，咯痰脓浊量多，不得平卧，配葶苈子、大黄泻肺通腑泄浊；热毒瘀结，咯脓浊痰，有腥臭味，可合用犀黄丸解毒化瘀。

3. 溃脓期

（1）辨证

特异症：咳吐大量脓血痰，或如米粥，腥臭异常，身热。

可见症：有时咳血，胸中烦满而痛，甚则气喘不能卧，面赤，烦渴喜饮，舌苔黄腻，舌质红，脉滑数或数实。

（2）**治法**：排脓解毒。

（3）**例方**：加味桔梗汤加减。本方清肺化痰，排脓泄壅，用于咳嗽气急，胸部闷痛，痰吐脓浊腥臭者。

（4）**常用药**：桔梗为排脓之主药，用量宜大；薏苡仁、贝母、橘红化痰散结排脓；银花、甘草清热解毒；白及凉血止血。

（5）**加减**：络伤血溢，咯血，加丹皮、山栀、藕节、白茅根，另服三七、白及粉以凉血止血；痰热内盛，烦渴，痰黄稠，加石膏、知母、天花粉清热化痰；津伤明显，口干，舌质红，加沙参、麦冬养阴生津；气虚不能托脓，气短，自汗，脓出不爽，加生黄芪益气托毒排脓。

4. 恢复期

（1）辨证

特异症：身热渐退，咳嗽减轻，咯吐脓血渐少，臭气亦减。

可见症：精神渐振，食纳好转，痰液转为清稀；或见胸胁隐痛，难以久卧，气短，自汗，盗汗，低热，午后潮热，心烦，口燥咽干，面色不华，形体消瘦，精神萎靡，舌质红或淡红，苔薄，脉细或细数无力；或见咳嗽，咯吐脓血痰日久不净，或痰液一度清稀而复转臭浊，病情时轻时重，迁延不愈。

（2）**治法**：养阴补肺。

（3）**例方**：沙参清肺汤或桔梗杏仁煎加减。前方益气养阴，清肺化痰，为肺痈恢复期调治之良方；后方益气养阴，排脓解毒，用于正虚邪恋者较宜。

（4）**常用药**：沙参、麦冬、百合、玉竹滋阴润肺；党参、太子参、黄芪益气生肌；当归养血和营；浙贝母、冬瓜仁清肺化痰。

（5）**加减**：阴虚发热，低热不退，加功劳叶、青蒿、白薇、地骨皮清虚热；脾虚，食纳不佳，便溏，配白术、山药、茯苓培土生金；肺络损伤，咳吐血痰，加白及、白蔹、合欢皮、阿胶敛补疮口；若邪恋正虚，咯吐腥臭脓浊痰，当扶正祛邪，治以益气养阴，排脓解毒，加鱼腥草、金荞麦根、败酱草、桔梗。

五、其他疗法

1. 简验方

（1）金荞麦根洗净晒干，去根须，切碎，以瓦罐盛干药250g，加清水1500mL，少量黄酒，罐口密封，隔水文火煮3小时，得净汁约1000mL，过滤后加入防腐剂备用。成人每次服40mL，每日2次，儿童酌减。

亦可用金荞麦根60～120g，煎服，每日1剂。

（2）鱼腥草30g，水煎服，每日1剂，分2次服。亦可加桔梗10～15g同用。

（3）鲜薏苡根适量，捣汁，蒸热服，每日2～3次。

（4）鲜构树根皮（桑科植物构树的根皮）洗净切碎，用500g，加水2000mL，煎至500mL，每日分3次服，连服1～2周。

（5）陈芥菜卤，每服100mL，每日2～3次炖热服。亦可用沸豆浆冲服。

（6）丝瓜藤尖（取夏秋间正在生长的），折去一小段，以小瓶在断处接汁，一夜得汁量分2～3次服。

以上简验方均有清热解毒、化痰排脓功能，适用于肺痈成痈与溃脓两期。

2. 针灸疗法

体针：①取大椎、合谷、曲池、外关、尺泽、鱼际穴，用泻法，强刺激，留针10～20分钟，每日2次。适用于肺痈初起。②取合谷、尺泽、肺俞、膈俞、太渊、外关、委中、丰隆穴，用泻法，强刺激，留针30分钟，每日2次。适用于肺痈成痈期。③肺俞、膈俞、尺泽、委中、鱼际、内关、足三里。尺泽、委中用三棱针点刺出血，其余各穴用泻法，强刺激，留针30分钟，每日2

次。适用于肺痈溃脓期。④肺俞、膏肓、太溪、三阴交、太渊。低热不退加内关；痰多纳差者加中脘、足三里。以上各穴均平补平泻，中等刺激，留针15分钟。适用于肺痈恢复期。

3. 敷贴疗法

大蒜100g，芒硝50g，大黄200g。将大蒜和芒硝混合，捣如泥，敷药时，下垫油纱布2～4层，外敷肺俞穴及胸背的阿是穴（湿啰音区），每次2小时，胸背部轮换敷，敷毕，去掉蒜硝糊，用温开水洗净蒜汁，再将大黄研细粉，醋调成糊，敷于阿是穴，8小时后去掉，每日1次。适用于肺痈成痈期和溃脓期。

六、临证备要

1. 治疗肺痈常用治法

（1）**清肺解毒法**：适用于病变的全过程，可结合各个病期分别配伍解表、化瘀、排脓、补肺等法，且尤适宜于成痈期热毒蕴肺，见身热、振寒、胸满烦躁、脉滑数者。因初期（表证期）仅见一般风热犯肺的肺卫表证，病的特异症状尚不典型；进入成痈期，症状、体征已经明显，结合有关检查，可为辨病提供依据，应用清肺解毒法具有较强的针对性，每可使痈肿得到不同程度的消散，减轻病情，缩短病程；溃脓期虽以排脓为要着，但因脓毒蕴肺，清肺解毒亦应同时并重；至于恢复期，虽属邪去正虚，但往往余毒不净，故在养阴补肺的同时，还当酌情兼清脓毒，如邪恋正虚则尤应重视。

《景岳全书》如金解毒散为清肺消痈、降火解毒的代表方，由黄连、黄芩、黄柏、山栀、桔梗、甘草组成。他说："此即降火解毒剂也，凡发热烦渴，脉洪大者用之即效。"药理研究表明，芩、连、柏等均有抑菌作用。初期表证明显时可配豆豉、薄荷、牛蒡子、连翘、竹叶；热毒盛者配银花、蒲公英、紫花地丁、鱼腥草、芦根；痰热重者配贝母、知母、天花粉。

（2）**化瘀散结法**：适用于成痈期，因成痈化脓的病理基础主要在于血瘀，如喻昌即倡“肺痈毒结有形之血，血结者宜骤攻”的论点。凡风热、痰热郁肺，热壅血瘀，痰瘀热毒互结，胸胁胀痛，呼吸不利者当急用之，以求得到部分消散。已成脓者配合用之，亦有一定的消散作用。但溃脓期因肺伤络损而咯血色鲜量多者，则不宜单行消散，当取化瘀止血之品。大咯血时当防窒息之变。

应用化瘀散结法有利于疏通血脉，改变瘀阻所导致的缺氧，从而切断炎症的病理环节。

《千金要方》苇茎汤中之桃仁，即为化瘀散结消痈而设。《外科全生集》犀黄丸中的乳香、没药、麝香，更属活血消痈、通瘀散结之药，君以西牛黄，对热毒瘀结者，用之疗效甚佳。临床尚可据症选伍红藤以活血消痈，赤芍、丹皮以凉血散瘀，广郁金以行气活血。若见咳血或脓血相兼，可用三七粉吞服。溃后脓泄不畅，可加山甲片以逐瘀。疮口久延不敛，可加合欢皮活血疗疮。

（3）**排脓泄浊法**：适用于脓成溃破阶段。由于本病在脓成之后，脓痰是否能畅利排出，是病情顺与逆的转折点，如脓得畅泄，毒随脓出，则病情趋向恢复，否则每致转为慢性，甚则脓溃流入胸腔而成“脓胸”。这一治法与现代体位引流的意义近似，但比较积极，从药物效应看，亦有特殊之优势。

《金匮要略》桔梗汤可以作为排脓之主方，后世多在本方基础上加味组成新方（如《医学心悟》加味桔梗汤即系本方加贝母、橘红、银花、薏苡仁、葶苈子、白及;《外科正宗》肺痈神方与此大同小异，方中无薏苡仁，而用黄芪，原方桔梗量为甘草之半）。桔梗为祛痰药，排脓力强，用量应比常规剂量大，10～15g。同时可取苇茎汤中之薏苡仁、冬瓜仁以增强泄浊排脓作用。脓出不畅可加皂角刺以透脓。若气虚无力排脓，可加生黄芪扶正托脓。

如痰浊脓毒壅盛，胸部满胀，喘不能卧，咳吐臭浊脓痰，大便秘结，脉数实者，轻则处方中加入葶苈子泻肺泄浊，重则另加用桔梗白散峻下排脓（桔梗、贝母各3份，巴豆霜1份），每日服0.6g，药后可见吐下，如泻下不止，饮冷水一杯，但体弱者禁用。

（4）**清养补肺法**：适用于恢复期，溃后热退、咳减、痰少，表现正虚阴伤气耗之证。临床所见，一般以热毒伤阴者为多，故治法多取养阴补肺，同时兼清脓毒，以促使病灶愈合。可用验方沙参清肺汤（北沙参、黄芪、太子参、合欢皮、白及、甘草、桔梗、薏苡仁、冬瓜子）加减。药用北沙参、麦冬、玉竹、百合养肺阴，佐以冬瓜子、薏苡仁化痰泄浊，气虚者加太子参、黄芪补气生肌，血虚加当归养血和络，溃处不敛加阿胶、白及、白蔹敛补疮口，脾虚食少便溏者可配白术、山药、茯苓以补脾助肺。

若邪恋正虚，脓毒不净，咳吐脓血，迁延不已，或痰液一度清稀而复转臭浊，或病情时轻时重，因指端缺氧而致发绀、呈杵状指，表现“指甲紫而带弯”（《张氏医通》）等慢性病征者，尤需重视脓毒的清除，配伍鱼腥草、金荞麦根、败酱草、桔梗、甘草等解毒排脓之品，宜与扶正托脓法合用，切忌单纯补敛而致留邪。

2. 成痈溃脓时，当防大咯血

本病在成痈溃脓时，若病灶部位有较大的肺络损伤，可以发生大量咯血，以致出现阻塞气道或虚脱的危象。因此，需谨防大咯血，以免危及生命，必要时需采取相应的急救措施。

3. 不可滥用温补温散之剂

肺痈以实热证为突出表现，多属实证、热证，后期可见阴伤气耗。治疗当以祛邪为原则，采用清热解毒、化瘀排脓的治法，痈脓未成应着重清肺消痈，痈脓已成则需排脓解毒。故当慎用温补益肺，亦忌辛温发散，耗夺肺气肺阴。此外，肺与大肠相表里，治疗时还应注意让患者保持大便通畅，以利肺气肃降，使邪热易解。

七、医案选录

案 1　邪毒郁肺，热壅血瘀

左某，女，21 岁。

间歇性寒热、咳嗽已 1 个月。开始突发寒热，无汗，鼻塞，咳嗽，痰吐黏白，此后寒热断续不清，入暮为甚，至晨热平，延至二旬左右，左胸剧痛如刺，咳嗽及呼吸动作时加剧，语言不利，舌苔薄白，质偏红，脉象细滑。检查：体温 39.2℃，左下胸听诊呼吸音稍低，触诊语颤较弱，叩诊呈浊音。查血 WBC30.4×10^9/L，N90%。胸部 X 线摄片提示左下叶肺脓疡。

辨证为邪毒郁肺，热壅血瘀，势趋成痈，治以清热解毒，散结消痈，仿苇茎汤合桔梗汤意。

处方：桃仁 9g，生薏苡仁 15g，冬瓜子 15g，芦根 30g，鱼腥草 18g，金银花 12g，合欢皮 12g，知母 6g，桔梗 6g，甘草 3g，连翘 9g，天花粉 9g。

上药日服 1 剂，3 天后热平，咳出脓血痰十多口，咳嗽渐止，胸痛缓解，10 天后胸部 X 线摄片复查，左下肺脓肿已吸收。外周血白细胞计数亦在正常范围。继续服药巩固，共住院15天即痊愈。

按语：此例患者为风寒袭肺，郁而化热，蒸液成痰，热壅血瘀，酝酿成痈。故重在清肺解毒，化瘀消痈。方中以桃仁、生薏苡仁、冬瓜仁、桔梗化浊行瘀散结；金银花、连翘、鱼腥草、合欢皮、芦根清肺解毒消痈；天花粉、知母清热生津。

案2　外感风寒，不得发越，蕴热成痈

冯某，男，59岁。

病历二月，初患咳嗽，胸闷不畅，不以为然。近日咳嗽加剧且有微喘，咳痰量多，味臭，有时带血，胸胁震痛，稍有寒热，眠食不佳，小便深黄，大便干燥。舌苔黄厚，脉滑数。

辨证为外感风寒，未得发越，蕴热成肺痈之证。治宜排脓解毒，涤痰清热。

处方：鲜芦根24g，桑白皮6g，鲜茅根24g，仙鹤草18g，旋覆花6g（代赭石12g同布包），地骨皮6g，生薏苡仁18g，陈橘红5g，炒桃仁6g，冬瓜子18g（打），橘络5g，炒杏仁6g，北沙参10g，苦桔梗6g，粉甘草5g。

二诊：服药5剂，寒热渐退，喘平嗽轻，痰减仍臭，已不带血，眠食略佳，二便正常，尚觉气短胸闷。

仍遵原法。

处方：鲜芦根24g，瓜蒌18g，鲜茅根24g，干薤白10g，旋覆花6g（代赭石12g同布包），炙白前5g，半夏曲10g，炒桃仁6g，炙百部5g，炙橘红5g，枇杷叶6g，炒桃仁6g，生薏苡仁18g，苦桔梗5g，炒杏仁6g，冬瓜子18g（打），粉甘草5g，北沙参10g。

三诊：服药6剂，诸症均减，唯气短、身倦，脉现虚弱。

此乃病邪乍退，正气未复。

处方：北沙参12g，枇杷叶6g，云茯苓10g，南沙参10g，半夏曲10g，云茯神10g，苦桔梗6g，炒白术10g，三七粉3g（分2次冲服），冬虫夏草10g，粉甘草5g。

按语：肺痈之脓肿，多因风寒咳嗽之后郁热而发，治应排脓为主。不论已成未成，皆当涤荡痰垢，无使壅塞，则余症易愈。先以千金苇茎汤、桔梗汤合泻白散加减以排解脓毒，涤痰清热，化瘀止血，逐去有形之秽浊，免使肺组织再行腐败。继用六君子汤加味，健脾养肺，以收全功。

案3　风热郁滞，热壅血瘀，痈脓内溃

于某，男，36岁。1981年8月12日初诊。

患者面黄肌瘦，右侧胸部满痛拒按，不思饮食，大便秘结。病情加重时则吐腥臭脓痰，继而吐脓，如米粥样。缠绵不愈已数月余。舌质深赤，苔黄白厚，脉滑数。

此系风热郁滞于肺，久之痈毒溃而正气伤损之肺痈证。治宜解毒清肺，祛痰排脓，去腐生新法。

处方：桔梗15g，甘草10g，桑白皮20g，瓜蒌仁15g，川贝母15g，枳壳15g，当归15g，炒杏仁15g，百合15g，橘红15g，藕节20g，大黄7.5g。3剂，水煎服。

8月17日二诊：服药后，咳嗽脓血稍轻，但腥臭味仍未全除。嘱其续服6剂。

8月28日三诊：脓血全消，精神亦振，饮食渐进，大便不燥，睡眠好，其他均平和。嘱其按前方去大黄再服药12剂。

药后肺痈痊愈。

按语：患者肺痈病情已有数月，处于溃脓期，虽有正气损伤的一面，治疗仍以解毒排脓为先，去腐而生新，邪去则正复。桔梗、甘草升提肺气，清利胸膈；甘草、桑白皮、杏仁、百合养肺利气而清火；瓜蒌仁、川贝母润肺除痰；当归和血；枳壳、橘红利气；藕节清肺止血；大黄通便，使郁热下行。如是，诸药互相协力而收功。

第八章　肺　痨

肺痨是具有传染性的慢性虚弱疾患，以咳嗽、咯血、潮热、盗汗及身体逐渐消瘦为主要临床特征。由于劳损在肺，故称肺痨。因本病具有传染性，故又名尸注、虫疰、传尸、鬼疰等；又有以其症状特点而定名的，如骨蒸、劳嗽、劳瘵、痿疾、伏连等。

根据本病临床表现及其传染特点，与西医学的肺结核基本相同。

一、病因病机

肺痨的致病因素，不外内外两端。外因系指痨虫传染，内因系指正气虚弱。痨虫蚀肺，耗损肺阴，进而演变发展，可致阴虚火旺，或导致气阴两虚，甚则阴损及阳。

（一）病因

1. 感染“痨虫”

直接接触，或感受病者之气，致痨虫侵入人体为害。举凡酒食、问病、看护，或与患者朝夕相处，都是导致感染的条件。晋代葛洪《肘后备急方》认为，此病可以“积年累月，渐就顿滞，乃致于死”。《直指方》亦有“瘵虫食人骨髓”之论。《世医得效方》更指出“有骨肉亲属绵绵相传，以至于灭族”者。从互相感染的情况分析，推断本病有致病的特殊因子，在病原学说上，提出痨虫感染是导致本病的病因。

2. 正气虚弱

（1）禀赋不足：由于先天素质不强，小儿发育未充，“痨虫”入侵致病。唐代《外台秘要·灸骨蒸法图》指出“婴孺之流，传注更苦”，明代《名医指掌》说“小儿之劳，得之母胎”。

（2）酒色过度：酒色过度，耗损精血，正虚受邪。正如《明医杂著·痨瘵》所云：“男子二十前后，色欲过度，劳损精血，必生阴虚动火之病。”指出青壮之年，摄生不当者，最易感染发病。

（3）忧思劳倦：劳倦太过，或忧思伤脾，脾虚肺弱，而致痨虫入侵。如清代沈金鳌《杂病源流犀烛·虚损痨瘵》所说：“思虑过度，郁热熏蒸胸中，因而生热，而成痨瘵。”

（4）病后失调：大病或久病后失于调治（如麻疹、哮喘等病），外感咳嗽，经久不愈，胎产之后失于调养（如产后劳）等，正虚受病。

（5）营养不良：生活贫困，营养不充，体虚不能抗邪，而致感受痨虫。正如明代《理虚元鉴·虚证有六因》所说：“或贫贱而窘迫难堪，皆能乱人情志，伤人气血。”

（二）病机

1. 病位主要在肺

“瘵虫”侵犯的病变部位主要在肺。由于肺主呼吸，受气于天，吸清呼浊，若肺脏本体虚弱，卫外功能不强，或因其他脏器病变耗伤肺气，导致肺虚，则“瘵虫”极易犯肺，侵蚀肺体，而致发病。《证治汇补·传尸痨》云：“虽分五脏见症，然皆统归于肺。”明确指出病位主要在肺。在临床表现上，多见干咳、咽燥、痰中带血以及喉疮声嘶等肺系症状。

2. 病变可以影响整体，传及脾、肾等脏

由于脏腑之间有互相资生、相互制约的关系，因此在病理情况下，肺脏局部病变，也必然会影响到其他脏器和整体，故有“其邪辗转，乘于五脏”之说，其中与脾肾两脏的关系最为密切，同时也可涉及心肝。

脾为肺之母。《素问·经脉别论》云：“脾气散精，上归于肺。”肺虚子盗母气则脾亦虚，脾虚不能化水谷精微，上输以养肺，则肺亦虚，终致肺脾同病，土不生金，肺阴虚与脾气虚两候同时出现，伴见疲乏、食少、便溏等脾虚症状。

肺肾相生，肾为肺之子，肺虚肾失滋生之源，或肾虚相火灼金，上耗母气，可致肺肾两虚。在肺阴亏损的基础上，伴见骨蒸、潮热、男子遗精、女子月经不调等肾虚症状。

若肺虚不能制肝，肾虚不能养肝，肝火偏旺，上逆侮肺，可见性急善怒、胸胁掣痛等症，如肺虚心火乘客，肾虚水不济火，还可伴见虚烦不寐、盗汗等症。

肺痨久延而病重者，因精血亏损可以发展到肺、脾、肾三脏交亏，或因肺病及肾，肾虚不能助肺纳气，或因脾病及肾，脾不能化精以资肾，由后天而损及先天。甚则肺虚不能佐心治节血脉之运行，而致气虚血瘀，出现气短、喘息、心慌、唇紫、浮肿、肢冷等重症。

3. 病理性质主要在阴虚，并可导致气阴两虚，甚则阴损及阳

肺喜润而恶燥，痨虫袭肺，侵蚀肺叶，肺体受病，阴分先伤，故见阴虚肺燥之候。《丹溪心法·痨瘵》云：“痨瘵主乎阴虚。”由于病情有轻重之分，病变发展阶段不同，病理也随之演变转化。一般而言，初起肺体受损，肺阴耗伤，肺失滋润，故见肺阴亏损之候；继则阴虚生内热，而致阴虚火旺；或因阴伤气耗，阴虚不能化气，导致气阴两虚，甚则阴损及阳，而见阴阳两虚之候。

二、辨证要点

肺痨的辨证要辨别病变脏腑，分清病理属性。病位主要在肺，在病变过程中可累及脾、肾、心、肝等脏。病理性质以本虚为主，亦可见标实。本虚主要为阴虚，亦可见气虚、阳虚。初起表现为肺阴虚，久则损及脾肾两脏，肺损及脾，气阴两虚；肺肾两伤，元阴受损，则现阴虚火旺之象，甚则阴损及阳，阴阳两虚。标实为痰浊、瘀血。

三、治则治法

治疗当以补虚培元和治痨杀虫为原则，根据体质强弱分别主次，但尤需重视补虚培元，增强正气，以提高抗病能力。调补脏腑重点在肺，并应注意脏腑整体关系，同时补益脾肾，培元固本。治疗大法应根据“主乎阴虚”的病理特点，以滋阴为主，火旺者兼以降火，如合并气虚、阳虚者，则当同时兼顾。抗痨杀虫是针对病因治疗，以绝其根本。即《医学正传·劳极》所言“一则杀其虫，以绝其根本，一则补其虚，以复其真元”的两大治则。

四、证治分类

1. 肺阴亏损证

（1）辨证

特异症：干咳，咳声短促，或咳少量黏痰，午后自觉手足心热，口干咽燥。

可见症：痰中带有血丝，色鲜红，胸部隐隐闷痛，少量盗汗，皮肤干灼，疲倦乏力，纳食不香，苔薄白，舌边尖红，脉细或兼数。

（2）**治法**：滋阴润肺。

（3）**例方**：月华丸加减。本方功在补虚抗痨，养阴润肺，化痰止血，是治疗肺痨的基本方，用于阴虚咳嗽、咳血者。

（4）**常用药**：北沙参、麦冬、天冬、百合等滋阴补肺；白及补肺生肌止血；百部润肺止咳，抗痨杀虫；茯苓、山药补脾助肺。

（5）**加减**：肺阴虚象较著，加玉竹、羊乳参滋补肺阴；咳嗽频而痰少质黏者，加川贝母、甜杏仁润肺化痰止咳；痰中带血丝较多者，加蛤粉炒阿胶、仙鹤草、白茅根等润肺和络止血；低热不退者，可配银柴胡、青蒿、胡黄连、地骨皮、功劳叶、葎草等清热除蒸；咳久不已，声音嘶哑者，加诃子、木蝴蝶、凤凰衣等，养肺利咽，开音止咳。

2. 阴虚火旺证

（1）辨证

特异症：呛咳气急，痰少质黏，或咳吐黄稠黏痰量多，时时咯血，血色鲜红。

可见症：午后潮热，骨蒸，五心烦热，颧红，盗汗量多，口渴心烦，失眠，性情急躁易怒，或胸肋掣痛，男子遗精，女子月经不调，形体日益消瘦，舌质红绛而干，苔薄黄或剥，脉细数。

（2）**治法**：滋阴降火。

（3）**例方**：百合固金汤合秦艽鳖甲散加减。前方重在滋养肺肾之阴，用于阴虚阳浮，肾虚肺燥，咳痰带血，烦热咽干者；后方重在滋阴清热除蒸，用于阴虚骨蒸，潮热盗汗等症。

（4）**常用药**：南北沙参、麦冬、玉竹、百合养阴润肺止咳；百部、白及补肺止血，抗痨杀虫；生地黄、五味子、玄参、阿胶、龟甲、冬虫夏草滋养肺肾之阴，培本固元。

（5）**加减**：火旺较甚，热象明显者，酌加胡黄连、黄芩苦寒泻火，坚阴清热；骨蒸劳热，加秦艽、白薇、鳖甲等清热除蒸；肝火偏旺，痰热蕴肺，咳嗽痰黏色黄，酌加桑白皮、天花粉、知母、海蛤粉、鱼腥草等清热化痰。咯血较著者，加丹皮、黑山栀、紫珠草、醋制大黄等，或配合十灰散以凉血止血；血色紫黯成块，伴有胸胁刺痛者，加茜草根、炒蒲黄、鲜藕节、参三七、血余炭、花蕊石、广郁金等化瘀和络止血。盗汗较著，加乌梅、浮小麦、煅龙牡、麻黄根等养阴止汗。咳呛而声音嘶哑者，合诃子肉、血余炭、白蜜等润肺肾而通声音。

3. 气阴耗伤证

（1）**辨证**

特异症：咳嗽无力，咳痰清稀色白量多，气短声低，颧红，午后潮热。

可见症：偶有咯血，或痰中夹血，血色淡红，面色㿠白，伴有畏风、怕冷，自汗与盗汗可并见，纳少神疲，便溏，舌质嫩红，边有齿印，苔薄，脉细弱而数。

（2）**治法**：益气养阴。

（3）**例方**：保真汤合参苓白术散加减。前方重在补气养阴，兼清虚热，主治肺脾气阴耗伤，形瘦体倦，咳而短气，劳热骨蒸等；后方健脾补气，培土生金，主治食少腹胀，便溏，短气，面浮，咳痰清稀等症。

（4）**常用药**：党参、黄芪、白术、甘草、山药补肺益脾，培土生金；北沙参、大麦冬滋养肺阴；熟地黄、阿胶、五味子、冬虫夏草滋肾水以润肺燥；白及、百合补肺止咳，抗痨杀虫；紫菀、款冬花、苏子温润肺金，止咳化痰。

（5）**加减**：夹有湿痰者，可加姜半夏、橘红、茯苓等燥湿化痰；咯血量多者，可加山萸肉、仙鹤草、煅龙牡、参三七等，配合补气药，共奏补气摄血之功；若见劳热、自汗、恶风者，可宗甘温除热之意，取桂枝、白芍、红枣，配合党参、黄芪、炙甘草等和营气而固卫表；兼有骨蒸、盗汗等阴伤症状者，酌加鳖甲、牡蛎、乌梅、地骨皮、银柴胡等以益阴配阳，清热除蒸；纳少腹胀，大便溏薄者，加扁豆、薏苡仁、莲子肉、橘白等甘淡健脾之品，去生地黄、麦冬、阿胶等过于滋腻的药物。

4. 阴阳两虚证

（1）辨证

特异症：咳逆喘息少气，咯痰色白有沫，或夹血丝，血色暗淡。

可见症：潮热，自汗，盗汗，声嘶或失音，面浮肢肿，心慌，唇紫，肢冷，形寒，或见五更泄泻，口舌生糜，大肉尽脱，男子遗精阳痿，女子经少、经闭。舌质光淡隐紫，少津，或舌淡体胖，边有齿痕，苔黄而剥，脉微细而数，或虚大无力。

（2）**治法**：滋阴补阳。

（3）**例方**：补天大造丸加减。本方功在温养精气，培补阴阳，用于肺痨五脏俱伤、真气亏损之证。

（4）**常用药**：人参、黄芪、白术、山药补益肺脾之气；麦冬、生地黄、五味子滋养肺肾之阴；阿胶、当归、枸杞、山萸肉、龟甲培补阴精；鹿角胶、紫河车助真阳而填精髓。

（5）**加减**：肾虚气逆喘息者，配冬虫夏草、诃子、钟乳石摄纳肾气；心慌者，加紫石英、丹参、远志镇心安神；见五更泄泻，配煨肉豆蔻、补骨脂补火暖土，并去地黄、阿胶等滋腻碍脾之物。

五、辨主症治疗

肺痨的症状较多，在不同的疾病阶段临床表现有所差异，有时表现为某一主症尤为突出，因此除了上述的证治分类外，列“主症治疗”一节，在辨证论治的基础上，根据不同的主症进行配合治疗。

1. 咳嗽

用润肺宁嗽法。方取海藏紫菀散，药用紫菀、贝母、桔梗润肺化痰止咳；知母、五味子、阿胶滋阴补血而退虚热。或用加味百花膏，药用紫菀、款冬花、百部止咳化痰，抗痨杀虫；百合、乌梅润肺而敛阴。属于气虚者，可用补肺汤，药用党参、黄芪益气；熟地黄、五味子补肾而纳气；紫菀、桑白皮化痰止咳。若痰浊偏盛者，可用六君子汤合平胃散治疗。

2. 咳血

肺痨的咳血一般常用补络止血法。方取白及枇杷丸，药用白及、阿胶补肺止血；生地黄、藕节凉血止血；蛤粉与枇杷叶肃肺化痰而止咳。亦可采用补络补管汤，药用龙骨、牡蛎、山萸肉酸涩收敛，补络止血，佐以三七化瘀而止血。若咳血较著者，加代赭石以降气镇逆止血；夹瘀者加三七、郁金、花蕊石之类；有实火者，配大黄粉或代赭石粉等；属虚寒出血者，加炮姜。

肺痨之咯血，虽为痨虫侵蚀、损伤血络所致，但与机体气机及整体内在功能密切相关，绝非单一的血络受损可概括。气机失调最为关键，因气为血之帅，气摄则血止，气乱则血乱，故患者往往有气机逆乱的病理表现，如咳呛、气促、胸闷、胁胀、嗳气等，治疗莫忘调畅气机，加入理气、降气、补气之品。

3. 潮热、骨蒸

一般患者多为阴虚，当用清热除蒸法。选方如柴胡清骨散，药用秦艽、银柴胡、青蒿、地骨皮清热除蒸，鳖甲、知母滋阴清热，佐以猪骨髓、猪胆汁等坚阴填髓。气阴两虚而骨蒸潮热者，可用黄芪鳖甲散固护卫阳，清热养阴。

4. 盗汗、自汗

用和营敛汗法。一般以阴虚盗汗为多见。方取当归六黄汤，药用黄芪固表，当归和营，黄芩、黄柏、地黄清热养阴。若气虚自汗，可用牡蛎散、玉屏风散以补气实卫，固表止汗。牡蛎散功在益气固表止汗，自汗、盗汗均可用之；若属于自汗，当重用黄芪，并加白术；盗汗再加糯稻根、浮小麦等。玉屏风散功在固表止汗，主要用于气虚自汗。此外，无论自汗或盗汗均可应用五倍子末敷填神阙。

5. 泄泻

一般当用培土生金法，选方如参苓白术散。但辨证属肾阳不足之五更泻者，当用四神丸。脾肾双亏者两方合用之。

6. 遗精、月经不调

当用滋肾保肺法以滋化源，选用大补元煎为主方，补益元气阴血。见阳痿遗精者，酌加煅龙骨、煅牡蛎、金樱子、芡实、莲须等固肾涩精；女子月经不调或经闭者，加入芍药、丹参、丹皮、益母草调其冲任。

六、其他疗法

1. 简验方

（1）白及散：白及、百部、牡蛎、炮山甲等分研粉，如病灶有活动，百部量加倍，每次服 3 ～ 5g，每日 2 ～ 3 次，开水冲服。

具有补肺止咳、活血止血之功，用于肺痨咳嗽、咯血。

（2）仙鹤草、鱼腥草、平地木各30g，功劳叶、山海螺各15g，水煎服，每日1剂。具有补肺清热、止咳化痰之功，用于肺痨兼有痰热的咳嗽。

（3）葎草合剂：葎草3000g，百部、白及各1000g，夏枯草500g，蔗糖2000g，制成合剂，每天50mL，分3次服。具有清热泻火、补肺止咳之功，用于肺痨阴虚火旺灼肺的咳嗽。

（4）羊胆汁烘干，研粉，装胶囊，每服0.1g，每日3次。用于肺痨咳嗽、咯血。

2. 外治疗法

（1）净五灵脂、白芥子各15g，生甘草6g，研末，用大蒜泥15g同捣匀，入醋少许，摊纱布上，敷颈椎至腰椎夹脊旁开1寸半，1～2小时后皮肤有灼热感时去之。7天1次。治疗肺痨咳嗽，咳吐黏痰。

（2）五倍子粉2～3g，飞辰砂10～15g，加水成糊状，敷于脐窝，用胶布固定，24小时后取下。治疗肺痨盗汗。

七、临证备要

1. 培土生金，重视补脾助肺

因脾为生化之源，能输水谷之精气以养肺，故当重视“培土生金”，补脾以助肺，以畅化源。肺脾同病，气阴两伤，伴见疲乏、食少、便溏等脾虚症状，治当益气养阴，补肺健脾，忌用地黄、阿胶、麦冬等滋腻药。进而言之，即使肺阴亏损之证，亦当在甘寒滋阴的同时，兼伍甘淡实脾之药，帮助脾胃对滋阴药运化吸收，以免纯阴滋腻碍脾，但用药不宜香燥，以免耗气、劫阴、动血。方宗参苓白术散意，药如橘白、谷芽、山药、白术、扁豆、莲子肉、薏苡仁等。

此外，对于长期使用抗结核药的患者，也应加入白术、茯苓、山药、大枣等固护脾胃药物，能明显降低抗结核药物的不良反应，消除恶心、呕吐、腹胀、纳少等症状，使脾胃功能得以恢复，从而充分发挥抗结核药的抑菌、杀菌作用，促进空洞的修补和病灶的吸收。

2. 掌握虚中夹实的特殊性

本病虽属慢性消耗性疾病，但治疗不可拘泥于补虚，要依据补虚不忘治实的原则，以辨证施治的理论为指导，分别处理。

（1）**补虚培元，不忘治痨杀虫**：肺痨是具有传染性的慢性虚损疾患，因感染“痨虫”致病，因此补虚同时不忘治痨杀虫。根据药理实验结果和临床验证，较多中药有不同程度的抗痨杀菌作用，如百部、白及、大蒜、冬虫夏草、功劳叶、葎草等，均可在辨证的基础上结合辨病选用。凡辨证属阴虚火旺，病情处于活动阶段，痰检结核菌阳性而无明显脾虚表现者，亦可适当选用黄连、黄柏、夏枯草、穿心莲、鱼腥草等药物抗痨杀菌，增强治疗的针对性。

（2）**阴虚火旺者，滋阴清痰热**：对于肺痨“主乎阴虚”的病理特点，治疗当以滋养肺阴为主，肺阴得复，则无生火之虑。阴虚与火旺有其内在的联系且互为因果，滋阴可以降火，降火也可以保津，临证要视疾病的具体情况、阴虚与火旺的主次以用药。

若阴虚程度较重，病情由肺及肾，发展至肺肾阴虚，可出现火旺征象，若仅用滋阴之法，不足缓解病情，故需加用降火之剂。如阴虚火旺，灼津为痰，痰热内蕴，咳嗽，咳痰黏稠，色黄量多，舌苔黄腻，口苦，脉弦滑者，当重视清化痰热，配合黄芩、知母、天花粉、海蛤壳、鱼腥草等。

（3）**气虚痰湿者，补气化痰湿**：若气虚夹有痰湿，因肺脾气虚，气不化津，痰浊内生，咳嗽痰多，黏稠色白，纳差，胸闷，舌苔白腻者，当在补益肺脾之气的同时，参以宣化痰湿之品，配合法半夏、橘红、茯苓、杏仁、薏苡仁之类。

（4）**咳血蓄瘀者，宜祛瘀止血**：如咳血而内有蓄瘀，因瘀阻肺络，络损不复，以致咳嗽反复难止，血出鲜紫相杂，夹有黯块，胸胁刺痛或掣痛，舌质紫，脉涩者，当祛瘀止血，药用参三七、血余炭、花蕊石、广郁金、醋大黄等。

（5）**空洞难愈者，扶正托里透毒**：对于难以愈合的肺结核厚壁空洞，治疗应采用软坚托里透毒法。中医学认为“肺之空洞”是由于痨虫蛀蚀而成，同时也因气血衰败、机体失养所致，有似体表之疮疡。明代陈实功《外科正宗·痈疽治法第二》云：“托里则气壮而脾胃盛，使脓秽自排，毒气自解，死肉自溃，新肉自生，饮食自进，疮口自敛。”因此，托里透毒是不可缺少的治疗方法，用当归、黄芪等扶正内托的药物，再入穿山甲、皂角刺等通络软坚透毒而化厚壁，增加排秽托毒作用，促进肉芽的生长，有利于空洞的修复。较难治的结核性脓胸，可用鱼腥草、鹿衔草、夏枯草、野荞麦根、黄芪等托毒排脓。

（6）**急危重候，不拘泥于补虚**：如见急性发病，病情严重，表现“急痨”“百日痨”的特殊情况，或出现类似“湿温”“类疟”等证候者，亦不能拘泥于补虚一法，必须辨证结合辨病治疗。

3. 苦寒降火法，用之有道

（1）**苦寒太过，伤阴败胃**：因本病虽具火旺之证，但本质在于阴虚，故当以甘寒养阴为主，适当佐以清火，但不宜独用苦寒，即使肺火标象明显，亦只宜暂予清降，中病即减，不可徒恃苦寒逆折，过量或久用，以免苦燥伤阴，寒凉败胃伤脾。

（2）**苦寒降火，辨脏腑而治**：应用苦寒降火法，不但要清肺降火，用黄芩、桑白皮、知母、地骨皮之类，若因肺虚金不制木，肾虚不能养肝，而致木火刑金，性急善怒，胸胁掣痛者，当在清金养肺的同时，清肝泻火，药用丹皮、山栀、夏枯草、胡黄连、白薇等；如肺虚心火乘克，肾虚水不济火，而致心火偏亢，虚烦不寐者，可配黄连以泻心火；若肾阴亏虚，相火上乘灼金，而见骨蒸、梦遗者，可配伍黄柏、知母以泻相火。

4. 治标不可损伤正气

肺脏其性最娇，与他脏不同，四脏皆实，独肺之轻虚以浮，既恶寒，又恶燥，清之不能过清，以逆其性，温之不能过温，以伤其阴，补之不能呆滞，以阻气机，故用药须择气质轻清者方合其体。肺痨病临床表现有虚有实，有时亦可表现发热、胸痛、呛咳、咯血等标实证，如出现发热、盗汗等肺热症状，是由于阴虚阳亢所致，与外感六淫的实热性质完全不同，治疗不可轻用汗下法。对于肺气不能清肃，使气郁不展，出现的呼吸喘促，须辨别其虚实的真假，切不可妄用破气、降气之品，只需选用气质轻清者以顺其性，如苏子、杏仁、覆花梗、郁金、贝母等。

八、医案选录

案 1　肺痨不愈，久病传脾

宋某，男，27 岁。

咳嗽已半年，音哑近 4 个月。现症：咳嗽不多，音哑喉痛，食欲不振，腹痛便溏，日渐消瘦。舌苔白垢，脉象滑细。

从肺痨不愈，久病传脾辨治，应肺脾同治，予清肺健脾法。

处方：炙白前 5g，炙紫菀 5g，半夏曲 10g，炙百部 5g，化橘红 5g，枇杷叶 6g，炒杏仁 6g，野於术 5g，土杭芍 10g，焦薏苡仁 6g，紫川朴 5g，云茯苓 10g，冬桑叶 6g，苦桔梗（生炒各半）6g，凤凰衣 6g，诃子肉（生煨各半）10g，粉甘草（生炙各半）3g。

二诊：服药 2 剂，大便好转，日行 1 次，食欲渐增，咳嗽甚少，喉痛减轻，音哑如旧，仍遵前法治之。

前方去桑叶，加南北沙参各 6g，炒苍术 6g。

三诊：前方服 4 剂，大便已正常，食欲增强，精神甚好，咳嗽不多，音哑虽未见效，但喉间已不发紧。

处方：诃子肉（生煨各半）10g，苦桔梗（生炒各半）6g，粉甘草（生炙各半）3g，炙白前 5g，化橘红 5g，黛蛤散 6g（马勃 5g 同布包），炙百部 5g，炒紫菀 5g，炒苍术 6g，云茯苓 10g，白杏仁 6g，炒白术 6g，紫川朴 5g，凤凰衣 5g，土杭芍 10g。

四诊：前方服 4 剂，尚余音哑未见显效，它症均消失。

拟用诃子亮音丸治之。

处方：诃子肉（生煨各半）30g，苦桔梗（生炒各半）30g，粉甘草（生炙各半）30g，凤凰衣 15g。共研细面，冰糖 120g 熬化，对入药粉做成糖球，含服。

按语：此属肺痨不愈，久病传脾。盖脾为肺之母，肺痨日久，子盗母气，则脾气亦虚。脾虚则运化功能减弱，而见食欲不振；脾气虚则运化水湿不利，故见大便稀溏；气血生化乏源则见身体消瘦。治疗宜清肺健脾。药用枇杷叶、冬桑叶、杏仁、白前、紫菀、百部等清肺化痰；於术、茯苓、薏苡仁、川朴、半夏等健脾燥湿化痰；诃子亮音丸利咽发音。药后脾运得健，肺得所养，则病渐向愈。

案 2　肺阴不足，虚热内生

杨某，女，36 岁。

肺痨病史已 8 年，长期服异烟肼治疗。现咳嗽，痰黏，潮热，盗汗，胸痛，口干，月经愆期，舌苔薄白，质红，脉细散。

从肺阴不足，营血日耗，虚热内生辨治，予滋阴清热法。

处方：沙参12g，麦冬、百部各9g，银柴胡3g，青蒿、贝母各9g，黄芩、知母各6g，橘皮4.5g，橘络3g，牡蛎18g，甘草3g。

连服6剂，咳嗽、潮热、盗汗诸症明显改善。乃用枇杷膏、养血膏、加味白及丸续服。5个月后复查，病愈。

按语：患者痨虫蚀肺，肺体受损，肺阴亏耗，阴虚内热，煎熬津液为痰，故可见咳嗽痰黏；咳伤肺络，则见胸痛；阴虚生内热，则见潮热；营阴为热所迫而津泄于外，则见盗汗；肺阴耗伤，津不上乘，故见口干；肾为肺之子，肺肾相生，肺痨日久，金不生水，可致肾水不足，虚火灼金，而转为肺肾两虚，则伴见骨蒸潮热、月经愆期等；舌质红，苔薄白，脉细数，均属肺阴不足，虚热内生之证。故治疗上予滋阴清热为法。处方中沙参、麦冬滋养肺阴，银柴胡、青蒿、黄芩、知母清退虚热，橘皮、橘络、贝母、百部润肺止咳化痰，百部还可抗痨杀虫，全方共奏滋肺阴、退虚热、抗痨杀虫之功。症状缓解之后继予枇杷膏、养血膏等清养肺阴之品以善后。

案3　肺阴亏损，肺失肃降

张某，男，30岁。

既往有支气管炎病史，胸部X线透视发现左上肺第一前肋间有片状实质浸润病灶，部分较致密，诊为左上肺浸润型肺结核，服异烟肼等抗痨药年余未愈。现见咳嗽作呛，咯痰黏白，时或带血，胸部闷痛，体倦纳少，大便干燥，舌苔薄白，脉细。

从肺阴亏损，肺失滋润，肃降无权辨证，治以养阴润肺，镇咳化痰。

处方：南北沙参各9g，天麦冬各9g，冬虫夏草4.5g，甘草

3g，炙百部9g，白前9g，紫菀9g，款冬花9g，橘白6g，川贝母6g，瓜蒌皮12g。

服12剂后咳嗽大减，胸部闷痛消失，遂用枇杷膏、加味白及丸常服，治疗半年后胸透病灶趋向硬结。继续服药巩固3个月，复查病灶全部硬结。

按语：本案属肺阴亏损证，因肺阴不足，肺失滋润，失于宣肃，不能输布津液，津聚成痰，故咳嗽作呛，咯痰黏白，治以养阴润肺，止咳化痰。方中南北沙参、天麦冬、冬虫夏草滋阴；川贝母、百部化痰止咳，且百部还可抗痨杀虫；白前、紫菀、款冬花、橘白、瓜蒌皮等宣肺化痰通络；甘草益气，并可调和诸药。此为慢性久病，终以膏丸调治而收全功。

案4　肺虚络损，阴伤火炎

沙某，男，46岁。2001年10月8日初诊。

患者糖尿病6年，发现肺结核1年，在当地医院用抗结核药物治疗。近1周干咳加重，痰少，咯血色黯，有血块，伴右侧胸部针刺样疼痛，低热，体温37.6℃，面色潮红，口干，手足心热，疲劳乏力，纳食不香，舌边尖红，苔薄黄，脉细数。心肺听诊无异常发现。

证属肺虚络损，阴伤火炎，治宜滋阴润肺，凉血化瘀，方选百合固金汤、犀角地黄汤加减。

处方：北沙参10g，麦冬10g，天冬10g，玉竹10g，百合10g，白及10g，炙百部10g，白毛夏枯草10g，银柴胡10g，地骨皮15g，功劳叶15g，仙鹤草20g，生地黄10g，赤芍10g，水牛角30g（先煎），玄参10g，地锦草15g，黑山栀10g。日服1剂。

另：参三七粉每次1.5g，每日2次，冲服。

2001年10月12日二诊：服上药4剂，低热平，干咳减轻，咯血减少，前法继进。

原方去地骨皮、银柴胡，继服，每日1剂。

2001年10月17日三诊：服上药5剂，咯血止，偶有干咳，口干，手足心热，疲劳乏力，食欲略增。

证属肺阴亏虚，治宜滋阴润肺，抗痨止咳。

处方：南北沙参各10g，麦冬10g，天冬10g，玉竹10g，百合10g，天花粉15g，白及10g，炙百部10g，白毛夏枯草10g，功劳叶15g，川贝母10g，杏仁10g，桔梗6g。继服10剂，以资巩固。

按语：消渴、肺痨两病，其共性病理特点是在病程多数阶段都以阴虚燥热为主，两病互为因果，则肺燥津伤，肾虚阴亏，终致肺肾阴虚，上下交损，而致阴虚火炎，灼伤肺络，久则络热血瘀，络损血溢。故治宜滋阴以降火，凉血以化瘀，柔络以止血。首诊选用百合固金汤、犀角地黄汤加减，即收佳效，符合“火降则血自宁静，瘀散则血自循经”要旨。

第九章 悬 饮

悬饮属于痰饮病中的一个类型。早在汉代《金匮要略·痰饮咳嗽病脉证并治》即指出:“水流在胁下，咳唾引痛，谓之悬饮。”说明本病的病理变化，主要是水饮停聚在胸胁下。其临床主要症状为咳嗽、气急、胸痛等。但在发生、发展的全过程中，初起可以表现为温病证候，或《伤寒论》中所述的“少阳证”“结胸证”。如《温病条辨》即有“伏暑、湿温胁痛……或竟寒热如疟状”的论述。并可因饮停胁下，而见“胸胁痛”“胸痹”等证。若迁延病久，还可出现“虚损”之候。

从悬饮的临床表现来看，与现代医学的胸腔积液、胸膜炎颇类似。

一、病因病机

悬饮的发生，多因素体虚弱、劳累太过、外邪侵袭而致，如《温病条辨》论悬饮说:“此因时令之邪，与里水新搏。”陈修园说:“凡五脏有偏虚之处而饮留之。”

（一）病因

1. 外邪侵袭

外邪犯肺，导致肺气虚弱，宣降失常，影响水液代谢，留于胁下。外邪多为温热之邪，如《温病条辨·下焦篇》言:“伏暑湿温，积留支饮，悬于胁下，而成胁痛之证甚多。”

2. 正气虚弱

平素体弱，或劳累太过，或久病体虚，导致正气不足，肺气亏耗，进而肺气宣降失常，气机逆乱，水液输布障碍，积聚于胸胁。同时，肺气防御功能降低，更易引邪深入，从而导致悬饮。

（二）病机

1. 病机总属邪犯于肺，气不布津，饮停胸胁

肺居上焦，位在胸中，两胁为少阳经脉分布循行之处，气机升降出入之枢。初起邪犯于肺，肺气不宣，则咳嗽气急，或因痰热蕴结，而见身热，证类风温。邪郁少阳，枢机不和，出现寒热往来。如肺气郁滞，不能宣通布散水液，气不布津，津液停于胸胁，留而成饮。

2. 饮停胸胁，日久可致气滞血瘀之变

邪居胸胁，络气不和，气机升降失调，则可引起胸胁疼痛，呼吸不利。后期因络脉气血运行不畅，由气滞导致血瘀，则胸痛经久不已。

3. 病属正虚邪实，水饮内停，气阴两伤

本病原属正虚感邪，或久病伤正，饮邪内蕴，气郁日久，俱可化热伤阴，出现阴伤之证。或同时耗损肺气，表现气阴两伤之候。

二、辨证要点

悬饮发病缓急不一，多数均有发热、胸痛。如积液形成而量多，可有呼吸困难，一般以结核性胸膜炎多见。辨证应当注意病程的发展演变。初期症见胸痛、咳嗽，常有恶寒发热，有汗而热不解，胸胁刺痛，此时邪在少阳。当胸腔积液形成后，胸痛常逐渐缓减，积液量多者，呼吸困难，每见病侧胸部膨满隆起，此时多为饮停胸胁。若病久不解，往往导致气机不畅，出现胸胁部疼痛，胸闷不舒，呼吸不畅。疾病后期，久热伤阴，可导致阴虚内热之象。

三、治则治法

根据悬饮发病的不同阶段确立不同的治疗方法。发病初期，邪郁少阳，治先和解疏利。停饮期，水留胁下，治宜逐水祛饮。络气不和者，理气和络。恢复期，阴伤气耗者，当养阴益气。

四、证治分类

1. 邪郁少阳证

（1）辨证

特异症：寒热往来，身热弛张起伏，胸胁刺痛，呼吸、转侧疼痛加重。

可见症：有汗而热不解，咳嗽少痰，气急，心下痞硬，干呕，口苦，咽干，舌苔薄白或黄，脉弦数。

（2）**治法**：和解疏利。

（3）**例方**：柴枳半夏汤加减。该方和解清热，涤痰开结，适用于悬饮初期寒热往来、胸胁闷痛等症。

（4）**常用药**：柴胡、黄芩和解清热；瓜蒌、半夏化痰开结；枳壳、桔梗、赤芍理气和络。

（5）**加减**：咳逆气急，胁痛，加白芥子、桑白皮泻肺化痰；心下痞硬，口苦，干呕，加黄连清热燥湿，以与半夏、瓜蒌配合应用。此外，如见证类“风温”，热盛寒微，有汗不解，咳嗽气粗者，去柴胡，加麻黄、石膏、杏仁、甘草等清泄肺热。

2. 饮停胸胁证

（1）辨证

特异症：呼吸困难，咳逆气喘息促，仅能偏卧于一侧。

可见症：咳唾引痛，但痛势较初期减轻，胸胁胀满，甚则可见偏侧胸廓隆起，舌苔薄白，脉沉弦或弦滑。

（2）**治法**：逐水祛饮。

（3）**例方**：十枣汤或控涎丹、椒目瓜蒌汤加减。前两方均为攻逐水饮之剂。十枣汤力峻，体实证实，积饮量多者用之，每服1～3g，装胶囊服，早晨空腹时用大枣10枚煎汤送下，1～3日服一次，可连服5～6次。控涎丹药力较缓，善祛皮里膜外之痰水，有宣肺理气之功，用量从1.5g递加到4.5g，每日早晨空腹顿服，连服3～5日，必要时停2～3日再服。服上药后，可见轻度肠鸣，腹痛，腹泻，如呕吐、腹痛、腹泻过剧，应减量或停服。椒目瓜蒌汤则泻肺祛饮，降气化痰，可配合上药服用。

（4）**常用药**：葶苈子、桑白皮、杏仁泻肺逐饮；苏子、白芥子、瓜蒌皮、陈皮、半夏降气化痰；椒目、猪苓、茯苓、冬瓜皮、车前子利水导饮。

（5）**加减**：胸部满闷，舌苔浊腻，加薤白、法半夏。如水饮久延不净，胸胁支满，食少气短，舌苔白滑，加桂枝、白术、甘草，不宜再用十枣汤、控涎丹等攻逐之剂。

3. 络脉不和证

（1）辨证

特异症：胸胁疼痛，胸闷不舒，呼吸不畅。

可见症：闷咳，甚则迁延经久不已，舌苔薄，脉弦。

（2）**治法**：理气和络。

（3）**例方**：香附旋覆花汤。本方理气化痰活络，用于气机不畅，升降失司，络脉不利。

（4）**常用药**：旋覆花、苏子降气化痰；香附、枳壳、柴胡、广郁金、元胡理气止痛；当归、赤芍、降香化瘀通络。

（5）**加减**：痰气郁阻，胸闷苔腻，加瓜蒌、枳壳；久痛入络，痛势如刺，加桃仁、红花、乳香、没药；水饮不净，加通草、路路通、冬瓜皮等。

4. 阴虚内热证

（1）**辨证**

特异症：咳呛时作，咳吐少量黏痰，口干咽燥。

可见症：午后潮热，颧红，心烦，手足心热，盗汗，或伴有胸胁闷痛，病久不复，形体消瘦，舌质红，少苔，脉小数。

（2）**治法**：滋阴清热。

（3）**例方**：沙参麦冬汤合泻白散加减。前方清肺润燥，养阴生津，用于干咳，痰少，口干，舌质红；后方清肺降火，用于呛咳气逆，肌肤蒸热。

（4）**常用药**：沙参、麦冬、玉竹、天花粉养阴生津；桑白皮、地骨皮、甘草等清肺降火。

（5）**加减**：潮热，加鳖甲、功劳叶；咳嗽，配百部、川贝母；胸胁闷痛，加瓜蒌皮、枳壳、广郁金、丝瓜络；积液未尽，加牡蛎、泽泻；兼有气虚，见神疲、气短、易汗、面色㿠白者，加太子参、黄芪、五味子。

五、其他疗法

简验方

（1）白芥子 15g，白术 30g，为末，和捣为丸如梧桐子大，每次服 50 丸，温水送下。治胸膈停饮。

（2）白毛夏枯草 50 ～ 100g，或加瘦猪肉，煨汤。可治结核性胸膜炎。

六、临证备要

1. 根据饮邪在表在里的不同，分别采用发汗、利水之法

饮邪在表者，当温散发汗。水饮在表，皮毛闭塞，肺气不宣，通调失司者，用汗法既可温散发越在表之邪，又可宣肺气以通导水饮下行。悬饮常因感受外邪发病，初起有表寒证候者，可用小青龙汤，或辛温发汗之剂。若外有表寒，内有郁热，证类风温者，可用麻杏甘膏汤解表清里。临床有时可见表解之后，胁下停饮也相应减轻。

饮结于里者，则当温化利水，以冀饮从水道分消。古人虽有“治饮不在利小便，而在通阳化气，气行则水行”的说法，但是在温阳化气的同时，兼以分利，有利于加速分消其饮邪。即使肺痨病活动期之悬饮，体弱阴虚，低热，舌红苔剥，不耐攻逐，用泻肺利水之剂，如大量桑白皮、冬瓜皮、葶苈子、路路通、泽泻、车前子、杏仁、薏苡仁、连皮苓而尿量显增，胸水也可消退。

2. 水饮壅实者可攻逐以缓其急

凡水饮壅盛者，应先从标治，攻逐以缓其急，一般以十枣汤进治，其作用峻猛，副作用较大。宋代陈无择将十枣汤易芫花为白芥子，并将剂型改为丸，称控涎丹，为十枣汤的改进剂型，其逐水之力较缓，对正气的伤害较小。控涎是引导痰涎的意思。白芥子功能利气、豁痰，逐上焦膈以上的水饮，擅于“走皮里膜外之水饮”，与甘遂决经隧之水饮，大戟逐脏腑之水饮同用，实为逐膈上胸腔内液之良方。凡胸腔有较多积液，身无寒热，形体尚盛，饮食未减，没有溃疡病者，即可治之。

运用控涎丹治疗渗出性胸膜炎应注意以下几点：①改进适合剂型，如包衣（虫胶），避免伤胃，产生恶心、呕吐等反应，同时保证药效作用于肠道。②剂量从 1.5 ～ 2.4g 开始，并可逐步增至 4.5g，连服三四日为一疗程。停药两三天，再服。主要根据病情、体质的强弱和耐受程度来决定。审证而交替服椒目瓜蒌汤，其效尤良。③服药期间以早晨空腹最好，因早晨胃中空，药物的吸收与作用快而纯，一般在空腹服药后半小时左右，即可通便。必要时在下午 4 ～ 5 时增服一次。忌在食后或临睡时服，前者容易引起呕吐，后者因临卧时精神一般较困倦，夜间大便易受凉，并且影响睡眠。④服药通便后 1 小时左右，进稀粥一碗，以和胃气。或预先准备枣汤（红枣 10 ～ 20 枚，加水，煮汤），如有胃脘不适时，即服之。⑤服药期间，保持卧床休息，饮食宜以清淡素软为原则。⑥胸水基本消退，即停服控涎丹，随证施治，培补正气，以健脾为主，佐以清肺化痰和络法。

3. 饮热相杂者当温清兼施

一般来说，饮因于寒，但据前人记载和临床实践，也有热饮之证。如《医门法律·痰饮留伏论》云：“饮因于湿，有热有寒……水得于湿，留恋不消，积而成饮，究竟饮证，热湿酿成者多，寒湿酿成者少。”悬饮，有易表现“热饮”之特点，因本病的形成，往往在肺气虚弱的基础上，外邪乘虚而发。如《温病条辨》论悬饮：“此因时令之邪，与里水新搏。”因此，在得病之初，可见温病证候，如类风温证，或因饮停胁下，内郁蒸热，影响肝胆经脉的疏泄条达，而致邪郁少阳，络气不和。正如《温病条辨》所说：“伏暑、湿温胁痛……或竟寒热如疟状。”因此，临床必须按其病理演变过程，分阶段治疗。在初期邪郁少阳者，当和解疏利。如见类风温证则应解表清肺，不得囿于饮属阴邪之说。

4. 饮热伤阴者当润肺和络

一般而言，饮属阴邪，易损阳气，似无伤阴之理。故《通俗伤寒论》指出："时医不读《伤寒》《金匮》，不知饮证，故弃仲景良方，反有所谓阴虚痰饮者，岂知痰饮为阴盛之病，乃以阴盛而误为阴虚，一味清滋，宜乎饮咳久病之数见不鲜也。"然结合临床实践，悬饮病的恢复期，表现阴伤的病例较多，究其机理可能为：一是初起感受时邪发病，表现温热证候者，温邪与里水相搏，饮热内郁伤阴。二是邪犯胸胁，络气不和，久延气郁化火伤阴。三是过用攻下逐水之剂，耗伤津液。四是禀赋不足，素体阴虚，或原有某些慢性疾病，如肺痨之类，故部分病例后期有转归为劳损重证者。治疗当养阴润肺和络，不能妄予辛香及攻逐之剂。

七、医案选录

案 1　寒邪犯肺，津液不布

曹某，女，成人。住院号 120250。

3 天来左侧胸胁疼痛，转侧、呼吸尤剧，咳嗽无痰，胸闷，气短，脘痞恶心，恶寒，发热，无汗，头痛，骨节酸楚，口干黏、有甜味，渴不欲饮，便秘，溲少，舌苔白腻，脉濡数。

体格检查：体温 39.4℃，左侧呼吸运动受限制，第六肋下叩诊浊音，语颤及呼吸音明显降低。

放射线检查：左肺第三肋下见大片致密阴影，左下胸膜炎有积液。

实验室检查：血沉 71mm/h。胸水李氏试验阳性，蛋白定量 8g/dL。

素体肥胖，痰湿偏盛，复加寒邪犯肺，以致肺气失于宣通，脾气转输无权，胸阳失展，气不布津，水液停于胸胁，留而成饮。

治宜宣肺祛饮。

处方：麻黄2.4g，葶苈子9g，炒白芥子4.5g，苏子梗各9g，炒莱菔子9g，光杏仁9g，桔梗3g，炒枳壳6g，旋覆花9g（包），橘红络各4.5g，制香附9g，广郁金9g。

服药5天后，寒罢，身热递降，体温最高38℃，但胸部闷痛、口黏苔腻等痰湿症状仍较明显。

上方去麻黄、枳壳、桔梗，加苍术9g，桂枝3g，温化水饮。

同时用控涎丹以逐水祛饮，每次早晨服2.4g。

在12天中，间断投控涎丹，总量共19.2g，每次药后均得泻利3～5次。胸透复查：左侧胸膜增厚。自觉仍有胸部闷痛，午后低热37.3℃。

乃水饮久郁，络气不和，气滞血瘀之候。

停用控涎丹，汤药方中去苍术、桂枝、葶苈子、莱菔子，加炙乳香、炙没药各3g，降香2.4g。

续服五日，胸部闷痛有减，低烧亦平，原方巩固数日出院。

按语：该患者发病急，因素体肥胖，内有痰湿，外加寒邪犯肺而致。西医检查提示胸腔积液为渗出性，病属悬饮。治疗以宣肺祛饮为法，方用三拗汤合三子养亲汤加减。药用麻黄、杏仁、桔梗宣降肺气；葶苈子、苏子、白芥子、莱菔子降气化痰；旋覆花、香附、广郁金、橘红络、炒枳壳、苏梗理气通络，一方面缓解胸部疼痛，同时气行则水行，以加强行气利水。药后寒虽罢，但痰湿仍在，胸部闷痛较显，果断合用控涎丹逐水祛饮，胸水逐渐消退，仅留胸膜增厚，获得满意疗效。而胸部闷痛并未随着水饮祛除而消减，提示因水饮久郁，以致络气不和，气滞血瘀，不通则痛。遂停控涎丹，加用活血化瘀、理气和络之乳香、没药、降香等药，合初期用之香附、旋覆花、广郁金等降气和络之品，胸痛得以缓解，病情趋向康复。

案 2　邪郁少阳，饮停胸胁

杨某，男，25 岁。

10 天前起病，形寒发热，曾出汗而热未退净，咳嗽不爽，左胁下引痛，吸气尤甚，3 天来加重，舌苔薄白，脉弦滑带数。

体格检查：体温 37.8℃，左背部第五肋下语言震颤减弱，叩诊呈实音，听诊呼吸音减低。

放射线检查：左胸第七后肋以下呈弧形阴影。

从邪郁少阳，饮停胸胁，枢机不和，肺气不宣论治。

先予和解疏利，投小柴胡汤加郁金、杏仁、贝母、旋覆花、葶苈等品。服二剂，体温正常，不复发热，咳亦大减，但胁仍痛，X 线检查同前，乃改用攻逐水饮之法。在 4 天中连续投控涎丹 5 次，第三天由 2.4g 增为 3g，最后一天服 2 次，每次 3g，共 6g。每日大便 2 ～ 3 次，量多，稀水，胁痛全消，再服 2 天，每服 3.6g。X 线复查仅见左下肺稍有透明度减低现象，阴影全消（系积液消退后胸膜轻度遗留增厚之状）。继予调理旬日，痊愈出院。

按语：此案患者由外感导致津液输布不利，留于胸胁，就诊时仍属邪郁少阳证，故治疗以和解疏利为法，给予小柴胡汤加入宣肺化痰之品，药后体温正常，但水饮尚留于胸胁，故胁肋仍然疼痛。因其年轻，体质良好，故选用了控涎丹逐水祛饮治疗，并逐渐加量，很快痛止饮逐而痊愈。发病初期，邪郁少阳，枢机不利，虽然治疗准确，药后热退咳减，但尚未达到饮去的目的，随后予以攻逐水饮法，方取全效。这提示我们悬饮病分期治疗非常重要。

案 3　肺虚阴伤，饮停胸胁

王某，女，67 岁，工人。2000 年 12 月 8 日初诊。

因胸闷、呼吸不畅，检查发现左胸腔积液，先后住院70天，反复抽水，每次约700mL，累计约10000mL，排除肿瘤、结核，按结缔组织病试用强的松治疗。经西医常规治疗3月余，病情无明显改善，邀中医诊治。症见胸闷气急，行走需他人搀扶，头晕，乏力，易汗，盗汗，两颧潮红，关节疼痛不显，口干欲饮，二便尚调，舌质紫，有裂纹，苔薄，脉细数。胸水呈乳糜状。

证属肺虚阴伤，饮停胸胁。

处方：炙鳖甲15g（先煎），南北沙参各10g，功劳叶10g，麦冬10g，炙桑白皮20g，地骨皮15g，葶苈子10g，冬瓜皮15g，瓜蒌皮15g，通草6g，泽兰15g，泽泻15g，猪苓20g，茯苓20g，生白术15g，车前子15g（包煎），泽漆12g，天仙藤12g，路路通10g，旋覆花10g（包煎），降香5g，炒苏子10g。每日1剂。

2000年12月15日二诊：胸闷气急稍减，平卧不舒，盗汗减少，面部潮红，尿量较多，舌质紫暗，有裂纹，苔黄，脉细数。

守原法再进。

上方加阿胶（烊冲）10g，生地黄10g。7剂。每日1剂。

2000年12月22日三诊：听诊、叩诊提示胸水未增长，胸闷有减，食纳有增，面部潮红消减，盗汗亦减，腿酸乏力，舌质暗紫，有裂纹，苔薄黄，脉细。

养阴泻肺利水再进。

上方改炙桑白皮15g。每日1剂。

2000年12月29日四诊：胸闷不著，不咳，面部潮红已消失，盗汗亦减，腿酸乏力，食纳良好，二便正常，舌质暗紫，有裂纹，苔薄黄，脉小滑兼数。因恐胸水吸收缓慢，抽水1200mL，并注射庆大霉素2支，强的松10mg。WBC3.4×10^9/L。

药治有效，守法再进。

上方改桑白皮 25g。每日 1 剂。

此后胸水未再增长，并缓慢减少，先后加用葶苈子、炮山甲、王不留行、水红花子、生黄芪等泻肺通络之品，乳糜胸水基本得到控制。2001 年 1 月 17 日又抽水 1 次，此后胸水渐消，胸闷气急亦随之消减，但肺阴耗伤之象尚难全复，方中又先后加入天冬、麦冬、银柴胡、胡黄连、乌梅等以养肺阴，清虚热。

按语：本案属悬饮，迁延难愈，既有饮停胸胁，阴虚内热之象亦较显著，非峻下逐水，温阳化饮法所能治，但应做到利水勿伤阴，滋阴勿助湿，故以沙参麦冬汤、泻白散、五苓散、旋覆花汤等复方加减以养阴清热，泻肺通络，终收佳效。以鳖甲、功劳叶、地骨皮、桑白皮、瓜蒌皮、沙参、麦冬甘寒清润，养阴清肺，退虚热，与葶苈子、通草、冬瓜皮、猪苓、茯苓、泽兰、车前子、泽漆、生白术、泽泻等泻肺利水之剂配伍，平和淡渗，利水而不伤正，更合旋覆花、降香、路路通、天仙藤等行气化痰，活血通络，使肺脏得养，肺络得和，肺水得利，则痰饮水气无新生之源，而已聚之痰饮得以逐渐清利，邪去正复。

第十章　慢性阻塞性肺疾病

慢性阻塞性肺疾病（简称慢阻肺）是一种常见的以持续的呼吸道症状和气流受限为特征的可以预防和治疗的疾病。其发病机制，系气道慢性炎症引起结构改变，小气道狭窄和肺实质破坏，这些异常导致了肺泡附着物缺失和肺弹性回缩减弱，继而使得呼气时气道保持开放的能力消失。慢阻肺最主要的危险因素是吸烟，但其他的环境暴露如生物燃料暴露和空气污染也参与发病。除环境暴露外，一些宿主因素也是其易患因素，包括基因异常、肺发育异常和老龄化等。凡有呼吸困难、慢性咳嗽或咳痰症状，和（或）有危险因素接触史者，均应考虑慢阻肺的可能。肺功能检查是确诊的必备条件。

早期慢阻肺的临床表现与中医学的内伤咳嗽相似，随着病情的进一步发展，可涉及喘证、肺胀、痰饮等病证。

一、病因病机

本病多因咳嗽、哮喘、支饮、肺痨等慢性肺系疾患，迁延失治，反复发作，耗伤气阴，导致肺虚卫外不固，易受邪侵，痰热内蕴，肺失宣降而致。

（一）病因

1. 外邪侵袭

六淫外邪（包括微生物、气候突变、化学物质刺激、大气污染等）或从口鼻而入，或从皮毛而受，邪袭于肺，肺失“宣肃”，气机升降失常，上逆为咳、为喘。

2. 饮食不当

恣食生冷肥甘，脾失健运，痰浊内生，上干于肺，壅阻肺气，升降不利，肺气上逆，而为咳喘。《仁斋直指方》云：“唯夫邪气伏藏，凝涎浮涌，呼不得呼，吸不得吸，于是上气促急。”即是指痰涎壅盛之证而言。

3. 情志不调

情怀不遂，悲忧伤肺，肺气痹阻，气机不利，上逆而为咳喘；或郁怒伤肝，肝失条达，气机不畅，肝气上逆于肺，或肝郁化火，气火上逆犯肺，肺失肃降而为咳喘。另外，惊恐伤及心肾，气机逆乱，亦可致病。正如《素问·经脉别论》所言：“有所惊恐，喘出于肺。”总之，情志所伤，肺气升降失常，升多降少，则可致气逆作喘。《医学入门·喘》所说“惊忧气郁，惕惕闷闷，引息鼻张气喘，呼吸急促而无痰声者”即属此类。

4. 劳欲久病

过劳伤脾，中气不足，肺气失于充养，而致气虚作喘；劳欲伤肾，精气内夺，根本不固，不能助肺纳气，气失摄纳，逆气上奔为喘；慢性咳嗽、哮病、肺痨等肺系疾病，久治不愈，反复发作，久病肺虚，气阴不足，气失所主，导致短气喘促，而发为本病。

（二）病机

1.“肺虚痰瘀”是本病的病机关键

由于久病咳喘，肺虚卫外不固，外邪每易反复侵袭，引动留伏在肺的痰浊，外邪与痰浊交结，正气愈虚，邪气愈盛，虚实夹杂，诱使本病反复发作，迁延难愈。正如《诸病源候论·咳逆短气候》所说本病为“肺本虚，气为不足，复为邪所乘，壅否不能宣畅，故咳逆短气也”。

病初由于肺气郁滞，脾失健运，津液不化而成痰。日久肺虚不能化津，脾虚不能转输，肾虚不能蒸化，痰浊潴留，成为不易蠲除的“夙根”。痰从寒化则成饮。若复感风寒，则可形成外寒内饮之证。痰郁化热或感受风热，则可形成痰热证。痰浊壅阻气道，或肺虚吸清呼浊功能减弱，浊邪害清，则痰蒙神窍，可见烦躁、嗜睡、昏迷。痰浊蕴肺，病久势深，肺气郁滞，不能治理调节心血的循行，“心主”营运过劳，心气心阳虚衰，无力推动营血，心脉瘀阻，可见心悸，脉结代，唇舌爪甲发绀，颈脉动甚。

2. 病变脏腑主在肺肾，涉及肝脾

肺为气之主，司呼吸，外合皮毛，内为五脏华盖，为气机升降出入之枢纽。肺的宣肃功能正常，则吐浊吸清，呼吸调匀。肾主摄纳，有助于肺气的肃降。故有“肺为气之主，肾为气之根”之说。若外邪侵袭，或他脏病气上犯，皆可使肺失宣降，肺气胀满，呼吸不利而致喘。如肺虚，气失所主，亦可少气不足以息，而为喘；肾为气之根，与肺同司呼吸之出纳，肾元不固，摄纳失常，则气不归原，阴阳不相接续，亦可气逆于肺而为喘。另外，如脾经痰浊上干，或中气虚弱，土不生金，肺气不足，或肝气上逆乘肺，升多降少，均可致肺气上逆而为喘。

3. 病理性质有虚实之分，总属正虚邪实

致病原因不一，故病理性质有虚实之不同。发作期偏于标实，以邪实为主，为外邪、痰浊、瘀血、肝郁气逆，邪壅肺气，宣降不利所致；缓解期偏于本虚，病在肺肾两脏，因阳气不足，阴精亏耗，而致肺肾出纳失常，且尤以气虚为主。病久反复发作，肺病及肾，或正虚复感外邪，或夹痰浊，瘀血上犯，则病情虚实错杂，每多表现为邪气壅阻于上、肾气亏虚于下的上实下虚证候。

4. 重证每多影响及心

本证的严重阶段，不但肺肾俱虚，每多影响到心。因心脉上通于肺，肺气治理调节心血的运行，宗气贯心肺而调呼吸。肾脉上络于心，心肾既济，心阳根于命门之火，心脏阳气的盛衰，与先天肾气及后天呼吸之气皆有密切关系。故肺肾俱虚，亦可导致心气心阳衰惫，鼓动血脉无力，血行瘀滞，面色、唇舌、指甲青紫，甚至出现喘汗致脱，亡阴亡阳的危重局面。

二、辨证要点

本病多发作与缓解交替，常因感受外邪而发作加重，故病程缠绵，轻重不一，但总属本虚标实之证。一般来说，急性加重期偏实，缓解期偏虚。虚实夹杂又有主次之分，或虚多实少，或实多虚少，或虚实并重。病发初期，正气尚盛，正盛邪轻，实多虚少。至发展到一定程度，正气受损，邪气亦重，正邪相争，出现气虚或阴虚或气阴两虚，痰浊潴留，虚实夹杂之证。久则痰浊郁而化火，火热灼津，阴伤气耗，病性由标实为主转为本虚为主。病至晚期，气虚阳微，甚则阴阳并损。

三、治则治法

治疗时应区别标本之缓急，根据病情随证使用祛邪与扶正等法。以标实为主，分别采用燥湿、清热、温肺等法以化其痰。发病者多属年老体虚，每因外感引发，导致病情加重，所以必须重视急则治标的原则。缓解期以补益肺肾培本为主。至于虚实夹杂，寒热互见者，又当分清主次，权衡标本，辨证选方用药。

四、证治分类

1. 表寒肺热证

（1）辨证

特异症：咳嗽气急，息促，鼻扇，痰吐淡黄而稠，兼有泡沫或黄白相杂。

可见症：恶寒发热，烦躁无汗，头痛，口干欲饮，胸闷，小便黄，大便干，舌苔白腻罩黄，舌尖红，脉小滑数。

（2）**治法**：解表清里，化痰平喘。

（3）**例方**：麻杏石甘汤加味。本方有宣肺泄热、降气平喘的功效，适用于外有表证，肺热内郁，咳喘上气，恶寒发热，脉浮大者。

（4）**常用药**：麻黄宣肺解表；黄芩、桑白皮、石膏清泄里热；苏子、杏仁、半夏降气化痰；甘草调和诸药。

（5）**加减**：表寒重，加桂枝解表散寒；痰热重，痰黄黏稠量多，加瓜蒌、贝母清化痰热；痰鸣息涌，加葶苈子、射干泻肺消痰。

2. 痰浊壅肺证

（1）辨证

特异症：咳嗽痰多，色白黏腻或呈泡沫，短气喘息，稍劳即著。

可见症：怕风易汗，脘痞纳少，倦怠乏力，舌质偏淡，苔薄腻或浊腻，脉小滑。

（2）**治法**：化痰降气，健脾益肺。

（3）**例方**：苏子降气汤、三子养亲汤、六君子汤加减。前二方功能降气化痰平喘，但苏子降气汤偏温，以上盛兼有下虚，寒痰喘咳为宜，三子养亲汤偏降，以痰浊壅盛，肺实喘满，痰多黏腻为宜；六君子汤健脾燥湿化痰，偏补，以脾虚兼有痰湿者为宜，可作为症情稳定时的调治方。

（4）**常用药**：苏子、前胡、白芥子、莱菔子降气化痰；茯苓、白术、甘草健脾益气；陈皮、半夏、厚朴燥湿化痰。

（5）**加减**：痰多胸满，不能平卧，加葶苈子泻肺祛痰；肺脾气虚，易汗，短气乏力，痰量不多，酌加党参、黄芪、白术、甘草、茯苓健脾益气，补肺固表；若痰从寒化饮，外感风寒诱发，咳喘，痰多白黏泡沫，见表寒里饮证者，可宗小青龙汤意，加麻黄、桂枝、细辛、干姜散寒化饮；饮郁化热，烦躁而喘，脉浮，用小青龙加石膏汤兼清郁热。

3. 痰热郁肺证

（1）辨证

特异症：咳逆喘息气粗，痰黄或白，黏稠难咯。

可见症：烦躁，胸满，或身热微恶寒，有汗不多，溲黄，便干，口渴，舌质红，舌苔黄或黄腻，边尖红，脉数或滑数。

（2）治法：清肺化痰，降逆平喘。

（3）**例方**：越婢加半夏汤、桑白皮汤加减。两方皆能清泄肺热。前方清宣肺气，解表化饮，用于饮热郁肺，外有表邪，喘咳上气，身热，脉浮大；后方清泄肺热，化痰降逆，用于痰热壅肺，喘急胸满，咳吐痰黄，或黏白稠厚。

（4）**常用药**：麻黄、杏仁宣肺平喘；生石膏、黄芩、桑白皮、葶苈子清泄肺中郁热；鱼腥草、法半夏、贝母、生甘草清肺化痰。

（5）**加减**：若痰热内盛，胶黏不易咯吐者，加瓜蒌皮、海蛤粉、风化硝清热滑痰利肺；痰鸣喘息，不得平卧，加射干、白前泻肺平喘；痰热伤津，口干舌燥，加天花粉、知母、芦根以生津润燥；阴伤而痰量已少，酌减苦寒药物，加沙参、麦冬等养阴。

4. 肺气郁痹证

（1）辨证

特异症：发时突然呼吸短促，气憋，咽中如窒。

可见症：每因情志刺激而诱发，胸闷胸痛，常伴精神抑郁，失眠，心悸，苔薄，脉弦。

（2）治法：开郁降气平喘。

（3）例方：五磨饮子加减。本方可行气开郁降逆，适用于肝气郁结之胸闷气憋，呼吸短促。

（4）常用药：沉香、木香、川朴花、枳壳行气解郁；苏子、金沸草、代赭石、杏仁降逆平喘。

（5）加减：肝郁气滞较著，加柴胡、郁金、青皮等疏理肝气之品以增强解郁之力；伴有心悸、失眠者，加百合、合欢皮、酸枣仁、远志等宁心；气滞腹胀，大便秘结，加大黄以降气通腑，即六磨汤之意。

5. 肺肾气虚证

（1）辨证

特异症：呼吸浅短难续，声低气怯，咳嗽，痰白如沫。

可见症：张口抬肩，倚息不能平卧，痰吐不利，胸闷，心慌，形寒汗出，舌淡或黯紫，脉沉细数无力，或有结代。

（2）治法：补肺纳肾，降气平喘。

（3）例方：平喘固本汤、补肺汤加减。两方皆可补益肺肾，化痰平喘。前方益肾纳气作用较强，适用于下虚为主者；后者补肺益气，肺气虚弱者尤宜。

（4）常用药：党参（人参）、黄芪、炙甘草补肺；冬虫夏草、熟地黄、胡桃肉、坎炁益肾；五味子敛肺气；灵磁石、沉香纳气归原；紫菀、款冬花、苏子、法半夏、橘红化痰降气。

（5）**加减**：若肺虚有寒，怕冷，舌质淡，加肉桂、干姜、钟乳石；兼有阴伤，低热，舌红苔少，加麦门冬、玉竹、生地黄；气虚瘀阻，颈脉动甚，面唇发绀明显，加当归、丹参、苏木活血通脉。如见喘脱危象者，急用参附汤送服蛤蚧粉或黑锡丹补气纳肾，回阳固脱。病情稳定阶段，可常服皱肺丸。

6. 肺肾阴虚证

（1）辨证

特异症：动则气喘，干咳无痰或少痰，痰黏稠不易咯出。

可见症：声音嘶哑，口干咽燥，五心烦热，潮热盗汗，腰膝酸软，舌红少苔，脉细数。

（2）**治法**：滋补肺肾之阴，化痰止咳。

（3）**例方**：沙参麦冬汤合左归丸加减。

（4）**常用药**：沙参、麦冬、百合、花粉、熟地黄、山萸肉、怀山药、枸杞子、川贝母、紫菀、百部、甘草。

（5）**加减**：咳而气促，加五味子、诃子收敛肺气；潮热盗汗，加功劳叶、银柴胡、瘪桃干、浮小麦清虚热敛汗；阴虚肺热，加桑白皮、地骨皮清泄肺热；咳吐黄痰，加海蛤粉、知母、黄芩清热化痰。

7. 正虚喘脱证

（1）辨证

特异症：喘逆剧甚，张口抬肩，鼻扇气促，或有痰鸣。

可见症：端坐不能平卧，稍动则咳喘欲绝，心慌动悸，烦躁不安，面青唇紫，汗出如珠，肢冷，脉浮大无根，或见歇止，或模糊不清。

（2）**治法**：扶阳固脱，镇摄肾气。

（3）**例方**：参附汤送服黑锡丹，配合蛤蚧粉。前方扶阳固脱，后方镇摄肾气，而蛤蚧可温肾阳，散阴寒，降逆气，定虚喘。

（4）常用药：人参、黄芪、附子益气回阳救逆；山萸肉、冬虫夏草、五味子、蛤蚧粉摄纳肾气。

（5）加减：若伴有烦躁内热，口干颧红，汗出黏手，为气阴俱竭，可去附子，加麦冬、西洋参、炙甘草益气养阴；汗出气逆，加龙骨、牡蛎敛汗固脱。

五、其他疗法

1. 简验方

（1）猪胆汁，烘干研粉，每服3～6g，每日3次。用于肺热实喘。

（2）莱菔子、皂角、姜汁和蜜为丸，如梧子大，每服50丸，每日2～3次。用于痰浊实喘。

（3）五味子250g，加水煎半小时，冷却，放入鸡蛋10个，用药汁浸泡，10天后，每晨取1个，糖水或热黄酒冲服。

（4）紫衣胡桃肉10个，每晚临睡前细嚼，用淡盐水送服。

（5）紫河车粉1.5g，每日2～3次，开水送服。

2. 外治疗法

（1）熏洗方：白凤仙花草1株，艾叶、杏仁各30g，白果仁、白烛子各25g，诃子20g，延胡索、川椒目各15g，水煎，熏洗肺俞、云门、中府穴。适用于气喘、咳嗽、有痰者。

（2）烟熏方：南星、款冬花、鹅管石、佛耳草、雄黄等分，研细末后以艾拌匀，用生姜1片放舌上，将艾点燃，吸烟入喉中。主治喘息、气促、咳嗽。

六、临证备要

1. 虚实夹杂，当分清主次

慢阻肺病机复杂，总属虚实夹杂之证，急性期虽多以邪实为主，自应祛邪为先，然本病多为素体虚弱，卫外不固，既可招致外邪入侵发病，也是病邪随体质而从化的重要内因，因此在标实的同时每亦兼有本虚。久病，虽曰由实转虚，但纯虚无邪者实属罕见。因实致虚，且正虚每易反复感邪而致急性发作，表现为实多于虚。缓解期则表现为虚中夹实。故病证虚实夹杂，但有主次的不同，偏实者辨其病邪及病理因素，偏虚者辨其病理性质与脏腑病位。治疗时亦应注意，如感受外邪急性发作，应祛邪扶正，标本兼顾；若为缓解期则应扶正祛邪，治本顾标。

2. 寒热错杂，须掌握转化

慢阻肺每多寒热错杂，且寒热之间又可转化。如痰浊阻肺者，每因新感而致痰浊化热。若反复发作，则可出现痰浊转从寒化，气不布津，停而为饮，形成寒饮伏肺证；若肺脾气虚，阳气渐衰，甚至及肾，而成肺气虚寒证。又如痰热内蕴，风寒外束者，可以表现外寒内热的寒包热证；寒痰内蕴久郁也可化热，尤其是感受外邪引发，更易如此。临证当权衡寒热主次，分别处理。

3. 顽痰阻滞，涤痰利肺为先

痰浊是慢阻肺病程中的重要病理因素。病初由于肺气郁滞，脾失健运，津液不化而成。日久肺虚不能化津，脾虚不能转输，肾虚不能蒸化，痰浊潴留，成为不易蠲除的“夙根”。慢阻肺在感受外邪，诱致急性发作时，每因外邪引动肺中伏痰而致痰浊壅阻气道，肺气不利，痰涌气闭，导致咳喘气憋危候，此时痰的性质黏稠浊腻、难化难消，属于顽痰、老痰一类，如能通过吐利荡涤排出，及时祛除气道的胶痰，则窒息之势自可逆转，故涤痰利肺是治疗慢阻肺，缓解病情的重要治法之一。治痰可用六安煎、三子养亲汤、葶苈泻肺汤加减，药如半夏、白芥子、桔梗、莱菔子、葶苈子、海浮石、礞石、泽漆、皂荚等，寒痰可加干姜、细辛，热痰加知母、黄芩、竹沥，肺热腑实加大黄、风化硝。并伍沉香、苏子、陈皮、厚朴顺气导痰，这是治痰常以理气为先理念的贯彻。

4. 病程缠绵，重视扶正固本

老年慢阻肺患者，由于久病宿痰，正气耗伤，初则伤及肺气，继则累及脾、肾、心，甚至于肝，而致五脏俱虚。肺气虚卫外不固，则易感外邪而诱发旧病；脾虚则水湿不运，聚湿生痰；肾虚则气化不能，水泛为痰。因此痰为发病的重要病理因素，以致病程缠绵，反复发作。缓解期虽病情暂缓，而正气未复，一遇外邪，即易引发。而病家往往忽略固本之要。病势既然减轻，咳喘暂平，但常因患者不能坚持长期服药，导致病情反复，不能根治。所以，固本之法，是老年慢阻肺治疗过程中贯彻始终的大法。发作期，咳喘严重，痰多壅盛，则以清肺化痰为先，缓解期，病情平稳，或每年夏秋未发之时，采用扶正固本之法长期调治，宜以培补脾肾为主，常用固本咳喘片、河车大造丸、左归丸等。

5. 肺病及心，痰瘀阻碍肺气

本病后期可由痰浊潴留，肺失治节，心血营运不畅，或痰瘀阻碍肺气，瘀滞心脉，而致肺病及心。正如《丹溪心法·咳嗽》所说："肺胀而咳，或左或右不得眠，此痰夹瘀血碍气而病。"临床既见喘咳短气、痰多色白黏腻、舌苔浊腻、脉小滑数等痰浊壅肺证，又见心慌不宁，胸闷，颈脉动甚，面唇、爪甲、舌质暗紫，脉来参伍不调等心脉瘀阻之候，或血瘀水停而身肿，或血瘀络损而咯血。治当化痰行瘀，降气平喘，可予杏苏二陈汤合桃红四物汤加减。药如苏子、白芥子、葶苈子、法半夏、杏仁、桃仁、降香、苏木、泽兰、丹参、泽泻、泽漆等。其中的代表药物是苏木和泽漆。

七、医案选录

案 1　寒痰伏肺，肺失宣降

戈某，男，55 岁。2006 年 7 月 6 日初诊。

慢性咳喘十余年，上周贪凉，病情发作。咳嗽明显，咳白沫痰，难咯，时有气喘，食纳、夜寐可，二便正常，苔淡黄腻，舌质暗红，脉细滑。

寒痰伏肺，肺失宣降。

处方：蜜炙麻黄 5g，光杏仁 10g，生甘草 3g，法半夏 10g，射干 10g，炙紫菀 10g，炙款冬 10g，白前 10g，细辛 3g，淡干姜 3g，五味子 3g，炙桂枝 6g，炒白芍 10g。7 剂。

2006 年 7 月 13 日二诊：近来咳喘逐渐减轻，间有咳嗽，痰黏色白，呼吸困难，喉中有痰，大便尚调，苔腻罩黄，脉细。

仍当宣利肺气，化痰平喘。

处方：蜜炙麻黄 5g，杏仁 10g，炙甘草 3g，法半夏 10g，炙款冬 10g，炙白前 10g，射干 10g，炙桑白皮 10g，细辛 3g，干姜 3g，桔梗 5g，泽漆 15g，炒苏子 10g，紫菀 10g。7 剂。

按语：此患者素患咳喘，久病肺虚，易受邪侵，引动宿痰而致外有表邪，内有寒痰，肺失宣降。故治疗应外散风寒，内蠲寒痰，宣利肺气，止咳平喘。选用三拗汤宣肺解表，合小青龙汤温化寒痰，射干麻黄汤加白前宣肺祛痰，下气止咳。二诊患者咳喘逐渐减轻，故仍以宣利肺气、化痰平喘为主治疗，佐以桔梗、泽漆化痰利咽，炒苏子降气化痰平喘。观其苔腻罩黄，痰有化热之势，故加用炙桑白皮清肺化痰。本案较好地运用了“发时治标”

的原则，达到了邪去正安的效果。其中麻黄能解表散寒，宣肺平喘，为必用要药，若过早投以清肃之剂，反易遏邪。

案 2　痰湿干肺，久郁化热

周某，男，50 岁。1995 年 2 月 23 日初诊。

慢支、肺气肿病史十余年。近日加重，咳喘并作，胸闷，呼吸不畅，咳痰，清稀黏白，咳吐不爽，苔黄薄腻，质红，脉弦滑。有结核病史。

处方：炙麻黄 3g，光杏仁 10g，生甘草 3g，法半夏 10g，炒苏子 10g，炙射干 6g，炙桑白皮 10g，葶苈子 10g，前胡 10g，炙紫菀 10g，炙款冬 10g，南沙参 12g。7 剂。

1995 年 3 月 6 日二诊：咳嗽显著减轻，但未能全部消失，夜晚明显，痰黏，咳吐不利，舌苔黄，质偏红，脉弦缓。

再予清金化痰。

1995 年 2 月 23 日方加炒黄芩 10g，厚朴 5g。

1995 年 3 月 20 日三诊：咳喘减轻，晨起仍有发作，咳痰成块状，吐出欠爽，口干，午后易汗，胸闷，脑涨，舌苔薄黄，舌质红，脉小滑数。

痰热郁肺，肺气不宣。

处方：南北沙参各 10g，麦冬 10g，天花粉 10g，射干 6g，法半夏 6g，桑白皮 12g，黄芩 10g，葶苈子 10g，僵蚕 10g，桔梗 5g。

1995 年 4 月 14 日四诊：清肺化痰，止咳平喘，病情基本缓解，但晨起有阵发性咳嗽，咳痰不多，苔薄黄，脉细。

仍当养阴清肺，止咳平喘。

3 月 20 日方 14 剂继服。

按语：本例患者咳喘久病，急性发作，辨证为痰湿干肺，肺气不宣，以邪实为主，故治疗以祛邪为先。选用三拗汤宣肺祛邪，法半夏、炒苏子、炙射干、前胡降气化痰，止咳平喘，葶苈子、炙桑白皮泻肺平喘，炙紫菀、炙款冬相须为用，润肺化痰，止咳定喘。痰湿久郁化热，热郁津伤，故加南沙参养阴清肺，化痰止咳。二诊咳喘减而不尽，再予清金化痰，加用黄芩清泻肺热，厚朴下气平喘。三诊邪实渐除，本虚渐露，故转以养阴清肺，止咳平喘。四诊患者病情平稳，原法继进。本案较好地运用了“邪祛则正安”“祛邪不忘扶正”“治随证转”等原则，故取效甚捷。

案 3　痰浊壅肺，肺气郁闭

方某，男，64 岁。1998 年 9 月 9 日初诊。

老慢支病史多年，今年 5 月发作，曾因痰阻气道引起窒息。查见声带息肉已摘除，CT、支气管镜检查未见特殊病变。钡剂透视上消化道无异常。近日咳嗽，但不严重，稍有气喘，咽喉间有痰鸣，自觉常有咽喉闭塞，午后、夜间气喘加重，大便调，口干。舌苔黄腻，舌质偏红，脉小滑数。

痰湿干肺，肺气郁闭。

处方：法半夏 10g，陈皮 10g，茯苓 10g，炙甘草 3g，桔梗 5g，炒苏子 10g，炒白芥子 5g，炒莱菔子 10g，葶苈子 10g，炙桑白皮 10g，厚朴 6g，海浮石 10g，猪牙皂 3g。

猴枣散 2 盒，每次 0.3g，每日 2 次。

1998 年 9 月 16 日二诊：药后排痰稍爽利，痰黏色白，苔薄质偏暗，脉细滑。

宣化痰湿，清养肺阴。

处方：法半夏 10g，陈皮 6g，炒苏子 10g，炒白芥子 5g，炒莱菔子 10g，厚朴 5g，广杏仁 10g，葶苈子 12g，南沙参 12g，桔梗 5g，炙桑白皮 10g，海浮石 10g，猪牙皂 2.5g，前胡 10g。

1998 年 9 月 30 日三诊：药后排痰爽利，痰稠厚，色白不黄，胸闷减轻，脉小弦滑。

原法继进，上方改猪牙皂 3g，加北沙参 12g。

按语：本案以痰浊为主要病理因素，故祛除痰浊应为第一要务。用二陈汤燥湿化痰，三子养亲汤加葶苈子降气涤痰，桔梗甘草汤利咽祛痰，加厚朴燥湿化痰、下气平喘，炙桑白皮清肺化痰、泻肺平喘，海浮石清肺化痰，猪牙皂辛能通利气道，咸能软化胶结之痰，故用之祛顽痰、通窍开闭。并用猴枣散清热豁痰。猴枣散出自《全国中药成方集》，药物组成为猴枣、羚羊角、天竺黄、川贝母、礞石、沉香、麝香、硼砂，可用于痰热闭肺，喘促气粗，胸满胁胀，痰涎壅盛，甚则动风痉厥者，每次服 0.3 ～ 0.6g，每日 2 次。药后患者咳痰爽利，但咳痰仍较多，继以宣肺化痰为法，并酌配清养肺阴以润肺化痰，至三诊时诸症均减。

案 4　痰饮伏肺，肺肾亏虚

马某，男，54 岁。2009 年 10 月 22 日初诊。

患者肺气肿病史 4 ～ 5 年，嗜烟，发病时晨起喘咳，有痰清稀，自觉吸气困难，胸膈不舒，怕冷，手足清冷，腹部胀满，腰痛，尿黄，大便尚调。舌苔白腻，质暗紫，脉细滑。

痰饮伏肺，久病肺肾亏虚。治宜清肺化饮，补肾纳气，化痰止咳。

处方：蜜炙麻黄 5g，光杏仁 10g，炙款冬 10g，炙桑白皮 12g，法半夏 10g，炙紫菀 10g，射干 10g，苏子 10g，炙白前 10g，桃仁 10g，桔梗 6g，炙甘草 3g，南北沙参各 10g，当归 10g，泽漆 15g，淫羊藿 10g。

2009 年 11 月 12 日二诊：药后胸闷、腹满减轻，动则气喘，不咳，痰少不多，手足清冷，饮水较多，小便不黄。舌苔黄中部腻，舌质暗，脉弦滑。

原方加熟地黄 10g，沉香粉 3g（冲）。

药后诸症悉减，治守原法，上方加减继服，以巩固疗效。

按语：本案患者肺气肿病史 4 ～ 5 年，久发正气不足，再加上嗜烟，长期熏灼肺络，灼津为痰，肺虚痰浊，引动内饮，痰饮搏结，肺气郁闭，不得宣畅，发为喘咳；肺病日久，累及于肾，肾脏亏虚，不能滋养肺脏，则肺愈亏。其表现出正虚邪实之象，治当温化寒痰，补肺纳肾同治。一诊方中炙麻黄、光杏仁、法半夏等宣肺化饮，降气平喘；炙桑白皮、射干泻肺化痰；炙款冬、炙紫菀、苏子、炙白前、桔梗、甘草理气化痰；桃仁活血通络；南北沙参、当归滋养阴津；淫羊藿温补肾阳。诸药相合，温肺化饮，补肾纳气，化痰止咳，虚实兼顾，但以治实为主。二诊咳嗽咯痰等标实症状缓解，但动则气喘等肾不纳气之症仍然明显，加熟地黄、沉香以增强补肾纳气之力，药后诸症逐渐平息。从上可见，咳喘病久肺实肾虚，治疗往往需虚实兼顾，其中也有先后主次之分，须加以明辨。

案 5　痰瘀阻气，气阴两伤

孔某，男，75 岁。2008 年 7 月 16 日初诊。

患者有慢支、肺气肿多年，经常咳嗽，痰多色白质黏，去年查见“甲状腺腺瘤，甲减”，自觉怕冷多汗，测体温为 37.2℃，疲劳乏力，大便欠实。舌苔黄薄腻，中部有剥脱，舌质偏红，脉细。

证属肺肾两虚，痰瘀阻气，气阴两伤。治宜肺肾同治，气阴双补，化痰通络。

处方：潞党参 12g，生黄芪 20g，南北沙参各 12g，大麦冬 10g，炒玉竹 10g，羊乳参 15g，山慈菇 10g，泽漆 12g，猫爪草 15g，炒苏子 10g，炙款冬 10g，法半夏 10g，焦白术 10g，茯苓 10g，炙甘草 3g，五味子 5g，山萸肉 10g，怀山药 12g。

2008年7月30日二诊：咳嗽较少，咳痰稠浓，不易咳出，怕冷稍轻，微有低烧，易汗。舌苔黄，有剥脱，舌质红，脉细滑。

7月16日方加桔梗6g，鱼腥草15g，炙桑白皮12g。

2008年8月20日三诊：近来怕冷明显减轻，体温正常，咳嗽有痰，质黏，矢气稍多，嘈心，食纳尚好。舌苔淡黄腻，脉小细滑。

7月16日方改泽漆15g，加肿节风15g，大贝母10g，桔梗6g，鱼腥草20g，陈皮6g。

2008年9月3日四诊：近来胃中尚舒，咳嗽有痰，有时难咯。舌苔黄，舌质红，中裂，脉细。

8月20日方加淫羊藿10g。

按语：慢性阻塞性肺疾病患者肺功能较差，肺虚感邪，迁延不愈，损伤正气，因其病程较长，年龄较大，肺肾两脏均可受累。因此，本病在治疗上既要遵循发时治标的原则，又不能忽视补益肺肾而固护正气，以更好地祛邪。

本案患者年老久病，肺肾俱虚，气虚津液不归正化而为痰，阴虚则灼津为痰，气虚无力行血，血涩而为瘀，阴虚不能敛阳，虚火灼津，血稠而为瘀。痰瘀夹杂，胶结为患，使肺肾二脏愈加亏虚。治疗当注意化痰通络，邪去则正安，肺肾二脏则能得以充盛。方中潞党参、生黄芪、焦白术、茯苓、炙甘草益气健脾；南北沙参、大麦冬、炒玉竹养阴润肺；羊乳参、山慈菇、泽漆、猫爪草清热解毒，消肿散结；炒苏子、炙款冬、法半夏化痰止咳；五味子、山萸肉、怀山药补肾纳气。诸药合用，则正气得以恢复，肺肾功能得以正常发挥，邪气可祛，痰瘀无以再生。

案6　气阴两虚，肺失宣降

武某，男，53岁。2004年8月2日初诊。

有慢性支气管炎、肺气肿病史，近来有胸闷感，稍咳，无痰，鼻塞，通气欠良，有涕，舌苔薄黄腻，舌质暗，脉小滑。

治当补益气阴，宣利肺气。

处方：太子参12g，大麦冬12g，五味子5g，生黄芪15g，羊乳参15g，川百合12g，法半夏10g，炒苏子10g，陈皮6g，前胡10g，炒玉竹10g，炙桑白皮10g，桔梗5g，生甘草3g，苍耳草15g，金沸草10g，炒枳壳10g。21剂。

2004年8月25日二诊：咳喘发作一次，与寒温失调有关，目前不咳，纳差，胸闷不显，易汗，二便尚调，舌苔薄黄腻，舌质暗，脉细滑。

仍当标本兼治。

处方：太子参12g，潞党参10g，生黄芪15g，南北沙参各12g，法半夏10g，陈皮6g，茯苓10g，炙甘草3g，炒苏子10g，大麦冬10g，焦白术10g，炙桑白皮10g。28剂。

2004年9月22日三诊：病情稳定，1个月来未见急性发病，胸闷不显，气短亦不著，咳痰黏白，不多，食纳知味，二便正常，舌苔薄黄不厚，舌质暗红，脉小滑。

仍当益气养阴，补肺健脾，标本同治。

2004年8月25日方加当归10g，熟地黄10g，山萸肉10g，羊乳参15g，鱼腥草15g。28剂。

按语：本案患者处于缓解期，症状虽然不多，但宿根未除，随时可以再次发作，故缓解期亦应服药治疗。根据其病久，并表现胸闷，鼻塞，通气欠良，稍咳，无痰等，辨证为气阴两伤，肺气失宣，治疗宜补益气阴，宣利肺气。药用生脉饮加生黄芪、羊乳参、川百合、炒玉竹益气养阴，法半夏、炒苏子、前胡、金沸草降气化痰，炙桑白皮清肺，桔梗、炒枳壳、陈皮理气化痰宽胸，苍耳草宣通鼻窍。其中羊乳参，即山海螺，为桔梗科植物羊乳的根，本品性味甘辛平，长于养阴润肺，滋补强壮，且又具有排脓解毒、祛痰作用，故周老常用之。二诊时患者虽有发作，但并不严重，故予标本同治，加以健脾化痰，以杜生痰之源。患者长期服用中药，未见急性发病，三诊时加用补肾之品，继续巩固。

第十一章　慢性肺源性心脏病

慢性肺源性心脏病又称肺心病，是由肺组织、肺动脉血管或胸廓的慢性病变引起肺组织结构和功能异常，致肺血管阻力增加，肺动脉压力增高，使右心扩张、肥大，伴或不伴有右心衰竭的心脏病。我国绝大多数肺心病患者是在慢性支气管炎或肺气肿基础上发生的。患病年龄多在40岁以上，随年龄增长而患病率增高。寒冷地区、高原地区、农村地区患病率高。急性发作以冬春季多见。常因呼吸道感染而诱发肺、心功能不全。

本病病程进展缓慢，可分为代偿与失代偿两个阶段，但其界限有时并不清楚。功能代偿期患者有慢性咳嗽、咳痰或哮喘史，逐步出现乏力、呼吸困难。体检见明显肺气肿表现，包括桶状胸、肺部叩诊呈过清音、肝浊音上界下降、心浊音界缩小甚至消失。听诊呼吸音低，可有干湿啰音，心音轻，有时只能在剑突下听到。肺动脉区第二音亢进，上腹部剑突下有明显心脏搏动，是病变累及心脏的主要表现。颈静脉可有轻度怒张，但静脉压并不明显增高。功能失代偿期，由于肺组织损害严重引起缺氧，二氧化碳潴留，可导致呼吸和（或）心力衰竭。

根据肺源性心脏病的临床表现，可分别隶属于中医学痰饮、肺胀、心悸、水肿等病证。

一、病因病机

（一）病因

1. 久病肺虚

如内伤久咳、支饮、哮喘、肺痨等肺系慢性疾患，迁延失治，痰浊内蕴，肺气郁阻，日久气阴耗伤，导致肺虚，成为发病的基础。

2. 感受外邪

肺虚卫外不固，外邪六淫每易反复乘袭，诱使病情发作，并呈进行性加重。

《症因脉治·喘证论》谓："肺胀之因，内有郁结，先伤肺气，外复感邪，肺气不得发泄，则肺胀作也。"

（二）病机

1. 病变主要在肺，继则累及脾肾，后期及心

（1）病变首先在肺：肺主气，开窍于鼻，外合皮毛，主表卫外。外邪从口鼻皮毛入侵，首先犯肺。邪气壅肺，肺气宣降不利，上逆而为咳，升降失常则为喘，或津液失于输化而成痰，久则肺虚，气阴耗伤，导致肺的主气功能失常，遂使六淫乘袭或他脏之邪干肺，而成肺胀。《诸病源候论·咳逆短气候》云："嗽则气还于肺间，则肺胀，肺胀则气逆。"

（2）继则累及脾肾：脾为肺母，肺病日久，子耗母气，则脾运失健，导致肺脾两虚，脾虚不能散精上归于肺，肺病不能输布水精则聚为痰浊。足少阴肾脉从肾上贯肝膈，入肺中，循喉咙，夹舌本。肺为气之主，肾为气之根，肾能助肺纳气，若肺病日久，累及于肾，精气耗损，肺不主气，肾不纳气，可致气喘日益加重，吸入不易，呼吸浅短难续，动则更甚。

（3）**后期病及于心**：肺与心脉相通，同居上焦，肺朝百脉，肺气辅助心脏运行血脉。久咳久喘，肺病日深，治节失职，心营不畅，则肺病及心，而致心气、心阳虚衰，心脉瘀阻，喘悸不宁。心阳根于命门之火，如肾阳不振，进一步导致心肾阳衰，可以出现喘脱危候。

此外，病变还可涉及肝。如在感受外邪急性发病阶段，可因痰热内郁，热极生风，或阴液耗损，虚风内动，出现抽搐、震颤等症。

2. 病理因素主要为痰浊、水饮、瘀血，三者互为影响，兼见同病

（1）**病理因素主要是痰**：病初由肺气郁滞，脾失健运，津液不化而成。日久渐因肺虚不能化津，脾虚不能转输，肾虚不能蒸化，痰浊潴留，成为不易蠲除之“夙根”。久延痰从寒化则成饮。若复感风寒，则可形成外寒内饮之证。痰郁化热或感受风热，则可形成痰热证。痰浊壅塞气道，或肺虚吸清呼浊功能减弱，浊邪害清，则痰蒙神窍，可见烦躁、嗜睡、昏迷。若痰热内郁，热动肝风，可见肉瞤、震颤甚则抽搐。

（2）**阳虚阴盛，气不化津，则水饮内生**：痰、饮、水、湿同出一源，俱属津液停积而成，又每可互相转化。如痰从阴化，则为饮为水。水饮留于上焦，迫肺则咳逆上气，凌心则心悸气短；痰湿困于中焦，则纳减、呕恶、脘腹胀闷、便溏；水饮溢于肌肤，则为水肿、尿少；水饮停于胸胁腹部而为悬饮、鼓胀。

（3）**久病由气及血，可致血瘀**：痰浊蕴肺，病久势深，肺气郁滞，不能治理调节心血的循行，“心主”营运过劳，心阳心气虚衰，无力推动营血，心脉瘀阻，可见心悸，脉结代，唇舌爪甲发绀，颈脉动甚。

心主血，肝藏血，心脉不利，肝脏疏调失职，血郁于肝，则见胁下痞块有形，胀痛拒按。

肺脾气虚，气不摄血，或气虚瘀阻，或热甚动血，血不循经，则见咳血、吐血、便血。

（4）**痰、瘀、水饮可以相互影响和转化**：痰浊久蕴，可以寒化成饮；饮溢肌表则为水；痰浊阻肺，肺气郁滞，治节失司，心脉不利，则血郁为瘀；瘀阻血脉，“血不利则为水”。一般而言，早期以痰浊为主，渐而痰瘀并见，终至痰浊、瘀血、水饮交错为患，唯在不同个体、不同阶段又有主次之分。

3. 病理性质多属标实本虚，但有偏实偏虚的不同

发作期偏于标实，以邪实为主（常与肺部所受之邪是否得以祛除有关），外邪为风寒、风热，内邪有痰浊、痰热、痰饮、瘀血等。缓解期偏于本虚，以正虚为主（常与心肺功能的代偿能力有关）。早期多属气虚，部分可呈气阴两虚，由肺而及脾肾；晚期气虚及阳，以肺、肾、心为主，也有阴虚或阴阳两虚者。其中纯属阴虚者较少见。

正虚与邪实每多互为因果不可截然分开。如阳气不足，卫外不固，易感外邪，痰饮难以蠲除。而阴虚者，外邪、痰浊易于化热。故虚实之间常互为因果，夹杂出现，邪留伤正，正虚受邪，每致愈发愈频。

病久因正虚较甚，又因病邪鸱张，而致正气急剧受损，可见肺肾两虚而痰浊壅盛的正虚邪实错杂现象，表现为病情大发作，势急而持续不解。严重者由于肺不能治理调节心血的运行，命门之火不能上济于心，或痰饮凌心，蒙蔽心神，而致心气或心阳受累，出现喘脱危候。

二、辨证要点

本病总属本虚标实，但因外邪是否存在，正气虚衰的程度不一，而有偏实偏虚不同。一般感邪发作时偏于邪实，平时缓解期偏于本虚。

偏实者须分清痰浊、水饮、血瘀的偏盛，早期以痰浊为主，渐而痰瘀并重，并可兼见气滞、水饮错杂为患。偏虚者当区别病理性质与脏腑病位。早期以气虚为主，或为气阴两虚，病在肺、脾、肾。后期气虚及阳，甚则可见阴阳两虚，病变以肺、肾、心为主。

三、治则治法

本病的治疗应抓住治标与治本两个方面，急则治标，缓则治本，发作期治标，缓解期治本，正虚邪实者，标本兼顾。

标实者须根据病邪的性质，分别采用祛邪宣肺（辛温或辛凉）、降气化痰（温化、清化）、温阳利水（通阳、淡渗）、活血，甚或开窍、息风、止血等法。缓解期当以补养心肺、益肾健脾为主，或气阴兼调，或阴阳两顾。正气欲脱时，则应扶正固脱、回阳救阴为主。

四、证治分类

1. 外寒内饮证

（1）辨证

特异症：咳喘气逆，喉中痰鸣，痰多稀白夹有泡沫。

可见症：呼吸不利，胸膈满闷，恶寒发热，背冷无汗，口不渴，喜热饮，舌苔白滑或白腻，脉小弦滑或沉弦。

（2）治法：温肺散寒，解表化饮。

（3）**例方**：小青龙汤加减。本方解表散寒，温肺化饮，止咳平喘，适用于表寒里饮，咳嗽气喘者。

（4）**常用药**：麻黄、苏子宣肺降气平喘；干姜、细辛、半夏温肺化饮降逆；紫菀、款冬止咳化痰；五味子收敛肺气。

（5）**加减**：表寒明显，寒热身痛，配桂枝、生姜辛散风寒；痰涌气逆，不得平卧，加葶苈子泻肺降逆，杏仁、白前、橘皮等化痰利气。

2. 痰热郁肺证

（1）辨证

特异症：咳逆喘息气粗，痰黄或白，黏稠难咯。

可见症：烦躁，胸满，或身热微恶寒，有汗不多，溲黄，便干，口渴，舌质红，舌苔黄或黄腻，脉数或滑数。

（2）治法：清肺化痰，降逆平喘。

（3）**方药**：越婢加半夏汤、桑白皮汤加减。两方皆能清泄肺热。前方清宣肺气，解表化饮，用于饮热郁肺，外有表邪，喘咳上气，身热，脉浮大者；后方清泄肺热，化痰降逆，用于痰热壅肺，喘急胸满，咳吐痰黄，或黏白稠厚者。

（4）**常用药**：麻黄、杏仁宣肺平喘；生石膏、黄芩、桑白皮、葶苈子清泄肺中郁热；鱼腥草、法半夏、贝母、生甘草清肺化痰。

（5）**加减**：若痰热内盛，胶黏不易咳吐者，加瓜蒌皮、海蛤粉、风化硝清热化痰利肺；痰鸣喘息，不得平卧，加射干、白前泻肺平喘；痰热伤津，口干舌燥，加天花粉、知母、芦根生津润燥；阴伤而痰量已少者，酌减苦寒药物，加沙参、麦冬等养阴。

3. 痰蒙神窍证

（1）辨证

特异症：神志恍惚，谵妄，躁烦，咳逆喘促，咯痰不爽可见症：撮空，嗜睡，昏迷，肢体瞤动抽搐，苔白腻或黄腻，脉细滑数，舌暗红或淡紫。

（2）**治法**：涤痰，开窍，息风。

（3）**例方**：涤痰汤加减，另服苏合香丸或至宝丹。涤痰汤可涤痰开窍，息风止痉，用于痰迷心窍，风痰内盛，神识昏蒙，痰多，肢体瞤动者，为治痰蒙神窍的基本方剂。若为痰浊内闭证，加用苏合香丸温开，若为痰热内闭证，加用至宝丹凉开。

（4）**常用药**：半夏、橘红、茯苓、南星涤痰息风；竹茹、枳实清热利膈；石菖蒲、远志开窍化痰；僵蚕、钩藤、石决明平肝息风。

苏合香丸芳香开窍，至宝丹清心开窍。

（5）**加减**：若痰热内盛，身热，烦躁，谵语，神昏，苔黄舌红者，加葶苈子、天竺黄、竹沥；痰涎壅塞气道，痰鸣喘促不安，加猴枣散、鲜竹沥水豁痰利肺；肝风内动，四肢抽搐，加钩藤、全蝎，另服羚羊角粉；血瘀明显，唇甲发绀，加丹参、红花、桃仁活血通脉；如皮肤黏膜出血、咯血、便血，色鲜红者，配清热凉血止血药，如水牛角、生地黄、丹皮、紫珠草等。

4. 肺肾两虚证

（1）辨证

特异症：呼吸浅短难续，声低气怯，咳嗽，痰白如沫，咯吐不利。

可见症：张口抬肩，倚息不能平卧，胸闷，心慌，形寒汗出，舌淡或黯紫，脉沉细数无力，或有结代。

（2）**治法**：补肺纳肾，降气平喘。

（3）**例方**：平喘固本汤、补肺汤加减。两方皆可补益肺肾，化痰平喘，前方益肾纳气作用较强，适用于下虚为主者，后者补肺益气为主，肺气虚弱者尤宜。

（4）常用药：党参（人参）、黄芪、炙甘草补肺；冬虫夏草、熟地黄、胡桃肉、坎炁益肾；五味子敛肺气；灵磁石、沉香纳气归原；紫菀、款冬花、苏子、法半夏、橘红化痰降气。

（5）加减：若肺虚有寒，怕冷，舌质淡，加肉桂、干姜、钟乳石；兼有阴伤，低热，盗汗，舌红苔少，加麦门冬、玉竹、生熟地黄；气虚瘀阻，颈脉动甚，面唇发绀明显，加当归、丹参、苏木活血通脉。

5. 阳虚水泛证

（1）辨证

特异症：心悸，喘咳，咳痰清稀。

可见症：面浮，肢体尽肿，腹满，脘痞纳少，怕冷，尿少，面唇青紫，舌质黯，脉沉细，舌胖，苔白滑。

（2）治法：温肾健脾，化饮利水。

（3）例方：真武汤合五苓散加减。前方温阳利水，用于脾肾阳虚之水肿，后方通阳利水，两方配合可加强利尿消肿的作用。

（4）常用药：附子、桂枝温肾通阳；黄芪、茯苓、白术益气健脾利水；防己、葶苈子、川椒目、车前子、猪苓、泽泻、生姜利水宁心；赤芍活血化瘀。

（5）加减：若阳虚甚，畏寒肢冷，加肉桂、干姜温阳散寒；水肿势剧，加沉香、牵牛子、万年青根行气逐水；血瘀甚，发绀明显者，加泽兰、红花、北五加皮化瘀行水。

6. 元阳欲绝证

（1）辨证

特异症：气短息促，呼吸微弱，时停时续，喉中痰声如鼾，心慌动悸。

可见症：汗出肢凉，四肢厥冷，神志由烦躁不安转为淡漠，甚至昏昧不清，面色暗晦，唇甲青紫，舌质淡紫或舌红少津，脉微细欲绝，或微弱细数，三五不调。

（2）**治法**：补肺纳肾，益气救阴，回阳固脱。

（3）**例方**：参附龙牡汤合生脉散。

（4）**常用药**：人参、黄芪、制附子益气温阳；山萸肉、五味子、龙骨、牡蛎补肾固脱；炙甘草、玉竹益气养心。

（5）**加减**：烦热，汗出黏手，口干，舌红，人参改为西洋参，加麦冬、北沙参，去附子；神昧不清，加丹参、炙远志、石菖蒲；呼吸短气乏力，加服蛤蚧粉，日 2 ～ 3 次；喘急面青，烦躁，足冷，阴火冲逆，真阳暴脱者，加服黑锡丹。

五、其他疗法

1. 简验方

（1）葶苈子末 3 ～ 6g，每日 3 次，饭后服。用于肺胀心悸气喘者。

（2）万年青根 12 ～ 15g，红枣 5 枚，每日 1 剂，水煎服。用于喘悸水肿。

（3）水蛭粉口服，每次 1g，每日 3 次。用于肺胀喘绀，面色晦暗，胁下积块，舌质紫暗者。

（4）万年青根 5 ～ 10g，丹参、车前子各 10 ～ 15g，水煎服。另服六神丸，每次 5 ～ 15 粒，每日 2 ～ 3 次。用于肺胀喘悸肿胀者。

（5）黄芪 50g，益母草 100g，水煎服，每日 1 剂，分 2 次服。用于肺胀缓解期。

2. 外治疗法

（1）商陆 100g 研末，每次取 3 ～ 5g，加葱白一茎，捣成膏，再加凉开水适量调成糊状备用。先取麝香 0.1g，放于神阙穴内（无麝香亦可），再将调好的药糊敷在上面，覆盖纱布，胶布固定。每日换药一次，7 天为一疗程。具有定悸消肿的作用，用于肺胀伴有心悸、水肿者。

（2）木鳖子 9g，巴豆 9 粒，桃仁 6g，白胡椒 9 粒。上药焙干研粉，摊在一块布上，包扎于脚板底（男左女右），2 ～ 3 天换药 1 次。对肺胀的临床症状有缓解作用，一般 24 小时内起效。

六、临证备要

1. 虚体受感，治当标本兼顾

本病多因正虚感邪，诱致急性发作，促使病情加重。虽曰发时标实为主，缓解期本虚为主，但从病机演变总趋势来说，愈发必致正气愈虚。辨治外邪应注意其寒热属性，同时由于外感势必触动内伏之痰浊，而致内外合邪，同气相召，互为影响，如寒痰（饮）蕴肺者易为风寒所乘，痰热郁肺者易为风热所伤，或见外寒内热、寒痰化热等错杂演变情况。从正邪的关系而言，寒痰（饮）易伤阳气，痰热易伤阴津，而阳气虚者外邪易从寒化，阴虚者外邪易从热化。故治疗上既要遵守发时治标的原则，采用祛邪宣肺法，又不能忽视扶正祛邪的原则，具体处理当辨其病性的寒热施治。

2. 上盛下虚，权衡虚实主次

本病病久，卫外不固则邪易乘袭，邪犯于肺则肺气更伤，促使病情恶化，肺虚气不化津为痰，痰浊上逆壅肺，肾虚不能助肺纳气，甚则上下寒热错杂。症见咳逆痰多，喉中痰涌有声，胸闷如塞，不能平卧，气短息促，吸气不利，动则喘甚，舌苔腻，舌质淡红，脉细滑数。治当化痰降逆，宣泄其上，补肾纳气，培益其下。以平喘固本汤为基本方，并区别上盛与下虚的主次，针对具体病理表现施治。上盛，因痰气壅结者，降气化痰宣肺，用苏子、款冬、紫菀、白前、旋覆花、半夏、陈皮等；因寒饮伏肺者，温肺化饮，加肉桂、细辛；因痰热郁肺者，清肺化痰，加知母、海浮石、雪羹汤；外邪诱发伴有表证者，又当祛邪宣肺，辨其寒热选药。下虚，当用山萸肉、熟地黄、胡桃肉、坎炁、五味子、冬虫夏草等。因肾阳虚者，温养下元，加附子、鹿角（胶）、钟乳石、补骨脂；因肾阴虚者，滋填阴精，加生地黄、麦冬、当归、龟甲（胶）；若见肺肾气虚，加党参、黄芪、蛤蚧粉（另吞）；肺肾阴虚者，加北沙参、玉竹。治下需顾上，金水同调。如肾阳与肺阴交亏，肾阴与肺气交亏者，又须复合兼顾。

3. 痰瘀阻肺，心脑受邪，当肺心同治

肺与心同居上焦，经脉相通，宗气贯心肺而司呼吸，肺主治节，协助心主以行血脉，如肺病不能治理、调节血脉的运行，日久可以导致心血瘀阻，而心脏病变亦可导致肺的治节失常，故肺胀重症每见肺心同病。肺胀因咳喘反复发作，积渐加重，猝然突变者，多为痰浊（饮）潴留，肺失治节，心血营运不畅，而致肺病及心。痰浊（饮）阻碍肺气，瘀血阻滞心脉，喘而气逆痰涌，面黯，唇甲青紫，舌紫，心慌动悸者，应肺心同治，涤痰泄浊，活血化瘀，用六安煎、加味旋覆花汤，药如苏子、白芥子、葶苈子、半夏、旋覆花、降香、桃仁、红花。若痰瘀蒙蔽神窍，浊邪害清，烦躁昏昧，则当涤痰醒神，化瘀开窍，酌配远志、天竺黄、胆星，或石菖蒲、郁金、丹参。区别痰热、痰浊之异分别加用凉开或温开之品。瘀阻水停身肿，可配苏木、泽兰、路路通、天仙藤、木防己、茯苓、万年青根，同时辨证选用温阳或益气之剂。如心肺阳虚，气不主血，还可骤然出现喘脱危症，喘急气涌，咯吐粉红色泡沫痰，治应温阳化饮，益气通脉，救逆固脱，用四逆加人参汤、真武汤加减。

4. 正虚邪盛，警惕变证丛生

本病反复发作，由于脏腑亏虚，痰瘀内阻，如遇起居不慎，非时之邪，乘虚而入，临床上表证期非常短暂，很快由外寒内饮变化为痰浊阻肺证和痰热郁肺证，甚至可以转化为肺胀的变证——痰阻窍闭、喘脱、出血等。尤其是老年、久病体虚的后期患者，发病后若不及时控制，极易发生变端。如见气不摄血，咳吐泡沫血痰，或吐血、便血；或痰迷心窍，肝风内动，谵妄昏迷，震颤抽搐；或见喘脱，神昧，汗出，肢冷，脉微欲绝，乃阴阳消亡危重之候。这类患者因正气衰竭，无力抗邪，正邪交争之象可不显著，故凡近期内咳喘突然加剧，痰色变黄，舌质变红，虽无发热恶寒表证，亦要考虑有外邪的存在，应注意痰的色、质、量等变化，结合全身情况，综合判断。

5. 扶正固本，减少病情复发

因本病多属积渐而成，病程缠绵，反复发作，难期根治，故应注意缓解期的治疗和调摄，主要是通过扶正固本治疗，减少外邪入侵导致急性发作的机会，即使感邪发作，转化为危重证候的机会亦大为减少。临床常采用冬病夏治的方法，常可达到预防性治疗的效果。具体可采取针灸、推拿、穴位敷贴等综合疗法，结合药物治疗，肺气虚用补肺汤，脾气虚用香砂六君丸，肾虚用七味都气丸、固本咳喘片等，兼有痰饮、瘀血者分别用二陈汤、苓桂术甘汤和血府逐瘀汤、桃红四物汤等加减。

并根据病情进行适当的户外活动或室内活动和锻炼，以增强体质，改善肺功能。

七、医案选录

案 1 痰瘀阻肺，气不化水，水饮凌心

张某，男，66 岁，退休工人。2010 年 5 月 6 日初诊。

患者反复咳嗽、咳痰、气喘 30 余年，加重 1 月。

曾在上海某医院诊断为“慢性支气管炎、肺心病”，经中西医多种药物治疗仍难阻止病情发展。本次因天寒受凉感冒而诱致急性发病，咳嗽、气喘、胸闷加重，入住当地医院，诊断为“慢性支气管炎合并感染、慢性肺源性心脏病合并Ⅱ°心衰、Ⅱ型呼吸衰竭”，给予抗感染、吸氧、强心、利尿等对症处理，治疗效果不甚满意，转求中医治疗。

刻诊喘不能平卧，痰多不能咯出，胸闷气憋，呼吸困难，精神委顿，语声低微，怕冷无汗，大便偏干，尿少色黄。体检：体温 36.8℃，呼吸 25 次 / 分，脉搏 103 次 / 分，血压 112/70mmHg，面色青紫，颈静脉怒张，胸廓呈桶状，双肺满布湿啰音，手指呈杵状，双下肢肿，按之凹陷如泥，舌苔中部黄腻，舌质紫暗黑，舌下青筋显露，脉细滑无力。实验室检查：WBC6.8×10^9/L，$PO_2$29.8kPa。

证属痰瘀阻肺，气不化水，水饮凌心，肺心同病，治宜温阳化饮，涤痰祛瘀，益气活血。

处方：蜜炙麻黄 5g，制附片 6g，淡干姜 5g，葶苈子 15g，苏木 10g，炒苏子 10g，木防己 12g，生黄芪 20g，桃仁 10g，五加皮 10g，潞党参 15g，泽兰 10g，泽泻 15g，万年青叶片、绿茶各一小撮。

病重防变，暂予3剂，每日1剂，水煎，分2～3次服。另嘱注意病情变化，必要时住院治疗。

服药3日后复诊，症状明显好转，精神状态改善，面色、口唇、爪甲发绀减轻，语言稍有力，尿量增多（1500mL/d），但仍咳嗽少痰，胸闷气急，畏寒怕冷，大便日行2次，质软，两肺湿啰音较前局限，双下肢踝部轻度浮肿，舌苔中部浮黄薄腻，舌质暗红，脉细。

药中肯綮，效不更法，继守原意。

原方改熟附片10g，木防已15g，生黄芪25g，加石菖蒲10g，法半夏10g。续服10剂。

药后复诊，症状改善显著，面部紫黑转黄，口唇爪甲发绀消退，稍有胸闷，喘息不著，食纳知味，大便日行，小便量多。肺部闻及散在细小水泡音，余无特殊，舌苔薄腻，舌质紫，脉细。WBC4.8×10^9/L，$PO_2$31.6kPa，$PCO_2$34.2kPa。

药证相合，收效甚佳，然此病由来已久，难期根治，仍守原法，加沉香3g，陈皮10g，继续巩固。

按语：阳虚气弱，痰瘀阻肺是肺心病的主要病理基础，急性发作期以肺肾阳虚为本，痰瘀阻肺，水气凌心，心脉瘀阻为标。因此，治疗当以温阳化饮、涤痰化瘀、益气活血为基本大法。尽管部分学者倡用清热解毒、活血化瘀治疗，但临床所见，本病病程久延，痰饮郁肺，平时多表现为肺肾阳虚，痰瘀痹阻心肺的证候特点，而冬日天寒阴盛，每易外感寒邪，或邪从寒化，故应审证求机，治疗重在“温”字，通过温通、温化、温补使阳复、饮消、气顺、血行，而不宜滥用寒凉，以免使寒邪内闭，阳气更伤，脉络更滞，促使病情加重。当然若见有痰饮郁久化热之象，亦可适当配伍清化痰热之品，必以辨证为要。

方中麻黄一药，既取其发太阳之汗，以解在表之寒邪，更重要的在于与温少阴之里寒、补命门之真阳之附子相配以发越凝寒，通达阳气，改善患者“缺氧”状态；苏木、桃仁、泽兰、五加皮、木防己、泽泻活血化瘀，利水消肿；苏子、葶苈子降气涤痰平喘；党参、黄芪配苏木等益气活血，利水消肿。现代药理证明方中麻黄、附子、泽兰、苏木、五加皮、党参、黄芪等均有不同程度的增加心肌收缩力、强心利尿、抗缺氧等作用。药证合拍，故病虽重而疗效著。

案 2　肺心同病，痰浊瘀阻，气阴两伤

朱某，男，70 岁。2005 年 10 月 24 日初诊。

咳喘十多年，诊为慢阻肺、肺心病，最近住江苏省中医院 21 天出院。刻诊：喘而不咳，无痰，动则加重，胸闷心慌，时有便意，大便量少不畅，口稍干，饮水不多，怕冷，舌苔薄黄腻，脉弦滑。高血压史 20 年。肺功能检查：通气功能障碍，气道阻力增高。B 超检查：胆囊炎、胆结石、肝囊肿。超声心动图：左室舒张功能减退，心电图右心室肥大。5 月份 CT 检查示右下肺支扩。

肺心同病，痰浊瘀阻，气阴两伤，肾不纳气。

处方：生黄芪 20g，葶苈子 15g，苏木 10g，法半夏 10g，炒苏子 10g，炒玉竹 10g，炙款冬 10g，炒白芥子 10g，炒莱菔子 10g，泽漆 15g，炙桑白皮 15g，桃仁 10g，沉香片 3g（后下），山萸肉 10g，五味子 5g。

2005 年 10 月 31 日二诊：药后喘息减轻，动则气喘，不咳，无痰，胸隐痛，大便量少不爽，食少，无味，苔薄黄，质暗，中部少苔，脉细弦滑数。

10 月 24 日方加太子参 10g，大麦冬 10g，北沙参 10g，陈皮 6g，诃子 10g，去白芥子。

2005年11月7日三诊：1周来气喘，动则明显，胸闷不著，食纳不馨，大便日2～3次，量少，口稍干，舌苔薄黄，中少苔，舌质暗紫，脉弦滑。

10月24日方改生黄芪30g，加北沙参12g，大麦冬10g，潞党参12g，太子参12g，生地黄12g，去白芥子、莱菔子。

2005年11月21日四诊：气喘略轻，不咳无痰，胸闷隐痛，食纳稍好，二便正常，寐佳，舌苔黄，中少苔，舌质红，脉弦滑数。

10月24日方去白芥子、莱菔子，加丹参12g，北沙参12g，党参12g，太子参12g，生地黄12g，大麦冬10g，紫石英20g，改生黄芪30g。

2005年12月19日五诊：气喘稍减，活动时短气，胸部有时气胀，不咳无痰，食纳尚可，口干，饮水较多，大便不畅。苔浮黄花剥少苔，有裂，脉小弦滑数。

10月24日方去白芥子，加南北沙参各12g，大麦冬10g，太子参12g，丹参12g，生地黄12g，紫石英20g，潞党参12g，改生黄芪30g。

2006年2月20日六诊：上药连服至今，气喘基本控制，偶因受凉而有反复，痰不多，易咯，食纳尚好，口稍干，饮水不多，舌苔淡黄薄腻，中少苔，质暗红，脉弦滑。

仍当肺心同治，益气养阴，补肾平喘，化痰祛瘀。

处方：生黄芪30g，葶苈子15g，南北沙参各12g，麦冬10g，苏木10g，炒苏子10g，桃杏仁各10g，法半夏10g，山萸肉10g，紫石英20g，泽漆15g，炙款冬10g，炙紫菀10g，炙桑白皮12g，炙白前10g，丹参12g，沉香3g（后下），炒玉竹10g，潞党参12g，坎炁2条，太子参12g，熟地黄10g。

按语：患者反复咳喘十多年，诊断为慢阻肺、肺心病，类似于中医学“肺胀”病，病理因素主要为痰浊、水饮、瘀血，三者互为影响，兼见同病。因肺病日久，累及心肾，虚实相兼，辨证为肺心同病，痰浊瘀阻，气阴两伤，肾不纳气，治当肺心同治，降气化痰，活血化瘀，益气养阴，补肾平喘。药用三子养亲汤加法半夏、炙款冬、泽漆、炙桑白皮、葶苈子降气化痰，泻肺平喘；生黄芪、炒玉竹益气养阴以补其虚；桃仁化瘀平喘兼以润肠通便；沉香片、山萸肉、五味子补肾纳气平喘；苏木活血化瘀平喘。药后症情逐渐好转，邪实渐减，正虚显露，故酌减降气化痰之品，加大益气养阴、纳气平喘的力度。长期应用本法治疗，急性发作次数明显减少。肺胀之证，正虚邪实错杂，累及病变脏器较多，治疗当分清寒热主次，标本缓急，并根据病情的进展而随时调整药物及用量。

案 3　肺实肾虚，痰热内蕴，气阴两伤

王某，男，75 岁。2005 年 12 月 21 日初诊。

患者既往有慢性支气管炎、慢性肺源性心脏病、2 型糖尿病病史多年，入冬后病情加重，咳嗽，咳时喉间可闻及痰鸣，咯痰较多，质黏色白，气喘，动则为甚，胸闷不舒，心慌，夜晚口干，食纳知味，大便日行。舌苔黄薄腻，舌质黯红，稍有裂，脉弦滑。

辨证为肺实肾虚，痰热内蕴，气阴两伤，治当清肺化痰，润肺补肾。

处方：蜜炙麻黄 5g，光杏仁 10g，生甘草 3g，南北沙参各 12g，麦冬 10g，知母 10g，法半夏 10g，炙白前 10g，鱼腥草 15g，炙桑白皮 15g，地骨皮 15g，炒黄芩 10g，平地木 20g，五味子 5g，山萸肉 10g，生地黄 12g，炒苏子 10g，炙款冬 10g，太子参 12g。

二诊：2006 年 2 月 22 日。患者咳嗽气喘症状近期未有大发作，但喘息难平，咳痰不多，色白质黏，胸闷，夜晚口干，食纳良好。舌苔中部黄腻，舌质红，脉弦滑。

原方加天花粉 10g，玄参 10g。

三诊：2006 年 3 月 27 日。3 月 9 日患者感冒治疗不及时，咳嗽痰黄，予“抗感染”等输液治疗后，患者症状基本缓解，但余邪未尽，仍有咳嗽、少痰、口干等症状。

辨证为痰热内蕴，肺气不清，急则治标，予清热化痰、宣肺止咳等治疗，咳嗽、咳痰等症状均有改善。

后患者长期坚持服用中药，病情稳定，但每遇季节变化等又易感邪，出现肺部感染，经抗感染等治疗后均能缓解。

按语：本例患者病机较为复杂，既有咳嗽、胸闷、气喘等痰热蕴肺，肺失清肃之候，又有动则气喘的肾气亏虚，气失摄纳之证，还有心慌不宁之心气不足的表现。此外，夜晚口干，舌有裂纹，提示阴伤之象。此证肾不纳气为本，而痰热蕴肺为标，治疗当肺肾同治，在补肾纳气的基础上清肺化痰，兼以补阴，从而达到标本兼顾、气阴双补、痰热并除之功。方中以炙麻黄、光杏仁、法半夏、炙白前、炒苏子、炙款冬止咳化痰；鱼腥草、桑白皮、地骨皮、炒黄芩清泻肺热；五味子、山萸肉、生地黄补肾纳气。患者久病体虚，气虚不能布津，加之痰热内蕴，灼伤肺津，从而导致肺津亏虚，故以南北沙参、麦冬、太子参、生甘草滋养肺阴。

因患者年龄较大，基础疾病较多，病程较长，多脏腑受损，呼吸循环功能不全，容易感受外邪侵袭，表现为痰热内蕴，肺气不清等证候，此时须积极治疗，急则治标，以清肺化痰等为主，兼顾治本而补肾，控制疾病进展。待病情控制后，缓则治本，以补益肺肾为主，巩固疗效。

案4　痰热郁肺，肺气郁闭，失于宣畅

郭某，女，80岁。2002年4月8日初诊。

有慢性支气管炎、肺气肿、肺源性心脏病、糖尿病病史多年，近1周因感冒发热，住南京市第一医院，用抗生素治疗仍难控制病情，血查白细胞总数$2.4\times10^9/L$，中性粒细胞0.9。现症胸闷如塞，呼吸不利，喘息不安，咳而无力，痰黏，咯吐不利，汗多，大便干结，舌质暗红，舌苔薄黄腻，脉细滑数。

证属痰热郁肺，肺气郁闭，失于宣畅。病情危重，慎防正虚邪陷喘脱之变，急予化痰清热，开泄肺气。

处方：升麻4g，生石膏20g（先煎），杏仁10g，生甘草3g，知母10g，射干10g，葶苈子15g，全瓜蒌20g，海浮石10g，金荞麦根20g，麦冬10g，玄参12g。7剂。

2002年4月15日二诊：药后胸闷、呼吸不利减轻，仍有喘息，气促，咳嗽无力，咳痰色白而黏，咯吐不利，大便干结，3日一行，舌脉如前。

治守原法，上方加青礞石12g（先煎），猪牙皂2.5g，熟大黄6g。7剂。

2002年4月22日三诊：胸闷不显，呼吸稍感急促，痰出喘息能平，汗出不多，大便二日一行，舌暗红，舌苔薄黄腻，脉细滑。复查血白细胞总数$1.4\times10^9/L$，中性粒细胞0.75。

4月15日方去猪牙皂，加太子参10g。

按语：本例患者久患慢性肺病、糖尿病，为高年正虚之体，复感外邪，触动内伏之痰热，而致痰热闭肺，肺失宣畅，从而出现胸闷如塞、呼吸不利、喘息不安等咳喘重症。汗多、咳嗽无力为正虚邪陷，由喘致脱的先兆征象。辨证属正虚痰热蕴肺，治当祛邪利气，化痰清热，开泄肺气。方取麻杏石甘汤意，痰热较重故不用辛热之麻黄而改用清解之升麻，升而发散，开泄肺气；知母、射干、葶苈子、全瓜蒌、海浮石、金荞麦根化痰清热肃肺；麦冬、玄参养阴扶正。药后喘息气促不减，咳痰质黏，且咯吐不利，提示痰多壅肺，痰热胶结，故加少量猪牙皂泄浊化痰；青礞石豁痰通腑开窍；腑气壅实，大便干结难解，加熟大黄通腑泄热，攻邪而不伤正。药后咳痰爽利，痰出胸闷喘息能平，汗出减少，感染征象减轻，咳喘重症得以控制。故去猪牙皂，复加太子参补益肺气，合麦冬、玄参益气养阴，扶正攻邪。肺心病后期，每因肺气虚耗，气阴交亏，累及于肾，而致肺不主气，肾不纳气，命门火衰，心肾阳气欲绝，由喘致脱。症见气短息促，呼吸微弱，心慌动悸，汗出肢冷，甚至昏昧不清，面色晦暗，脉微细欲绝。本例虽然喘息气促、汗多无力等脱象已显，但主要证机仍以痰热壅肺为主，故治疗抓住“邪去则正安”的关键，不用补肺纳肾、益气固脱，而径用祛邪利气法，令痰热清化，肺气宣畅，咳喘渐平。

案 5　痰热久郁，心血瘀阻，气阴两伤

牛某，女，72 岁。1993 年 3 月 6 日初诊。

患者有老慢支、肺气肿、肺心病史。春节前左侧颊黏膜红肿疼痛，妨碍饮食，用消炎药有所控制，但未消失。2 周前因感冒而咳嗽，气喘，胸闷，呼吸不畅，咳痰质黏，色稍黄，量多，口干多饮，纳差，唇甲淡紫，左颊肿胀，颊黏膜暗红，有数个火柴头大小溃疡，舌质暗红，苔黄腻，脉弦滑数。听诊两下肺均可闻及干湿啰音。经用抗生素、化痰止咳药效果不著。

辨证为痰瘀壅阻，肺热阴伤。治宜清热化痰，活血和络，滋养肺阴，止咳平喘。

处方：南北沙参各10g，麦冬10g，天花粉12g，知母10g，竹沥半夏10g，鱼腥草15g，炙射干6g，广地龙10g，半边莲15g，生甘草3g，桃仁10g。7剂。

1993年3月17日二诊：咳减痰少，气喘显平，颊黏膜溃疡痊愈，纳增，听诊肺部啰音明显好转。辨证为肺心同病，痰热久郁，心血瘀阻，气阴两伤，治予原法。

原方去北沙参、半边莲，加太子参10g，丹参12g。7剂。

1993年3月31日三诊：药后咳喘已平，咯痰少许，胸闷不著，但时有心慌，腿足肿胀，舌紫尖红，苔薄黄，脉弦滑不静，时有歇止，听诊左下肺可闻少量湿啰音。

痰热虽减不净，心肺气阴两虚，治节无权，肺络瘀阻。治守原意，转以补益气阴、化痰祛瘀为主。

处方：党参12g，太子参12g，炒玉竹10g，麦冬10g，北沙参12g，炙桑白皮12g，葶苈子10g，竹沥半夏10g，苏木10g，桃仁10g，丹参12g。7剂。

1993年4月7日四诊：药后心悸好转，浮肿消退，咳喘未作，咯痰不多，听诊肺部啰音消失。

治守前法巩固。上方加知母10g，鱼腥草12g。7剂。

按语：本病属标实本虚证，治疗既应遵守发时祛邪治标的原则，辨其病性的寒热，又不能忽视扶助正气以治本。本例肺胀乃属痰瘀阻肺，热郁阴伤，因此治本以滋养肺阴为主，治标则清化痰热，和络化瘀，标本兼顾，咳、痰、喘得以缓解。继因心肺气阴虚象明显，痰瘀阻塞肺气仍存，转以补益气阴，化痰祛瘀。方用党参、太子参、玉竹、麦冬、沙参益气养阴；苏木、桃仁、丹参活血化瘀；葶苈子、半夏降气化痰；桑白皮清肺。见痰治痰，见瘀治瘀，此虽属治标之计，实寓治本之道。因“邪去则正安”，痰化瘀散则病自已，既有利于脏腑气血功能的恢复，且可阻断痰瘀所致的病证。标证渐除，转以益气养阴为主，标本兼治，以获全效。

第十二章　肺　痿

肺痿，是指肺叶痿弱不用，临床以咳吐浊唾涎沫为主症，为肺脏的慢性虚损性疾患。《金匮要略心典·肺痿肺痈咳嗽上气病》云："痿者萎也，如草木之萎而不荣。"用形象比喻的方法以释其义。

本病相当于西医学慢性肺实质性病变如肺间质纤维化、肺硬变、肺不张等。

一、病因病机

本病病因可分久病损肺和误治津伤两个方面，而以前者为主。发病机理为肺虚津气失于濡养。

（一）病因

1. 久病损肺

如痰热久嗽，热灼阴伤，或肺痨久嗽，虚热内灼，耗伤阴津，或肺痈余毒未清，灼伤肺阴，或消渴津液耗伤，或热病之后，邪热伤津，津液大亏，以致热壅上焦，消灼肺津，肺失濡养，日渐枯萎。若大病久病之后，耗伤阳气，或内伤久咳，冷哮不愈，肺虚久喘等，肺气日耗，渐伤及阳，或虚热肺痿日久，阴伤及阳，亦可致肺虚有寒，肺失濡养，肺叶渐痿不用。此即《金匮要略》所谓"肺中冷"之类。

2. 误治津伤

因医者误治，滥用汗、吐、下等治法，重亡津液，肺津大亏，肺失濡养，发为肺痿。如《金匮要略·肺痿肺痈咳嗽上气病脉证治》云：“热在上焦者，因咳为肺痿，肺痿之病……或从汗出，或从呕吐，或从消渴，小便利数，或从便难，又被快药下利，重亡津液，故得之。”

（二）病机

1. 发病机理为肺虚，津气亏损，肺叶枯萎

本病发病机理，总缘肺脏虚损，津气严重耗伤，以致肺叶枯萎。因津伤则燥，燥盛则干，肺叶弱而不用则痿。清·喻嘉言《医门法律·肺痿肺痈门》云：“肺痿者，肺气萎而不振也”，“总由胃中津液不输于肺，肺失所养，转枯转燥”，“于是肺火日炽，肺热日深，肺中小管日窒”。其指出肺脏虚损，津液亡失，则肺叶枯萎而不用。

2. 病理性质有虚热、虚寒之分

尤在泾《金匮要略心典·肺痿肺痈咳嗽上气病》云：“盖肺为娇脏，热则气灼，故不用而痿；冷则气沮，故亦不用而痿也。”其病理表现有虚热、虚寒两类。

（1）虚热肺痿：一为本脏自病转归；一为失治误治或他脏之病导致。因热在上焦，消灼津液，阴虚生内热，津枯则肺燥，肺燥且热，清肃之令不行，脾胃上输之津液转从热化，煎熬而成涎沫，或因脾阴胃液耗伤，不能上输于肺，肺失濡养，遂致肺叶枯萎。火逆上气则喘咳气促，虚火灼津炼液而成浊唾涎沫。

（2）虚寒肺痿：肺气虚冷，不能温化、固摄津液，由气虚导致津亏；或阴伤及阳，气不化津，以致肺失濡养，渐致肺叶枯萎不用。肺气虚冷，不能温化布散脾胃上输之津液，则反而聚为涎沫；肺气失于治节，“上虚不能制下”，膀胱失于约束，则小便频数，或遗尿失禁。

综上所述，本病总由肺虚，津气大伤，失于濡养，以致肺叶枯萎。其病位在肺，但与脾、胃、肾等脏密切相关。脾虚气弱，无以生化、布散津液，或胃阴耗伤，胃津不能上输养肺，土不生金，均可致肺燥津枯，肺失濡养；久病及肾，肾气不足，气不化津，或因肾阴亏耗，肺失濡养，亦可发为肺痿。

二、辨证要点

主要辨虚热虚寒。虚热证常见火逆上气，常伴咳逆喘息；虚寒证常见上不制下，小便频数或遗尿。

三、治则治法

治疗总以补肺生津为原则。虚热证，治当生津清热，以润其枯；虚寒证，治当温肺益气而摄涎沫。

临床以虚热证为多见，但久延伤气，亦可转为虚寒证。治应时刻注意保护津液，重视调理脾肾。脾胃为后天之本，肺金之母，培土有助于生金；肾为气之根，司摄纳，温肾可以助肺纳气，补上制下。

四、证治分类

1. 虚热证

（1）辨证

特异症：咳吐浊唾涎沫，其质较黏稠，或咳痰带血。

可见症：咳声不扬，甚则声音嘶哑，气急喘促，口渴咽燥，午后潮热，形体消瘦，皮毛干枯，舌红而干，脉虚数。

（2）治法：滋阴清热，润肺生津。

（3）**例方**：麦门冬汤、清燥救肺汤加减。前方润肺生津，降逆下气，用于咳嗽气逆，咽喉干燥不利，咯痰黏浊不爽；后方养阴润燥，清金降火，用于阴虚燥火内盛，干咳痰少，咽痒气逆。

（4）**常用药**：麦门冬滋阴润燥；太子参益气生津；甘草、大枣、粳米甘缓补中；半夏下气降逆，止咳化痰，以辛燥之品，反佐润燥之功；桑叶、石膏清泄肺经燥热；阿胶、麦冬、胡麻仁滋肺养阴；杏仁、枇杷叶化痰止咳。

（5）**加减**：如火盛，出现虚烦、咳呛、呕逆者，去大枣，加竹茹、竹叶清热和胃降逆；如咳吐浊黏痰，口干欲饮，则可加天花粉、知母、川贝母清热化痰；津伤甚者，加沙参、玉竹养肺津；潮热，加银柴胡、地骨皮清虚热、退骨蒸。

2. 虚寒证

（1）辨证

特异症：咯吐涎沫，其质清稀量多。

可见症：口不干渴，短气不足以息，头眩，神疲乏力，食少，形寒，小便数，或遗尿，舌质淡，脉虚弱。

（2）**治法**：温肺益气。

（3）**例方**：甘草干姜汤或生姜甘草汤加减。前方甘辛合用，甘以滋液，辛以散寒；后方则以补脾助肺、益气生津为主。

（4）**常用药**：甘草入脾益肺，取甘守津回之意；干姜温肺脾，使气能化津，水谷归于正化，则吐沫自止。肺寒不著者，亦可改用生姜以辛散宣通，并取人参、大枣甘温补脾，益气生津；另可加白术、茯苓增强健脾之功。

（5）**加减**：尿频、涎沫多者，加煨益智；喘息、短气者，配钟乳石、五味子，另吞蛤蚧粉。

五、其他疗法

简验方

（1）紫河车1具，焙干研末，每日1次，每次3g。适用于虚寒肺痿。

（2）山药30g，太子参15g，玉竹15g，桔梗9g。水煎服，每日1剂。用于肺痿气虚津伤者。

（3）百合30g煮粥，每日1次。适用于虚热肺痿。

（4）银耳15g，冰糖10g，同煮内服。适用于虚热肺痿。

六、临证备要

1. 补肺生津为基本治法

《素问·经脉别论》云："饮入于胃，游溢精气，上输于脾，脾气散精，上归于肺，通调水道，下输膀胱，水精四布，五经并行。"肺脏为水之上源，主司全身的水津输布。肺脏虚损，津气严重耗伤，以致肺失濡养，肺叶日渐痿弱不可用，而成肺痿。因此补肺生津之法当贯穿本病的治疗全过程。补肺养肺以扶正固本，养阴生津以滋肺润燥，肺中津液得以恢复，肺痿则可日渐好转。

2. 重视调补脾（胃）肾

脾胃为后天之本，肺金之母，培土有助于生金。阴虚者宜补胃津以润燥，使胃津能上输以养肺；气虚者宜补脾气以温养肺体，使脾能转输精气以上承。肾为水脏，主津液。肾阴、肾阳是生命最基本的物质，为其他脏腑阴阳的根本。"五脏之阳气，非此不能发"，"五脏之阴气，非此不能滋"，通过补益肾阴，金水相生，可达滋养肺津之功。

3. 肺痿气血不足、阴阳俱损者可用炙甘草汤

炙甘草汤出自《伤寒论·辨太阳病脉证并治》，其云："伤寒，脉结代，心动悸，炙甘草汤主之。"现代临床多用于心脏疾病，如心律失常、心肌炎、心功能衰竭等。但在《外台秘要》中，载有炙甘草汤"治肺痿涎唾多，心中温温液液者"。方中重用炙甘草为君药，其味甘，甘以补中益气，脾胃之气充足可滋养阴血，现代药理研究提示甘草具有肾上腺皮质激素样作用及抗炎、免疫调节、镇咳祛痰等。配以生地黄、麦冬、阿胶、胡麻仁养阴生津滋肺；党参、大枣甘温补脾，培土生金；桂枝、生姜温补阳气，少量加入上述养阴药物中，配合清酒激发阳气，温养通脉。全方共奏益气滋阴、大补心肺之气血阴阳之功效。柯琴在《伤寒来苏集》中评价此方"大剂以峻补真阴，开来学之滋阴一路"。田宗汉《医寄伏阴论》也谓本方是"滋阴之祖方"。本方特别适用于肺痿病程较长，肺中津气日渐消耗，进一步损伤阳气，肺气虚冷，难以化生津液濡养肺脏，渐成枯萎之势者。

4. 不可妄投燥热，亦忌苦寒滋腻

肺痿病属津枯，故应时刻注意保护其津，无论寒热，皆不宜妄用温燥之药，消灼肺津。即使虚寒肺痿，亦必须掌握辛甘合用的原则。

5. 慎用祛痰峻剂

肺痿属虚，一般忌用峻剂攻逐痰涎，犯虚虚实实之戒，宜缓图取效。

七、医案精选

案 1　气阴两虚，肺热津伤

许某，女，66 岁。2006 年 5 月 22 日初诊。

近年来咳嗽，咽痒则咳，阵咳后呕吐大量白沫，口干欲冷饮，咽喉干燥，自觉胸中有股热气蒸腾上冲。曾患“甲减”，平素怕冷，每日服甲状腺素片3次，每次1片。小便黄热，大便干结，舌苔少花剥，脉细滑。胸部X线检查示肺不张。

肺热内蕴，气阴两伤。

处方：炙桑白皮10g，地骨皮10g，炙白前10g，杏仁10g，葶苈子10g，生石膏15g（先煎），炙枇杷叶10g，百部15g，南北沙参各10g，橘皮6g，炙僵蚕10g，蝉衣6g，炙款冬花10g，麦冬10g，川百合10g。

2006年5月29日二诊：药后咳嗽显减，咯吐白沫痰减少，咽痒减轻，咽喉燥热仍然明显，口干欲饮，畏寒怕冷已不明显，脉细弱而滑，苔薄白，边尖红，前部苔少。

益气养阴，清化痰热继进。

处方：炙桑白皮10g，地骨皮10g，葶苈子6g，炙白前10g，生石膏20g（先煎），炙枇杷叶10g，百部15g，南北沙参各10g，炙僵蚕10g，蝉衣6g，炙款冬花10g，杏仁10g，百合10g，麦冬10g，知母10g，紫菀10g，川贝母10g，木蝴蝶6g。

2006年6月5日三诊：咳嗽基本缓解，但喉中有痰阻，不易咯出，间有燥热感，口干稍轻，舌红，花剥苔（舌苔逐步长出），脉细滑。

治守原法。

处方：炙桑白皮10g，地骨皮10g，知母10g，桃杏仁各10g，炒黄芩10g，炙白前10g，炙款冬花10g，木蝴蝶6g，炙紫菀10g，桔梗5g，生甘草3g，川百合10g。

按语：该患者咳嗽反复发作，有“甲减”病史，畏寒怕冷，有气血亏虚的一面。临床表现，咳吐大量白沫样痰，口干欲冷饮，咽喉干燥，胸中似有热气上冲，一派肺热阴伤之象。结合X线征象，证属“肺痿”无疑。治宜清肺化痰，益气养阴。药用桑白皮、地骨皮、石膏清泄肺热；南北沙参、麦冬、百合益气养阴，葶苈子、枇杷叶、白前、杏仁、橘皮、百部泻肺化痰止咳，僵蚕、蝉衣化痰利咽。二诊时咳嗽明显减轻，咳痰亦见减少，但咽喉燥热仍然明显，阴伤未复，故又加知母、紫菀、川贝母以加强润肺化痰，木蝴蝶清热利咽。三诊时咳嗽已基本缓解，阴虚痰热之象尚未完全消失，继用前法治疗以善后。患者临床症状虽得到缓解，但原发病证尚存，后续还当继续调治。

案2　肝肾亏虚，肺热内郁

何某，女，69岁。1996年12月26日初诊。

幼年即有哮喘史，曾患气管炎、胸膜炎、左肺叶不张。近年来时觉心慌胸闷，烦热不舒，失眠，严重时彻夜不寐，头昏，口干，纳差，汗多。苔薄黄腻，质暗红。

气阴两虚，肺热内郁，肝肾不足，心神失宁。

处方：功劳叶10g，桑叶10g，桑白皮10g，法半夏10g，炒黄芩10g，知母10g，天花粉10g，太子参12g，南沙参10g，北沙参10g，大麦冬10g，五味子3g，川百合12g，川芎10g，熟枣仁15g，煅牡蛎25g（先煎）。14剂。

1997年1月10日二诊：近来时有咳嗽气急，咳痰成块，夜寐烦热，夜寐不佳，大便成条，时有胸闷心慌，头晕头昏。舌苔腻，质偏暗。

痰热蕴肺，气阴两虚，肝肾不足，心肾两虚。

处方：功劳叶10g，桑叶10g，桑白皮10g，知母10g，百合12g，太子参12g，北沙参12g，麦冬10g，熟枣仁15g，法半夏10g，炒黄芩10g，丹参12g，煅牡蛎25g（先煎），天花粉12g。

1997 年 1 月 24 日三诊：咳嗽咯痰已控制，头昏、心慌、口干、失眠明显好转，但自汗仍难控制，活动后明显。

气阴两虚，心肺郁热。

1 月 10 日方加瘪桃干 10g，去天花粉。

此后按上法间断服药，病情稳定。

按语：患者年近七旬，自幼年起即有哮喘病史，后又患多种肺疾，发展为左肺不张，肺虚显见。肺气亏虚易于感邪，病久由肺影响他脏。肝肾亏虚，则头昏乏力，影响及心，则心悸胸闷，烦热失眠，汗多。辨证属气阴两虚，肺热内郁，肝肾不足，心神失宁。表现邪实正虚，治当虚实兼顾，以桑白皮汤、生脉饮、酸枣仁汤为主方。药用桑叶、桑白皮、黄芩、知母清泄肺热；功劳叶补肝肾，清虚热；半夏、天花粉清热化痰；太子参、南沙参、北沙参、麦冬、五味子益气养阴；百合、酸枣仁养心安神；川芎活血；煅牡蛎既能重镇安神，又能固涩敛汗。诸法并用，井然有序，药性平和。因患者病程已久，且年事已高，表现为虚实夹杂，治疗虚实兼顾，扶正祛邪，缓缓图治，同样取得较好疗效。若用猛剂，则欲速而不达，反而贻误病情。

第十三章　间质性肺疾病

间质性肺疾病（interstitial lung disease，ILD）亦称作弥漫性实质性肺疾病，是一组主要累及肺间质和肺泡腔，导致肺泡－毛细血管功能单位丧失的弥漫性肺疾病。临床主要表现为进行性加重的呼吸困难、限制性呼吸功能障碍伴弥散功能降低、低氧血症以及影像学上的双肺弥漫性病变，ILD 可最终发展为肺纤维化和蜂窝肺，导致呼吸衰竭而死亡。

根据其临床表现可将本病归属于中医学的“咳嗽”“短气”“喘证”“肺胀”“肺痹”“肺痿”等范畴。

一、病因病机

（一）病因

1. 外感六淫

肺居上焦，为脏腑之华盖，肺主气，司呼吸，上连气道，与喉相通，开窍于鼻，外邪侵袭，肺卫首当其冲。如六淫邪气可经口鼻或皮毛侵袭肺之气络，使肺失肃降，肺络痹阻而为病。

2. 内伤饮食

饮食偏嗜、饮食不节等，损伤脾胃，中焦水湿不化，酿湿成痰，可循经上行至肺；或戕害脾胃之气，导致后天生化乏源，影响及肺，肺之气津输布失常，均可导致痰浊蕴肺，肺失宣降。

3. 情志内伤

《素问·举痛论》云："百病生于气。"情志能通过影响脏腑气机而导致疾病的产生。如情志不遂，肝气郁结，气机不畅，肝气上逆于肺，肺失肃降，而为咳喘；忧思伤脾，脾虚气结，津液不得输布，遂聚而为痰，因于气滞痰阻，以致血行失畅，气血瘀滞，肺络痹阻。

4. 体虚劳倦

肺为气之主、主出气，肾为气之根、主纳气，肺肾相交，呼吸乃和。如先天禀赋薄弱，再加劳欲过度，肾气亏虚，子盗母气，波及肺脏，肺肾两虚，不耐邪侵，肺脏的宣发肃降及肾脏的摄纳功能失常，亦可发为本病。

（二）病机

1. 正虚邪袭，肺失宣肃是发病基础

正气存内，邪不可干。在正常情况下，肺脏具有肃降功能，即具有肃清其本身和呼吸道内异物、保持呼吸道洁净和通畅的功能，如体虚劳倦，先天禀赋不足，则肺脏亏虚，易受邪侵，肺失肃降，发为本病。故正虚感邪为本病发病的基础。

2. 肺肾两虚，痰瘀互结，痹阻肺络是基本病机

本病在正虚感邪、肺失肃降的基础上，由于肺气郁滞，津凝为痰，进一步影响及血液的运行，出现痰瘀互结，肺络痹阻的严重局面。

（1）痰瘀为主要病理因素：《证治汇补》云："人之气道，贵乎清顺，则津液流通，何痰之有？若外为风、寒、暑、燥、湿之侵，内为惊、恐、忧、思之扰，饮食劳倦，酒色无节，营卫不清，气血浊败，熏蒸津液，痰乃生焉。"清代陈修园说："痰之成，气也，贮于肺。痰之动，湿也，主于脾。痰之本，水也，源于肾。”间质性肺疾病病初肺失宣发肃降，经脉络道壅塞，津液失于流行，不能成为气血，反而积聚为痰，痰阻肺络，肺失宣降，表现咳喘气逆；痰浊久留，肺气郁滞，心脉失畅，则血郁为瘀，或肺气虚推动无力，气血运行不畅，滞而为瘀。瘀血乘肺，气化失常，又致饮聚痰生，痰瘀互结，阻碍肺气升降。

（2）痰瘀痹阻肺络：《灵枢·脉度》云：“经脉为里，支而横者为络。”肺络由肺之经脉发出，纵横网络肺叶，以运行气血，联络脏腑。病邪侵袭损伤人体正气，正虚不运，肺气失于宣发肃降，津血输布障碍，津液停聚成痰成饮，营血滞留成瘀，痰瘀痹阻肺之气络和血络，则肺主气司呼吸与肺朝百脉主治节的功能同时受损，出现咳嗽、喘息甚而发绀见症。痰瘀痹阻肺络是本病迁延进展的关键，也是肺间质纤维化形成的内在机制。

3. 病理性质本虚标实，虚实夹杂

间质性肺疾病起病缓慢，呈进行性加重，其病理性质以虚实夹杂、本虚标实为特点，具体而言，以肺肾两脏亏虚为本，痰瘀互结痹阻肺络为标。间质性肺疾病发病多为素体正气亏虚之人，或其他脏腑疾患日久导致肺脏虚损，致使机体卫外功能失调，易于外感诸邪，加之内生邪实，内外相合，胶着不解，内蕴于肺，肺失宣肃，最终导致正虚邪留引发痰浊血瘀痹阻肺络，而肺络痹阻又能进一步加重本虚，肺络虚损，肺叶痿弱不用。

4. 肺不主气，累及他脏，使病情趋向恶化

本病病变初起在肺，随着反复感受外邪而使病情加重，其主气功能下降，病变可由肺影响及脾、肾、心等脏。肺体属金，其母脾土，其子肾水。肺虚日久，子盗母气，脾气亦开始虚衰，则可兼见胸闷脘痞、疲乏肢困等脾失健运的见症。同时，肺虚母病及子，肾气虚耗，肾失摄纳，临床可见喘促、短气不足以息等症状，且进行性加重。久病累心，心血瘀阻，则面色晦暗，唇舌及指趾末端发绀。进一步发展，心阳虚衰，则可发生心悸、水肿、喘脱等变证。此时病情重笃，预后不良。

二、辨证要点

本病总属本虚标实、虚实夹杂为特点的病证，以肺肾两脏亏虚为本，痰瘀互结、痹阻肺络为标。早期感邪发病，标实为主，痰浊、瘀血相互错杂为患，本虚主要在肺，主要是肺之气阴亏虚；后期肺、脾、肾三脏亏虚，正气虚衰，以本虚为主，兼夹痰浊、瘀血等标实之候，亦可见虚实俱甚者。进一步发展，邪实正虚，可呈两极分化，病情趋向危重。

三、治则治法

依据中医急则治其标、缓则治其本的原则。在病变初期，风邪袭表，病在肺卫，治当以疏风宣肺达邪为主，兼以散寒、清热、润燥，使邪从表散；风热犯肺，或寒邪入里化热，痰热郁肺，则以清热肃肺豁痰为主，恢复肺脏清肃之性。若疾病反复，慢性消耗，迁延未愈，正气亏损，津凝为痰，气血循行不畅，而致气滞血瘀痰凝，肺络痹阻不通，则治应补益肺脾之气，兼以活血化瘀通络。咳喘日久，肺肾同病，或病久气阴耗伤，津亏不润，肺叶痿弱，治当重在益肺补肾，纳气归原，兼以养阴生津。该病迁延期是治疗的重点时期，正虚邪实，治当固本培元，扶助正气，以减少急性加重可能，同时化痰祛瘀，宣通肺络，标本兼顾。

四、证治分类

1. 痰湿蕴肺证

（1）辨证

特异症：咳嗽频剧，气喘，咳痰色白，黏腻或稠厚成块。

可见症：胸闷脘痞，食少呕恶，口黏不渴，体倦乏力，舌淡红或暗红，苔白厚腻，脉滑。

（2）治法：宣肺化痰，健脾祛湿。

（3）例方：杏苏二陈汤化裁。本方止咳化痰，健脾祛湿，用于痰湿蕴肺，咳嗽痰多，咳而咽痒，或微有恶风发热，舌苔薄白，脉浮缓。

（4）常用药：杏仁、苏子宣肺降气，止咳化痰；半夏、陈皮理气化痰；茯苓、甘草健脾利湿，紫菀、款冬润肺化痰。

（5）加减：若兼有外寒者，加炙麻黄、细辛；兼有风热者，加桑叶、连翘、菊花；兼有风燥者，加桑叶、杏仁、知母、麦冬；若热为寒遏，气急似喘，痰黏口渴者，加生石膏、黄芩、炙麻黄。

2. 痰热蕴肺证

（1）辨证

特异症：咳嗽，咳黄黏痰，发热。

可见症：口渴喜饮，偶有胸痛，烦闷，气急，大便干结，午后潮热，舌质红或暗红，苔黄或黄腻，脉弦滑或滑数。

（2）治法：清热肃肺，豁痰止咳。

（3）例方：桑白皮汤加减。本方清泄肺热，化痰降逆，用于痰热壅肺，喘急胸满，咳吐黄痰，或黏白稠厚者。

（4）常用药：桑白皮、黄芩清泄肺热；知母、贝母、瓜蒌皮、前胡清化痰热；射干、地龙降气平喘。

（5）**加减**：若热象较重，可酌加石膏辛寒清气；喘甚痰多，黏稠色黄，可加葶苈子、海蛤壳、鱼腥草、冬瓜仁、薏苡仁清热泻肺，化痰泄浊；大便秘结，加枳实、厚朴、酒大黄通腑清肺；口渴喜饮，加沙参、麦冬、玄参等。

3. 气虚痰瘀证

（1）辨证

特异症：咳喘气逆，痰吐色白，胸部憋闷。

可见症：气短，自汗，平素畏寒，或有胸部隐痛，唇甲青紫，舌苔少或花剥，舌质紫，或有瘀斑瘀点，脉弱或沉细涩。

（2）**治法**：补益肺气，化痰祛瘀。

（3）**例方**：补肺汤合血府逐瘀汤加减。前方补肺益气，用于肺气虚弱，喘咳短气不足以息者；后方活血化瘀，行气止痛，用于胸中血瘀证，胸痛如刺，唇暗，两目暗黑，心悸怔忡，舌有瘀斑、瘀点。

（4）**常用药**：黄芪、党参补肺益气；麻黄、杏仁、苏子、紫菀降气化痰；桔梗、枳壳、柴胡行气宽胸；丹参、赤芍、红花、桃仁活血通脉。

（5）**加减**：咳痰较多，痰黏不利，加瓜蒌皮、橘红；喘息较甚，加桔梗、厚朴；口干明显，加沙参、麦冬；食欲不振，疲倦困顿，加茯苓、炒白术以燥湿健脾。

4. 肺肾两虚证

（1）辨证

特异症：咳嗽气短，咳吐清稀泡沫痰，或痰黏量少，动则喘息。

可见症：胸部满闷，倦怠乏力，畏寒肢冷，面色晦暗，唇甲青紫，自汗盗汗，腰膝酸软，咽干口燥，舌淡，苔薄腻或花剥，脉沉细或濡弱。

（2）**治法**：补益肺肾，纳气定喘。

（3）**例方**：平喘固本汤加减。本方补肺纳肾，降气化痰，用于肺肾气虚，喘咳有痰者。

（4）**常用药**：党参、黄芪、甘草益气补肺；熟地黄、胡桃仁、坎炁补肾纳气；五味子收敛肺气；灵磁石、沉香纳气归原；紫菀、款冬花、苏子、法半夏、陈皮化痰降气；丹参、桃仁、红花活血化瘀。

（5）**加减**：肺虚有寒，怕冷，舌质淡，加肉桂、干姜、钟乳石温肺散寒；兼有阴伤，口渴，舌红痰少，加麦冬、玉竹、生地黄养阴清热；气虚瘀阻，颈脉动甚，面唇发绀明显，加当归、丹参、苏木活血通脉。如见喘脱危象，急加参附汤送服蛤蚧粉或黑锡丹，补气纳肾，回阳固脱。

五、其他疗法

1. 简验方

（1）茄子根 30g，红糖 15g。茄根洗净切碎，煎成浓汁，加入红糖，早、晚分服。

（2）鳖甲 26g，阿胶 15g，芦根 40g，水煎服，每日 1 剂。养阴润肺，化痰软坚，止咳平喘。

（3）猪肺 100g，鱼腥草 60g，水煎服，每日 1 剂，分 3 次服。清肺化痰，止咳平喘。

（4）蛤蚧 1 对，红参 50g，北沙参 50g，紫河车 50g，麦冬 30g，化橘红 20g。共研细末，每服 5g，日服 2 次。

（5）紫苏子、萝卜子各 60g，白芥子 30g，同炒热，熨背部，每日 1 次。

（6）蛤蚧1对，童子鸡1只（约1000g）。童子鸡去毛及内脏，洗净，与蛤蚧及葱、姜、盐一起，炖熟烂，吃肉喝汤。每周2～3剂，每日1次，随意食用。功能补益肺脾肾，适于肺病日久，动辄气喘者。

2. 针灸疗法

（1）体针：风门、肺俞、厥阴俞；华盖、玉堂、膻中。两组交替使用。咳剧加大杼、尺泽；喘甚加天突、定喘、膻中；痰多加足三里、丰隆、脾俞；兼恶寒、发热加风门、大椎。用平补平泻法，留针10～20分钟。

（2）灸法：取大杼、肺俞、膏肓、天突、膻中、鸠尾，每次3～4穴，艾条灸10～15分钟，或艾炷灸3～5壮，每天或隔天1次。

（3）耳针：取平喘、肾上腺、肺、支气管，配以神门、交感、枕，针刺，留针15～30分钟，隔日1次，10次为一疗程。或用皮内针刺入耳穴，胶布固定。

3. 气功疗法

早晨练保肺功或导引行气功，上午、中午练静功，意守丹田，形成腹式呼吸，睡前加练一次睡前功，以坐式为主，重症可配合半卧式，轻症加练站式，每日练功3～4次，每次30～60分钟。咳嗽者，每次练功前练咽津功3～5分钟。练功后按摩胸部，搓摩涌泉穴。

4. 穴位贴敷

取等分的细辛、白芥子、冰片、前胡、白芷、麻黄、半夏、薄荷、大黄粉末适量，用鲜姜汁调成糊状，分别敷于肺俞、膏肓、百劳、大椎、膈俞、膻中、大杼、天突、内关、命门穴上，4～8小时后取下，每周2次，3周为一个疗程。

六、临证备要

1. 治疗难期一法突破，须杂合以治

基于间质性肺疾病具有虚、痰、瘀等病理因素交叉复合、因果互化的特点，治疗难期一法突破，常需多法并举，复法合治，多途径增效，动态应对，融解表祛邪、扶正培本、调畅气机、化痰散结、活血通络等治法于一方，杂合以治，随症加减。通过多法合用，可以起到寒热互制、气血并调、多脏兼顾、扶正祛邪的综合效应。复法合方必须做到互相协调，以归于平，祛邪不能伤正，扶正须防助邪，理气不能伤阴，化痰须防耗气，活血不能破血。至于用药的选择，药量的配比，还当因证而异，不可固定不变。

2. 扶正祛邪当并举

间质性肺疾病以肺肾亏虚为本，痰瘀互结痹阻肺络为标，疾病的进展期还可兼见六淫侵袭。纵观全病程，正虚与邪实互为因果，因虚致实，因实而虚，虚实夹杂，病情缠绵，继而使虚者更虚，实者更实，变证丛生。治当以扶正祛邪为治疗大法，具体而言，培补肺肾之气阴，外祛风、寒、暑、湿、燥、火诸邪，内消痰浊、瘀血之痹阻，以期肺络调畅、肺肾摄纳相得。扶正祛邪应当辨邪实与正虚的主次消长，动态变化，或以扶正为主，或以祛邪为重，尤其是病程后期，正虚邪实两极分化，治当祛邪与扶正并重。若出现阴阳俱虚，喘脱危证，又当以扶正固脱为主。

3. 注意同中求异，因病制宜

间质性肺疾病可分为肺脏原发和其他系统疾病继发两大类。古代医家即有相关论述，根据肺痹形成的原因，可将肺痹归纳为两大类：一类为肾气亏耗、本脏自虚发为肺痹。如林珮琴在《类证治裁》中提出:“诸痹……良由营卫先虚，腠理不密……正气为邪所阻而不能宣行，因而留滞，气血凝滞，久而成痹。”陈士铎在《辨证录》中则认为:“肺痹之成于气虚尽人而不知也，夫肺为相，乃气之主也，肺病则气病……然肺痹即气痹也。”此即相当于原因不明的特发性肺间质纤维化。

另一类为五体痹不已，内舍于脏，发为五脏痹，累及肺脏者发为肺痹。正如王冰注《素问·痹论》曰:“五脏皆有所合，病久而不去者，内舍其合也。”“皮痹不已，复感于邪，内舍于肺。”“凡痹之客五脏者，肺痹者，烦满喘而呕。”类似于现代医学由风湿免疫性疾病如多发性皮肌炎、系统性硬化、类风湿关节炎、系统性红斑狼疮、干燥综合征导致的继发性肺间质纤维化的病理过程。

临床既要把握肺间质病变的共性，又要根据其原发病及临床表现的不同，治疗各有偏重，当因病制宜。前者病根在肺，咳、痰、喘显著，后者往往喘闷气憋明显，咳嗽、咯痰少见，并伴见原发病的各种见症。病变主脏先后主次有别，当同中求异，因病制宜。

4. 组方选药要领

（1）解表祛邪法：肺间质性疾病反复发作多由感受外邪诱发加重，本法是快速改善患者喘闷症状的必要手段。常用药如麻黄、桂枝、荆芥、防风、细辛、桑叶、菊花、银花、连翘、薄荷等。

（2）调畅气机法：此法对肺间质疾病特有的限制性通气功能障碍伴弥散功能降低、渐进性劳力性气促颇效。常用药如桔梗、杏仁、苏子梗、葶苈子、莱菔子、厚朴、沉香、降香、娑罗子、路路通等。

（3）**化痰散结法**：痰是肺络痹阻形成纤维化的重要病理因素，其胶着黏腻之性也是患者反复喘咳的原因。常用药如白附子、山慈菇、泽漆、皂荚、白芥子、僵蚕、南星、半夏、茯苓、陈皮、大贝母、鱼腥草、瓜蒌皮、牡蛎、海蛤壳等。

（4）**活血通络法**：活血化瘀，疏通肺络，可以改善肺部气血运行状态，从而控制纤维化进展。常用药如水蛭、穿山甲、鬼箭羽、土鳖虫、广地龙、老鹳草、丹参、当归、川芎、赤芍、三七、桃仁、鸡血藤、泽兰、苏木、三棱等。

（5）**扶正培本法**：肺脾肾虚损是本病病变过程中的一个重要方面，临床气阴两伤多见，盖邪气犯肺，首伤气阴，而痰瘀郁结日久，亦易化热伤阴，另西医之激素疗法伤阴尤速，故而益气养阴法运用较为普遍。常用药如黄芪、党参、太子参、白术、山药、南北沙参、天麦冬、石斛、玉竹、黄精、百合、生熟地黄、山萸肉、白芍、枸杞子、龟甲、鳖甲等。

5. 辨证选用宣肺通络药物

由于痰瘀痹阻肺络是间质性肺疾病迁延或进展的关键病机，所以畅通肺络，确保肺主宣发肃降和肺朝百脉的生理功能正常运行至关重要。《医学正传》云：“通之之法，各有不同。调气以和血，通也；调血以和气，通也；下逆者使之上行，中结者使之旁达，亦通也；虚者助之使通，寒者温之使通，无非通之法也。”就间质性肺疾病而言，宣通肺络，包括祛风通络、化痰通络、化瘀通络、搜剔通络等。叶天士云“非辛香无以入络”，故在兼顾病因病机采用上述各种宣通肺络的治法时，选方用药可优先考虑辛味药，如辛温之桂枝、细辛，辛润之当归、桃仁，辛平之半夏、全蝎等。

七、医案选录

案1　痰瘀郁热，气阴两伤

王某，女，40岁。2012年11月1日初诊。

患者原有多发性皮肌炎，因肺间质病变伴感染，住鼓楼医院ICU治疗，并见左下肢深静脉血栓，曾前往会诊3次，病情基本缓解，今日出院。目前行走活动后仍有气喘，吸气困难，面黄少华，偶有咳嗽，无痰，左上腹痛，有慢性浅表性胃炎史，夜晚烦热，掌心热，尿不黄，大便日行3～4次，先干后软。出院时复查肺部CT：两肺弥漫性肺泡渗出伴间质增厚，两肺下叶陈旧性病变，右上肺结节。舌苔淡黄薄腻，舌质暗淡，有齿印。脉小弦滑。

从痰瘀阻肺，肺热内蕴，气阴两伤治疗。

处方：南北沙参各12g，麦冬10g，太子参15g，炒玉竹10g，五味子3g，知母10g，炒黄芩15g，鱼腥草20g，冬凌草20g，老鹳草20g，炙桑白皮15g，葶苈子15g，泽漆20g，丹参15g，桃仁10g，苏子10g，金沸草10g，法半夏10g，陈皮6g，厚朴花5g，西洋参5g（另煎）。

患者坚持上方加减治疗近1年，喘促较前明显改善，病情基本控制，但觉疲劳乏力，咳嗽不多，痰少，口干不欲饮，纳差。

转从脾虚肺弱，气阴两伤论治。

处方：南北沙参各12g，麦冬10g，太子参15g，炒玉竹10g，五味子4g，鱼腥草20g，老鹳草15g，苏子梗各10g，潞党参12g，焦白术10g，茯苓10g，炙甘草3g，生黄芪30g，羊乳参15g，平地木20g，西洋参5g（另煎），炙百部15g，仙鹤草15g，砂仁5g（后下），法半夏10g，陈皮6g，六曲10g，桃杏仁各10g，穿山龙30g，三七粉4g（分吞），诃子肉10g。

后随诊年余，病情平稳，偶在行走时稍感气短。

按语：此患者的主要病机是肺肾气阴两伤，兼有痰瘀郁热。前期治予虚实兼顾，重在泄实通络，清肺化痰平喘，少佐南北沙参、麦冬等益气养阴。其中老鹳草可谓周仲瑛教授治疗本病的奇兵，《纲目拾遗》言其能“祛风，疏经活血，健筋骨，通络脉，治损伤、痹症、麻木、皮风”，用在此处既活血通络，又祛风胜湿，兼顾多发性皮肌炎。随后病情控制，则侧重补虚固本，在益气养阴、平调肺脾肾三脏的同时，少佐鱼腥草、桃杏仁、平地木、三七粉等兼治痰瘀郁热。全程布局严谨，谨守病机，复法制方，多方兼顾。本病往往虚实夹杂，迁延难愈，需守法长治。

案 2　痰瘀阻气，肺心同病

潘某，男，83 岁，2009 年 5 月 15 日初诊。

既往有脑梗死、冠心病、肺间质纤维化病史，长期住省人民医院调治。近来自觉头晕，气喘，两腿酸软，疲倦乏力，行路不稳，咳嗽少发，喉间有痰，稍有尿频，大便基本正常，手掌暗紫。CT 检查示两肺间质性病变伴感染。舌苔淡黄薄腻，舌质暗隐紫，脉小滑数。

从肺心同病，肝肾下虚，痰瘀阻肺，肺肾出纳失常治疗。

处方：潞党参 15g，炙黄芪 20g，太子参 12g，麦冬 10g，五味子 5g，炙甘草 3g，山萸肉 10g，生地黄 10g，沉香 3g（后下），胡桃肉 10g，苏子 10g，法半夏 10g，陈皮 6g，茯苓 10g，当归 10g，丹参 12g，旋覆花 5g（包煎），茜草根 10g，补骨脂 10g，炙款冬 10g，淫羊藿 10g，鸡血藤 15g，紫石英 20g（先煎），桃仁 10g，焦白术 10g。

上方加减调养半年余，患者喘息基本平稳，胸闷憋气好转，晨起干咳，咯痰不爽，大便尚顺，食纳知味，语声响亮，心不慌，手指色暗，瞤动。舌苔黄薄腻，舌质暗，有裂纹，细滑数。

继从痰瘀阻气，肺心同病，气阴两伤，浊邪害清治疗。

处方：潞党参 15g，生黄芪 25g，南北沙参各 12g，麦冬 10g，丹参 15g，炙桑白皮 15g，泽漆 15g，太子参 15g，山萸肉 12g，生地黄 10g，当归 10g，玉竹 10g，苏子 10g，炙款冬 10g，坎炁 2 条，紫石英 20g（先煎），苏木 10g，泽兰 12g，石菖蒲 9g，白芥子 10g，葶苈子 15g，法半夏 10g，陈皮 6g，沉香 3g（后下），炒六曲 10g。

按语：此案患者病程日久，肺脾肾心多脏同病，根据其病史、症状、体征，辨为肺心同病，肝肾亏虚，痰瘀阻肺，肺肾出纳失常。针对本虚，补肺健脾，益肾养心，气阴兼调，阴阳两顾。其中尤以补肾为要，因肾为先天之本，五脏之根，肾之精气充足则根本得固。药用生地黄、山萸肉、紫石英、胡桃肉等。心脉上通于肺，病久累心，予生脉饮益气养心。至于标实之痰瘀互结，痹阻肺络，在化痰散结、活血通络同时，调畅气机也不可忽视。沉降之沉香、苏子、旋覆花在改善患者喘闷症状上往往药至效彰。久病累身，多脏损害，当复法权衡以治，以平为期。

案 3　痰瘀痹阻，肺虚阴伤（继发性肺纤维化）

吕某，女，63 岁。2006 年 6 月 22 日初诊。

1 年前咳嗽气喘，持续不愈，最近住鼓楼医院，诊为干燥综合征、肺间质纤维化。目前咳嗽，气喘，痰少，鼻干，口干，皮肤干燥，咽痒，大便有时欠实，两手鱼际紫暗，舌苔黄，中后部腻，舌质暗，脉细滑。

痰瘀痹阻，肺虚阴伤，治当化痰祛瘀通痹，补肺益气养阴。

处方：南北沙参各 12g，天麦冬各 10g，天花粉 12g，知母 10g，苏木 10g，炒苏子 10g，炙桑白皮 12g，地骨皮 12g，旋覆花

5g（包煎），茜草根10g，黛蛤散10g（包煎），老鹳草20g，炙僵蚕10g，泽漆15g，诃子肉6g，梨皮1只。7剂。

2006年6月29日二诊：服上药后停用西药，日来稍咳，有痰不多，气喘，口干目干，舌苔薄黄腻，舌质暗，有紫气，有裂纹，脉细滑。

原法进退。

处方：南北沙参各12g，天麦冬各10g，天花粉10g，知母10g，玄参10g，炙桑白皮12g，地骨皮10g，丹皮10g，炒苏子10g，炙僵蚕10g，炙甘草3g，旋覆花5g（包煎），茜草根10g，降香3g，桃杏仁各10g，川石斛10g，鬼箭羽15g。

2006年7月27日三诊：日来咳嗽加重，有痰难咯，色黄或白，咽痛，口干，鼻干，眼干，气喘，大便时干，舌苔薄黄腻，舌质暗红，有裂纹，脉细滑。

证属肺虚热郁阴伤，痰瘀痹阻。

处方：南北沙参各12g，天麦冬各10g，天花粉10g，知母10g，炙桑白皮12g，丹皮10g，地骨皮12g，炙僵蚕10g，炒苏子10g，黛蛤散15g（包煎），肿节风20g，桔梗5g，生甘草3g，桃杏仁各10g，旋覆花5g（包煎）。

2006年8月24日四诊：咳嗽尚平，痰多，色白起沫，咯吐不爽，胸闷，口干、鼻干、眼干、咽干好转，口唇手指发绀，舌苔薄黄腻，舌质暗紫有裂，脉细滑。

原法继进，同时加强活血化瘀。

7月27日方加丹参15g，苏木10g，太子参12g，生地黄12g，玄参10g，炒黄芩10g，鱼腥草15g，炙鳖甲12g（先煎）。

2006年9月7日五诊：最近咯痰不多，胸闷不著，活动后气喘，口、鼻、眼仍干，饮水稍减，黎明有汗，二便调，稍有心慌。

舌苔中后部黄腻，舌质暗红隐紫，有裂，脉滑数。

7月27日方加炒黄芩10g，太子参12g，苏木10g，丹参15g，鱼腥草15g，茜草根10g。

此后一直以上方增减治疗，病情稳定，咳嗽、胸闷、口干症状明显好转。

按语： 继发性肺纤维化相当于中医"肺痹"。《类证治裁》曰："诸痹，良由营卫先虚，腠理不密，风寒湿乘虚内袭，正气为邪所阻而不能宣行，因而留滞，气血凝滞，久而成痹。"此说明肺痹之病机特点为经络壅闭，气血凝滞。董西园《医级》云："邪之感人，非虚不痹。"《素问·痹论》云："皮痹不已，复感于邪，内舍于肺。"因此，肺虚痰瘀痹阻为肺痹的基本病机。以化痰祛瘀通痹、益气养阴补肺为主要治法。药用炙桑白皮、丹皮、地骨皮清泻肺热；同时配合南北沙参、天麦冬、知母益气养阴补肺；并予黛蛤散、肿节风、桃仁、旋覆花以降气化痰祛瘀；丹参、苏木加强活血化瘀效果。董西园《医级》认为："痹非三气，患在痰瘀。"可见痰瘀胶滞，其性黏滞，是本病反复缠绵的重要因素。本病证属本虚标实，治重化痰祛瘀，通络除痹，邪去则正安，虽属治标之计，实寓治本之道，同时注意治标顾本，最终达到益肺化痰、祛瘀宣痹之功效。

第十四章 肺 癌

原发性支气管肺癌简称肺癌，肺癌为支气管源性癌，包括鳞癌、腺癌、小细胞癌和大细胞癌几种主要类型。绝大多数起源于支气管黏膜上皮，源于支气管腺体或肺泡上皮细胞者较少。早期常有刺激性咳嗽，痰中带血。其进展速度与细胞生物学特性有关。肺癌发病年龄多在40岁以上，男性发病率高于女性，但近年来女性发病率上升特别快，男女两性发病比例逐步缩小。中医学对肺癌认识甚早，《素问·奇病论》云："病胁下满气上逆……病名曰息积，此不妨于食。"《灵枢·邪气脏腑病形》云："肺脉……微急为肺寒热，怠惰，咳唾血，引腰背胸。"《难经》云："肺之积名曰息贲。……久不已，令人洒淅寒热，喘咳，发肺壅。"以上这些描述与肺癌的主要临床表现类似。又《素问·玉机真脏论》云："大骨枯槁，大肉陷下，胸中气满，喘息不便，内痛引肩项，身热，脱肉破䐃，真脏见，十月之内死。"所述症状类似肺癌晚期临床表现，并明确指出预后不良。

中医古籍有关肺癌的论述散见于"肺积""咳嗽""咯血""胸痛"等病证中。

一、病因病机

周仲瑛教授认为，癌邪为患，必夹毒伤人，首次提出"癌毒致病"的概念。癌毒是在内外多种因素作用下，在人体脏腑功能失调基础上产生的一种对人体有明显伤害性的病邪，是导致发生肿瘤的一种特异性致病因子。癌病一旦产生，则迅速生长，不断长大，结聚成块，继生痰浊瘀血，耗损人体正气，影响脏腑功能，并容易走窜流注他脏。癌毒既可直接客侵，亦可因饮食劳倦、情志不遂、脏腑亏虚等因素而诱发内生。

（一）病因

外感多由感受六淫之邪、邪毒烟毒等引起，内伤则多与七情内伤、饮食劳倦等有关。

1. 六淫邪毒

外感六淫之邪，加之人体正气不足，成为致病的外在因素。《素问·至真要大论》云："夫百病之始生也，皆生于风、寒、暑、湿、燥、火，以之化之变也。"《灵枢·九针论》云："四时八风之客于经络之中，为瘤病者也。"

肺为娇脏，除外感六淫外，易受邪毒侵袭，如工业废气、汽车尾气、矿石粉尘、煤焦烟尘、石棉、放射性物质等。或长期吸烟，烟毒内蕴，羁留肺窍，导致肺气失于宣发肃降，肺气郁滞，不能正常输布津液，聚液成痰，或血瘀难行，气滞、痰凝、血瘀、毒聚，日久形成癌肿。

2. 饮食劳倦

脾为生痰之源，肺为贮痰之器。饮食不节，嗜食生冷、肥甘厚味，易损伤脾胃，脾虚不能运化水湿，酿生痰浊，留于肺脏，肺气宣降失司，痰凝气滞，进而导致血瘀，痰瘀互结，逐渐形成有形之肿块。

过度劳倦会导致人体气血运行不畅，终致痰浊瘀血内生，痰瘀胶结于肺，形成积块。

3. 七情内伤

情志失调，七情过度，均可伤肺，引起肺气郁滞，气机不畅，津聚为痰，血滞为瘀，痰瘀互结，日久形成肿块。在日常生活中，诸如工作情况、居住条件、生活遭遇等不良刺激，久则可造成精神紧张，情绪异常。因此，情志因素是导致肺癌的重要原因。

（二）病机

1. 正气亏虚，酿生癌毒是本病的发病基础

正气存内，邪不可干。肺气亏虚，卫外不固，外邪易侵。年老体弱，劳累过度，慢性肺疾病，致正气耗损，肺气、肺阴、肺阳渐损。气虚不能布津，津聚为痰，运血无力，血行瘀阻；阳虚不能温化水湿，痰浊内生；阴虚内热，虚火灼津，炼液为痰。痰瘀胶结，酿生癌毒，结而成块，终成肺癌。正如《灵枢·百病始生》所云："壮人无积，虚人则有之。"《医学汇流》云："正气虚则为岩。"《医宗必读·积聚》云："积之成者，正气不足，而后邪气踞之。"因此正气内虚，酿生癌毒，癌毒阻肺，脏腑阴阳气血失调，是罹患肺癌的主要病理基础。

正虚也是肺癌复发、转移的关键。肺癌发生后，一方面由于癌毒亢盛，正气益虚，虚不胜邪，癌毒泛滥，导致癌症复发、扩散、转移；另一方面，患肺癌后采用手术、放疗、化疗等手段，虽然对癌毒即肿瘤细胞有遏制作用，但亦可损伤正气。正气亏虚，造成人体免疫功能下降，内环境失衡，抗病能力减弱或丧失，癌毒累聚，加速了癌症扩散、转移，形成恶性循环。可见，肺癌的发生、发展、扩散、转移及结局与正虚息息相关。

2. 癌毒阻肺是本病的病机关键

（1）癌毒为主要病理因素，与痰浊、瘀血胶结为患：癌病的主要病理因素为癌毒，癌毒的生成有外感，有内伤。外感可因感受六淫邪毒、烟毒引起，内伤则因饮食劳倦、情志失调导致。由于癌毒蕴结于肺，肺失宣肃，通调失司，津液不能正常输布，或脾失运化，湿浊内生，痰湿阻遏，壅塞于肺，脉络不通，血液不能正常运行，则停留为瘀。或癌毒内伤，正气虚损，邪乘于肺，郁结胸中，肺气闭郁，宣降失司，积聚成痰，瘀阻肺络，形成肿块。在肺癌的病理演变过程中，癌毒常与痰浊、瘀血胶结为患，成为本病的病机关键。

（2）癌毒阻肺的病理表现

1）癌毒阻肺，肺失宣肃：肺为娇脏，不耐寒热，以宣发和肃降为顺。癌毒阻肺，肺气郁滞，宣发肃降失职。癌毒盘踞日久，影响肺之治节，水液输布不利，则水液停而为湿，表现为痰浊蕴肺之象。痰浊郁而化热，多有痰热蕴肺之征。

2）癌毒阻肺，络损血溢：癌毒、痰浊、瘀血胶结阻肺，肺气不利，郁而化热，肺热炽盛，灼伤肺络，迫血妄行，血溢脉外。癌毒久踞，灼伤肺阴，阴虚火旺，肺络破损，亦可致血溢脉外。

3）癌毒阻肺，气滞血瘀：人体气机以通顺为贵，癌毒、痰浊、瘀血胶结阻肺，肺气不利，癌毒浸渍，瘀血不行，气滞血瘀，不通则痛。或肺气虚弱，无力运血，则气机郁滞，气滞则引致血行不畅，壅遏于经脉之内，或瘀积于脏腑组织器官，而瘀血为有形之邪，阻碍气机运行，不通则痛。

4）癌毒阻肺，耗气伤阴：癌毒阻肺，生痰生瘀，肺主气，如呼吸之职失司，则必然影响宗气的形成。癌毒致病乖戾，不断掠夺气血津液以自养，也是导致肺癌患者气虚的又一原因。肺气虚，不能宣发卫气于肌表，腠理不密，表卫不固。土生金，肺气虚日久，则子盗母气，造成脾气亏虚证候。金生水，肺气虚日久，则母穷子亏，造成肾气亦虚。

癌毒与痰浊、瘀血阻滞于肺，日久则郁而化热，进一步灼伤肺阴，肺阴不足，虚热内生灼肺，失于清肃。脾土生金，肺阴虚日久，则子盗母气，造成脾阴亏虚。金水相生，肺阴虚日久，则母穷子亏，造成肾阴亦虚。

5）癌毒阻肺，饮停胸胁：肺主气，通调水道，为水之上源，癌毒阻肺，痰浊瘀结，肺气郁滞，气不布津，停而为饮。饮邪久郁，气机不利，络脉痹阻，不通则痛。

6）癌毒阻肺，金病不鸣：喉属肺系，乃声音之门户，肺为气之主，肾为气之根，声音出于肺而根于肾。癌毒阻肺，肺气不利，则金实不能鸣。癌毒阻肺日久，内夺肺肾之阴，喉失濡养，或阴虚虚火上炎，而致金破不鸣。

3. 病变主脏在肺，与肝、脾、肾的关系较为密切

肺主气，司呼吸，主宣发肃降，通调水道。罹患肺癌后，可出现肺司呼吸功能的失常，而表现出咳嗽、气喘、咳痰、咯血、胸痛、发热等肺经症状，故病位主要在肺。肝主疏泄，条达气机，如肝失条达，气机郁滞，或日久气郁化火，津凝成痰，肝气侮肺，痰气互结，血瘀成块；脾为气血生化之源，脾运不健，化生痰浊，阻碍气机，可化热酿毒；肾主髓，藏元阴元阳，肾主纳气，金水相生，肺病日久，耗及肾阴肾阳，可致摄纳异常，动则气喘，腰膝酸软等。由于五行生克制化关系，肺癌的发生发展可影响及肝、脾、肾。因此，肺癌病位不离于肺，亦不止于肺。

4. 病理性质多属本虚标实，虚实夹杂

肺癌的病理性质总属本虚标实。多是因虚而得病，因虚而致实，是一种全身属虚、局部属实、虚实夹杂的疾病。

5. 病机演变

初期邪盛而正虚不显，故以气滞、血瘀、痰结、湿聚、热毒等实证为主。中晚期由于癌瘤耗伤人体气血津液，故多出现气血亏虚、阴阳两虚等病机转变，由于邪愈盛而正愈虚，本虚标实，病变错综复杂，病势日益深重。若癌毒痰浊瘀血较甚，病灶生长迅速，待临床出现典型症状，则多已有外侵及转移，丧失了根治机会，则预后不佳。癌毒常掠夺气血以自养，耗气伤阴严重，至出现张口短气、喉哑、声嘶、咯血、皮肤干枯、脉沉涩或细数无神者，则生机已殆。

二、辨证要点

肺癌的辨证应辨清病邪的性质，分清湿聚、痰结、气滞、血瘀、热毒的不同，以及有否兼夹；其次辨标本虚实，分清标本虚实的主次；辨脏腑阴阳，分清受病脏腑阴阳气血失调的不同；辨病程的阶段，明确患者处于早、中、晚期的不同，以选择适当的治疗方法和估计预后。

三、治则治法

1. 总以抗癌解毒，扶助正气为治疗大法

鉴于肺癌总属本虚标实之证，祛邪扶正是治疗肺癌的基本原则，通过抗癌解毒，扶助正气，调理脏腑功能，以期缓解病情进展，防止复发转移。在辨证施治的基础上，需结合患者病程长短、病势缓急、体质情况以决定扶正祛邪的偏重与主次。

2. 按初、中、末三期辨治

肺癌早期正盛邪轻，宜速攻祛邪，以攻为主，或大攻小补，或先攻后补，邪去则正安，用药以抗癌解毒药为主，此时祛邪即可扶正，误用补益反有姑息养奸之弊；中期邪盛正伤，虚实夹杂，正邪相争，宜攻补兼施，用药以抗癌解毒与扶助正气并重；晚期机体气血耗伤严重，正虚已成为矛盾主要方面，此时倘若一味应用药性峻烈的药物祛邪，不但不能缓解病情，反而更伤人体正气，宜补而不忘攻，以补为主，或大补小攻，或先补后攻，以益气养阴、扶助正气为主，兼以抗癌解毒，通过调补气血阴阳，调治脏腑，以增强患者体质，提高抗癌能力。

四、证治分类

1. 痰瘀郁肺，阴伤气耗证

（1）辨证

特异症：咳嗽，气急，胸闷，胸痛，痰多。

可见症：痰色或白或黄或灰黑，质或清稀如水，或黏稠浊腻，痰中夹血，倦怠乏力，口干喜饮，舌质红，有瘀点或瘀斑，舌下脉络瘀阻，舌苔腻，或黄或白，或干黄，脉细数，或沉涩，或沉实，或滑数，或小数等。

（2）治法：益气养阴，化痰祛瘀，解毒散结。

（3）例方：周氏肺癌验方。功能化痰祛瘀，抗癌解毒，益气养阴。

（4）常用药：南北沙参、天麦冬、太子参益气养阴；仙鹤草活血补虚；制南星、山慈菇、猫爪草、泽漆抗癌解毒散结；白毛夏枯草、蛇舌草、半枝莲、鱼腥草、肿节风清热化痰消肿；僵蚕、露蜂房、鳖甲祛风解毒，软坚散结；白及收敛止血，解毒消肿。

（5）加减：肺络损伤，咳嗽咯血，痰中带血，加茜草、丹皮化瘀止血；痰浊壅盛，咳嗽痰多，胸闷气短，加法半夏、杏仁止咳化痰；肺火偏旺，热毒内结，加桑白皮、冬凌草、鱼腥草清化痰热。

2. 热毒蕴结，肺阴亏虚证

（1）辨证

特异症：身热，气促，咳嗽，咳痰黄稠或血痰，或干咳，无痰或痰少而黏，咽燥声嘶，胸闷胸痛。

可见症：午后发热，或低热盗汗，五心烦热，口苦，口渴欲饮，寐差，便秘，小便短赤，舌质红或黯红，苔黄或花剥，或光而无苔，脉大而数，或细略数。

（2）**治法**：解毒散结，养阴清热。

（3）**例方**：五味消毒饮合沙参麦冬汤加减。前方以清热解毒为主，适用于热毒炽盛者；后方养阴清热，适用于肺阴亏虚者。

（4）**常用药**：金银花、野菊花、蒲公英、紫花地丁、紫背天葵清热解毒散结；沙参、玉竹、麦冬、甘草、桑叶、天花粉养阴清热。

（5）**加减**：若见咯血不止，可选加白及、仙鹤草、茜草根、三七凉血止血，收敛止血；低热盗汗，加地骨皮、白薇、五味子育阴清热敛汗；大便干结，加全瓜蒌、火麻仁润燥通便。

3. 脾气虚弱，痰湿内阻证

（1）辨证

特异症：咳嗽，痰多稠黏，不易咳出，胸闷，食欲不振，倦怠乏力。

可见症：喘息不能平卧，胸痛，肢体浮肿，面色萎黄，脘腹胀满，便溏，舌质淡胖，边有齿痕，舌苔白腻或白厚，脉滑或濡细。

（2）**治法**：健脾燥湿，行气祛痰。

（3）**例方**：二陈汤合瓜蒌薤白半夏汤加减。二陈汤燥湿化痰，适用于湿痰咳嗽，痰多色白易咯，胸膈痞闷，恶心呕吐，肢体困倦等症；瓜蒌薤白半夏汤宽胸散结，蠲饮除痰，主治痰涎壅塞胸痹证。

（4）常用药：陈皮、法半夏、茯苓理气燥湿化痰；瓜蒌、薤白行气祛痰，宽胸散结；紫菀、款冬花止咳化痰。

（5）加减：胸脘胀闷，喘咳较甚者，加用葶苈大枣泻肺汤泻肺平喘；痰郁化热，痰黄稠黏难出者，加海蛤壳、鱼腥草、金荞麦根、黄芩、栀子清化痰热；胸痛甚，瘀象明显者，加川芎、郁金、延胡索行瘀止痛；神疲，纳呆者，加党参、白术、鸡内金健运脾气。

4. 气滞络瘀，痹阻于肺证

（1）辨证

特异症：咳嗽不畅，痰血黯红，咯血，或咳吐引痛，痛有定处，如锥如刺。

可见症：咳痰，气急，胸胁胀满，不能平卧，大便干结，口干，唇黯，颈部及前胸青筋暴露，舌质紫暗或有瘀斑，苔薄黄，脉弦细或细涩。

（2）治法：行气活血，散瘀消结。

（3）例方：血府逐瘀汤加减。本方活血祛瘀，行气止痛，适用于胸中血瘀证，症见胸痛，头痛，日久不愈，或痛如针刺，而痛有定处。

（4）常用药：桃仁、红花、川芎、赤芍、牛膝活血化瘀；当归、熟地黄养血活血；柴胡、枳壳疏肝理气；甘草调和诸药。

（5）加减：胸痛明显者，可配伍香附、延胡索、郁金等理气通络，活血定痛；若反复咯血，血色暗红者，可去桃仁、红花，加蒲黄、三七、藕节、仙鹤草、茜草根祛瘀止血；瘀滞化热，耗伤气津，见口干舌燥者，加沙参、天花粉、生地黄、玄参、知母等清热养阴生津；食少、乏力、气短者，加黄芪、党参、白术益气健脾。

5. 癌毒侵袭，气虚阴伤证

（1）辨证

特异症：咳嗽少痰，咳声低微。

可见症：气促，胸痛，痰中带血，神疲乏力，自汗畏风，或盗汗，口干不多饮，消瘦，舌质淡红或红，苔薄，脉细弱。

（2）治法：益气养阴。

（3）例方：生脉散合百合固金汤加减。前方益气生津，适用于气阴两伤者；后方养阴清热，润肺化痰，适用于肺虚阴伤而有热者。

（4）常用药：人参大补元气；麦冬养阴生津；五味子敛补肺津；生地黄、熟地黄、玄参滋阴补肾；当归、芍药养血柔肝；百合、麦冬、甘草润肺止咳；桔梗止咳祛痰。

（5）加减：气虚症状明显者，加生黄芪、太子参、白术等益气补肺健脾；咳痰不利，痰少而黏者，加贝母、百部、杏仁利肺化痰。

若肺肾同病，阴损及阳，出现以阳气虚衰为突出临床表现时，可选用右归丸温补肾阳。

五、其他疗法

1. 中成药

周仲瑛教授在辨证论治基础上处方用药，常用汤剂配合以下两种中成药物：

（1）**西黄丸**（《外科证治全生集》）：由牛黄、麝香、制乳香、制没药组成。解毒散结，活血祛瘀，消肿止痛。适用于肺癌疼痛明显者。现代药理研究证明本品可有效抑制小鼠梭形细胞瘤和肉瘤的生长，有明显的抗肿瘤作用；能增强对单核－吞噬细胞系统的激活作用。用法是每次3g，每日1～2次，口服。气血两虚者慎用，孕妇忌服。

（2）**梅花点舌丹**（《外科证治全生集》）：由藏红花、珍珠、牛黄、雄黄、麝香、熊胆、蟾酥、血竭、沉香、乳香、没药、冰片、硼酸、葶苈子、朱砂等组成。清热解毒，消肿止痛。适用于肺癌早、中期患者。现代药理研究证明本品既能抑制白血病细胞对机体主要脏器的浸润和损害，有抗肿瘤作用，又能增强机体的免疫功能。用法是每次6～10粒，每日3次，口服。孕妇忌服。

2. 针灸疗法

主穴：肺俞、脾俞、太白、太渊、丰隆、足三里、膏肓。

辨证加减：咳嗽者加列缺、云门、支沟；痰多者加中府、章门、膻中；痰黄者加经渠、鱼际、风门；痰血者加膈俞、鱼际、血海；喘咳者加风门、喘息、内关、关元；胸痛者加内关透支沟、心俞、巨阙、通里；有胸水者加三焦俞（灸）、脾俞、水分（灸）、委阳；低热者加大椎、太溪、间使、尺泽；高热者加委中、十宣（放血）、神门、曲池。根据证候虚实选择补泻手法及行针时间。

每次留针20～30分钟，每天1次，一个疗程为10～15天。具有抗肿瘤、改善患者临床症状以及延长患者生存时间的作用。

3. 敷贴疗法

水红花子、朴硝各30g，三棱、莪术、当归、川芎、赤芍各20g，生白芥子、炮山甲片、川乌、草乌各15g，冰片10g。上药共研细末，用食醋适量调如厚糊状，敷于疼痛部位，外以塑料薄膜覆盖，绷带固定，每日换药1～2次，10日为一个疗程。适用于肺癌晚期疼痛不止者。

六、临证备要

1. 抗癌解毒贯穿始终

因为癌毒是导致肺癌发生、发展及加重的根本，抗癌解毒必须贯穿始终。周仲瑛教授特别强调抗癌解毒之法在治疗肺癌中的主导作用，提出“解毒即是扶正”，“邪不去，正必伤”，认为抗癌祛邪是积极的、主动的、进攻性的治疗措施，而扶正是防御性姑息疗法。特别对处于肺癌初中期患者，虽已伴发气血、津液、阴阳的虚损，过于注重补益，不仅起不到治疗效果，尚有可能助邪，即所谓的“姑息养奸”。但须注意祛邪而不伤正。

2. 涤痰祛瘀灵活变通

痰瘀互结是肺癌发病的主要病机之一，因此治疗上除抗癌解毒外，涤痰祛瘀是肺癌的主要治疗方法，临床上应根据肺癌的早中晚期进行灵活辨证施治。①早期：多为早期肺癌或术后患者，有时可无明显症状，可以祛痰湿为主，少佐活血化瘀。②中期：临床症状比较典型，多见咳痰黄稠，胸痛固定，咯血或痰中带血，舌暗红，或有瘀点瘀斑，苔白浊或黄腻，脉滑。痰瘀表现比较明显，治疗宜涤痰祛瘀并重。③晚期：晚期患者多有远处器官转移，证候错综复杂，呈恶病质表现，正气亏虚，且痰瘀证候明显，病情严重，治疗应侧重扶正祛邪，在涤痰祛瘀的同时，不忘扶养正气，祛邪扶正孰重孰轻，当视具体证候综合分析，灵活变通。

3. 复法大方组合有序

肺癌是多重病理因素致病，正虚与邪实夹杂的一类复杂疾病，病来已久，邪深毒盛，证候既可显现于外，也能深藏于内，以常法处方，难免顾此失彼，病重药轻，难以逆转病势。周仲瑛教授在多年的临床工作中反复探索，针对肺癌发生发展的病因病机，集数法于一方，熔攻补于一炉，采用复法大方治疗，并指出："轻灵不是隔靴搔痒，重剂不能诛伐太过，独行必须药证相符，大方不能杂乱无章。"复法大方不是多种治法的简单相加和多味药物的罗列堆砌，而是针对某些复杂的病理机制而采用的一种变法，应主次分明，组合有序。虽法多药杂，但复法中有主法，有次法，大方中有主药，有辅药，而主次的确定，要根据每一个患者具体病情。

4. 有毒之品以毒攻毒

癌瘤一旦产生，则迅速生长，不断长大，结聚成块，继生痰浊瘀血，耗损人体正气，影响脏腑功能，并容易走窜流注他脏。其治疗颇为棘手，一般药物难以取效，预后往往不良。故周教授常选用有毒之品，借其性峻力猛以攻邪，即所谓的"以毒攻毒"法，以提高疗效。如张子和云："夫病之一物，非人身素有之也，或自外而入，或由内而生，皆邪气也。邪气加诸身，速攻之可也，速去之可也。"（《儒门事亲·汗下吐三法该尽治病诠十三》）常用的有毒之品有龙葵、干蟾皮、天南星、露蜂房、山豆根等。在使用过程中应注意，有毒之品的有效剂量和中毒剂量比较接近，临床应用时须严格掌握有效剂量，从小量用起，逐渐增量，适可而止，遵循《素问·五常政大论》"大毒治病，十去其六，常毒治病，十去其七，小毒治病，十去其八，无毒治病，十去其九，谷肉果菜，食养尽之，无使过之，伤其正也"的原则，并可继之使用无毒或小毒的药物以扶正祛邪。有毒中药亦可通过炮制以减轻其毒性，同时应注意不同的炮制方法可使药物功能发生变化。一般而言，此类方药以晨起空腹服用或两顿饭之间服用效果好，消化道刺激症状较重者及体质较弱者宜饭后服。

5. 热多寒少慎用温补

肺癌病灶，其性坚硬，难腐难溃，似中医学阴疽之类，属于阴证。但肺为娇脏，喜润恶燥，以宣降为顺，肺气旺于秋，肺之气机阻滞，易于郁而化热，灼伤肺阴，故以热证、阴虚证候为多见，鲜有肺阳虚证候。癌毒阻肺，盘踞不散，生长成块，与痰浊瘀血胶结，日久必然郁而化热，进而伤阴耗津，产生阴虚内热的病理变化。因此，肺癌病证热多寒少，须慎用温补之药，以防灼伤阴津。即使应用一些温性的化痰、软坚、活血、攻毒药物，也应在大剂养阴、清热基础上，少量、配合应用。《杂病广要·积聚》云:“盖阳虚有积易治，阴虚难以峻攻。”肺癌患者热多寒少，不适合施用温补药物，可能也是其难以治疗、预后不良的原因之一。

6. 善用虫类抗癌解毒

癌毒致病暴戾，病情顽固，病势险恶，且常与痰、瘀之邪相搏，故在辨证施治的基础上，周仲瑛教授多用虫类抗癌解毒药，这类药不仅可引药力直达病所，而且搜毒、剔毒、除毒，能提高临床疗效。药如炙僵蚕、炙蜈蚣、蜂房、地龙、土鳖虫、水蛭、穿山甲、蜣螂、九香虫等，都具有祛瘀活血、搜风除毒、剔络止痛之功。中药现代药理研究证明，这些虫类药能降低血液黏度，改善微循环，提高机体免疫功能及痛域，且有抗菌及不同程度杀灭癌细胞的作用。

虫类药辛散而燥，作用峻利，其中许多药具有毒性，可能会伤及胃气，血虚风燥者、阴虚素质之人当慎用。同时当掌握用量，入汤剂时一般为 3 ～ 6g，入粉剂吞服时宜控制在 0.6 ～ 1g。为防止药物的毒副作用，可配伍部分养阴药。另外，虫类药含有异体蛋白，使用过程中需注意观察，防止过敏反应的产生。如有反应，当及时停药及处理。

7. 时时注意顾护胃气

肺癌治疗不论早期还是晚期，应时时注意顾护胃气，以保生化之源不竭，脾胃不败。“四时百病，胃气为本”，“有胃气则生，无胃气则死”。气血生化源源不断，是积极治疗的基础，也为治疗提供良好的时机，口服药物也是药物摄入的有效途径，故当时时顾护。早期病人体质尚好，可耐受攻伐祛邪治疗（包括放化疗等），但多疗程大剂量抗癌祛邪治疗可伤及脾胃，故应在处方中适当加用益气健脾药，方选参苓白术散、香砂六君子汤等，药用生黄芪、党参、太子参、白术、茯苓、薏仁、山药等，以培固气血生化之源，气血充足，抗癌能力自然加强。如脾胃损伤不及时纠正，人体得不到水谷充养，反致正气不能抗邪，邪气弥漫，邪毒流窜经络，形成远处转移。晚期气血极度亏虚，进食量少或不能进食，呈恶病质状态者，应以扶正为主，而慎用祛邪药，因祛邪之剂多为苦寒攻伐之品，易伤胃气，如需祛邪，则可选用既有祛邪作用又有扶正作用的薏苡仁、玄参、鳖甲等，使其祛邪而不伤正。但也不宜一味予以补益，以防甘味滋腻碍胃。病久胃阴受损，可选用一些养阴益胃之品，如北沙参、麦冬、生地黄、枸杞子、陈皮、半夏、炒谷麦芽、焦楂曲、炙鸡内金等。在遣药组方时，注意患者的脾胃运化情况，时刻顾护脾胃，畅通化源。如鳖甲为周仲瑛教授推崇的软坚散结之品，又能养阴，故多用之，但对舌苔厚腻，中焦湿重者，又常忍痛割爱，以避其壅。

七、医案选录

案 1　肺虚受感，痰热内扰

计某，男，73 岁。2005 年 9 月 30 日初诊。

今年3月痰中夹血，去省人民医院检查诊断为肺鳞癌，6月10日行γ刀治疗。CT检查，右上肺肿块放疗后，与2005年3月29日比稍缩小，内部坏死明显，两肺感染，局灶性纤维化，局部支气管扩张，左下肺大泡。1周前发热，输液消炎3天后，咯血，痰中夹红，咽痒咳嗽，胸闷不著，舌苔黄，中后部腻，舌质暗红，脉细滑。

2003年在右上肺查见肺空洞，按肺结核治疗。有高血压、糖尿病、高脂血症病史。

处方：南北沙参各12g，大麦冬10g，炒黄芩10g，炙桑白皮10g，仙鹤草15g，地锦草15g，旱莲草12g，鱼腥草15g，大贝母10g，知母10g，海蛤粉15g（包），白茅根15g，藕节炭10g，法半夏10g，陈皮6g，肿节风20g。

2005年10月6日二诊：最近咳嗽较重，早晚为著，气急，有时夹血，舌苔黄，舌质黯紫，脉小滑。

肺虚阴伤络损，热毒痰瘀内蕴。

原方加前胡10g，炙白前10g，炙紫菀10g，炒苏子10g，光杏仁10g，炙款冬10g，佛耳草15g。

2005年10月20日三诊：1周来咳显，阵作气急，偶见夹血，痰色不黄，胸不闷，纳差，舌苔黄腻，舌质紫暗，脉小滑。

处方：炒黄芩10g，法半夏10g，大贝母10g，知母10g，泽漆15g，山慈菇15g，猫爪草20g，南北沙参各12g，大麦冬10g，鱼腥草15g，仙鹤草15g，肿节风20g，露蜂房10g，桑白皮12g，桔梗5g。

另：川贝粉60g，每次1.5g，每日3次。

2005年10月28日四诊：咳嗽稍减，痰血未见，胸无闷痛，咯痰不多，色白，自觉气道有时痰鸣，食纳、精神良好。

原方加炒苏子10g，炙紫菀10g，炙白前10g，炙款冬10g。

按语：肺主气，司呼吸，以宣发、肃降为顺。肺为娇脏，不耐寒热。罹患肺癌日久，肺气亏虚，外邪容易乘虚侵袭，肺气不利，引动宿痰，痰郁化热，故而咳嗽咯痰加重；肺虚阴伤络损，而见痰中夹血。治宜宣肃肺气，止咳化痰。药用炒黄芩、炙桑白皮、鱼腥草、大贝母、知母、海蛤粉、法半夏、陈皮清热化痰，前胡、炙白前、炒苏子、光杏仁宣肃肺气，南北沙参、大麦冬、炙紫菀、炙款冬养阴润肺止咳，仙鹤草、地锦草、旱莲草、白茅根、藕节炭宁络止血，并加入一些解毒抗癌之品。药中肯綮，四诊患者咳嗽稍减，痰血未见，胸无闷痛，痰已不多。

案2　痰瘀阻肺，肾虚不纳

王某，男，71岁。2004年9月17日初诊。

右下肺鳞癌术后，化疗已5年，经常咳嗽，持续难平。最近基本稳定，咳嗽不多，气喘，动则加重，痰白易咯，胸不闷，纳佳，大便正常，苔薄黄腻，质红稍裂，脉细滑。

热毒痰瘀阻肺，气阴两伤，肾虚不纳。

处方：南北沙参各12g，大麦冬10g，五味子5g，生黄芪20g，山萸肉10g，紫石英20g（先煎），灵芝6g，诃子肉10g，炒苏子10g，桃杏仁各10g，法半夏10g，炙款冬10g，猫爪草20g，山慈菇15g，露蜂房10g，肿节风20g，炙僵蚕10g，泽漆15g，炙白前10g，白果肉7粒，核桃肉10g，蛇舌草20g，熟地黄10g。

2004年12月22日二诊：干咳，气喘，痰不多，两足清冷，食纳知味，寐可，舌苔黄薄腻，舌质暗红有裂，脉细滑。

2004年9月17日方加鸡血藤15g，当归9g，紫河车粉4g（分吞）。

2005年3月9日三诊：肺癌术后，咳嗽，气喘，咳痰不多，手足清冷，胸不闷，食纳良好，二便正常，头胀，舌苔黄薄腻，舌质红，脉小滑。

2004年9月17日方加羊乳参15g，当归10g，天冬10g，紫河车粉4g（分吞）。

另：蛤蚧2对，去头足，研末分吞，每日5g，每日2次。

2005年5月6日四诊：最近咳嗽不显，痰黏色白，胸闷气短，舌苔中部黄，舌质红，脉细。CEA1.8ng/mL，NSE18.6ng/mL。CT检查：右下肺癌术后，与以往病灶相仿，未见明显复发及转移征象。

2004年9月17日方加羊乳参15g，天冬10g，当归10g，紫河车粉4g（分吞），漏芦12g，龙葵20g，炮山甲15g（先煎）。

2005年6月15日五诊：干咳，咳痰不多，咽痒，气喘，动后加重，舌苔黄薄腻，舌质红有裂，脉细滑。

2004年9月17日方加鸡血藤15g，羊乳参15g，当归10g，太子参12g，天冬10g，龙葵20g，冬虫夏草5g。

2005年8月17日六诊：近来咳嗽咯痰不重，胸不闷，气喘减轻，食纳良好，大便正常，口干不重，舌苔中部黄腻，舌质暗红，脉小滑。

2004年9月17日方加羊乳参15g，当归10g，太子参12g，龙葵20g，紫河车粉4g分吞，天冬10g。

自2005年9月至2006年12月期间患者长期服用中药调治，情况基本平稳，精神状态良好。

按语：本案患者右下肺鳞癌手术后化疗5年，癌毒盘踞日久，痰瘀互结阻肺，肺为气之主，肾为气之根，肺之气阴耗损，久则肾气肾阴亦受损，构成上实下虚，肾不纳气，气不归原之证，故见胸闷气喘，动则加重，两足清冷。治疗以降气化痰、纳肾平喘为法，方取苏子降气汤之意。药用炒苏子、桃杏仁、法半夏、炙款冬、炙白前降气化痰，止咳平喘；五味子、山萸肉、紫石英、诃子肉、白果肉、核桃肉、紫河车、蛤蚧、冬虫夏草补肾纳气平喘；南北沙参、天冬、大麦冬、熟地黄、太子参、生黄芪益气养阴；鸡血藤、当归养血活血；猫爪草、山慈菇、露蜂房、肿节风、羊乳参、龙葵、炙僵蚕、泽漆、蛇舌草、灵芝化痰软坚，散结抗癌。药证相符，六诊咳嗽咯痰不显，胸不闷，气喘减轻，患者坚持服药，随访病情稳定。

案 3　痰瘀互结，肺虚络损

李某，女，68 岁。2004 年 11 月 4 日初诊。

今年春节咳嗽咯血，经检查确诊为“右肺鳞癌”，曾住多家医院治疗，用紫杉醇等化疗 4 个疗程。目前仍有咳嗽，痰多，色灰暗，质黏夹血，口干咽干，纳可，二便可，舌苔黄腻，舌质红，脉细滑。CT 检查：左上肺、右肺心缘、纵隔等处病灶，考虑转移可能。

热毒痰瘀互结，肺虚络损。

处方：炙鳖甲 10g（先煎），南北沙参各 12g，天麦冬各 12g，天花粉 10g，知母 10g，仙鹤草 15g，旱莲草 15g，太子参 12g，泽漆 12g，山慈菇 12g，漏芦 15g，猫爪草 20g，肿节风 20g，蛇舌草 20g，狗舌草 20g，鱼腥草 15g，黛蛤散 10g（包）。

2004 年 11 月 12 日二诊：咳嗽稍减，咽中有痰，咯吐不爽，痰色灰，口干，大便正常，舌苔薄黄腻，舌质暗红，脉细滑。

11 月 4 日方改泽漆 15g，加苍耳草 15g，炙僵蚕 10g，海浮石 10g，桔梗 5g。

2004 年 11 月 19 日三诊：咳嗽减轻，咽喉黏痰较少，咽不痒，口干好转，胸不闷，舌苔薄黄，舌质红，脉细滑。

11 月 4 日方改泽漆 15g，加苍耳草 15g，炙僵蚕 10g，炙桑白皮 12g，桔梗 5g，海浮石 15g。

按语：本患者因咳嗽、痰中带血来门诊治疗，经检查确诊为右肺鳞癌。据其脉症，其病机当为癌毒阻肺，痰瘀胶结，郁而化热。热毒灼伤血络，迫血妄行，则血溢脉外，故见咯血之症。治疗以凉血止血、滋阴泻火为大法。药用仙鹤草、旱莲草、黛蛤散凉血止血；炙鳖甲、南北沙参、天麦冬、天花粉、知母、鱼腥草、太子参养阴制火；泽漆、山慈菇、漏芦、猫爪草、肿节风、蛇舌草、狗舌草化痰散结，解毒抗癌。用药一个月后患者痰血已止，其后在上方基础上稍作加减，继续图治。对肿瘤患者所出现的各种出血，要根据出血的颜色、部位及伴随的症状，辨清其寒热虚实之病性，同时要针对肿瘤本身祛邪治疗，邪去则正安。

案 4　痰瘀阻肺，络气不和

霍某，男，69 岁。2006 年 3 月 15 日初诊。

3 个月前右胁部疼痛，咳嗽，3 月 4 日 CT 检查：右下叶阻塞性炎症，中叶少量浸润影伴小结节影，纵隔淋巴结增大，考虑癌肿可能性大；右侧胸腔少量积液。支气管刷片：痰液涂片均见癌细胞。胃镜检查：慢性浅表性胃炎。

目前剑突下、右侧胸胁疼痛，气喘胸闷，咳痰不多，色白，背疼腰痛，口干，饮水多，舌苔薄黄腻，舌质暗红隐紫，中裂，脉细滑。

热毒痰瘀阻肺，气阴两伤，络气不和。

处方：炙鳖甲 12g（先煎），南北沙参各 12g，天麦冬各 10g，太子参 12g，知母 10g，炙桑白皮 15g，仙鹤草 15g，山慈菇 12g，漏芦 15g，制南星 10g，肿节风 20g，狗舌草 20g，红豆杉 15g，猫爪草 20g，蛇舌草 20g，龙葵 20g，生薏苡仁 15g，炒苏子 10g，旋覆花 5g（包煎），降香 3g，茜草根 10g，泽漆 15g，露蜂房 10g，炙蜈蚣 3 条，路路通 10g，法半夏 10g，陈皮 6g。

2006 年 3 月 22 日二诊：剑突下、右胸胁疼痛稍减，咳嗽稍轻，痰量极少，胸闷不著，口干，大便干结如栗，3 ～ 4 日 1 次，舌苔黄薄腻，舌质暗红隐紫多裂，脉细滑。

3 月 15 日方加桃仁 10g，全瓜蒌 20g，天花粉 12g，炙僵蚕 10g。

2006 年 5 月 17 日三诊：右下肺癌，近来胸痛减轻，活动时胸闷，纳差，痰少色白，咳嗽不多，疲倦乏力，口干苦明显，腰背痛，尿深黄。

3 月 15 日方加天花粉 10g，全瓜蒌 25g，去法半夏、陈皮、薏苡仁、路路通、苏子。

按语：肺癌患者，通常可有不同程度的胸痛，多因癌毒痰浊瘀血胶结阻肺，气阴两伤，络气不和所致。气为血帅，气行则血行，气滞则血瘀，不通则痛。治疗疼痛以“通”为大法，行气散结，活血止痛。患者咳嗽，痰少不多，口干，饮水多，舌红中裂，说明阴伤较著。因此以炙鳖甲、南北沙参、天麦冬、太子参、生薏苡仁养阴益气；以知母、炙桑白皮、法半夏、陈皮清热化痰；以旋覆花、降香、炒苏子诸药降气和络；以茜草根、路路通活血化瘀；炙蜈蚣、露蜂房走窜通络止痛，再辅以其他化痰散结、清热解毒抗癌之药，胸痛逐渐缓减，病情稳定。

案 5　痰热瘀毒，阴伤气耗

杨某，男，61 岁。2003 年 10 月 23 日初诊。

患者于 7 月出现胸闷气急，伴发热，在当地医院做 CT 检查诊断为右肺癌，左侧肺门转移。9 月活检穿刺引发气胸，对症处理后好转，服复方斑蝥胶囊治疗，CEA11.20ng/mL，LDH647IU/L。

目前胸闷气急，气道有声，咳痰不多，腹胀纳差，低热持续不退，背痛，二便正常，无咯血，舌苔黄腻舌质暗紫，脉细滑数。

痰热瘀毒蕴肺，阴伤气耗。

处方：功劳叶10g，白薇15g，地骨皮15g，银柴胡10g，胡黄连3g，前胡10g，乌梅肉6g，葎草20g，南北沙参各12g，天麦冬各10g，知母10g，太子参12g，天花粉10g，漏芦15g，猫爪草20g，泽漆15g，露蜂房10g，山慈菇15g，陈胆星10g，白毛夏枯草10g，蛇舌草20g，蜀羊泉10g，狗舌草20g，红豆杉20g，法半夏10g，陈皮6g，炙鸡金10g，炒六曲10g，砂仁3g（后下）。

2003年11月17日二诊：服药后体温正常，停药又上升到38℃，纳差，后背隐隐酸痛，咳嗽不显，咳吐痰沫，质黏，厌油腻，大便正常，11月8日复查X片示肺部肿瘤较前增大一倍，右锁骨上触及肿块，大如核桃，小如白果。舌苔腻罩黄，舌质暗紫，脉小弦滑数。

10月23日方加炙僵蚕10g，炙蜈蚣3条，山豆根6g。

按语：周老根据其病史，结合脉症，认为其发热与癌毒肆虐，痰热内扰，瘀毒蕴肺、耗气伤阴等因素有关。方取柴前连梅汤之意，加功劳叶、白薇、地骨皮、葎草、知母、天花粉清热透邪；南北沙参、天麦冬、太子参补益气阴；漏芦、猫爪草、泽漆、露蜂房、山慈菇、陈胆星、白毛夏枯草、蛇舌草、蜀羊泉、狗舌草、红豆杉、法半夏、陈皮化痰散结，抗癌解毒；炙鸡金、炒六曲、砂仁健脾和胃。本案退热与治癌兼顾，祛邪与扶正并进，由于治疗得法，药后患者癌热控制，其后针对本病继续治疗。

案6 气阴两虚，痰瘀互结

方某，男，63岁。2006年1月18日初诊。

右上肺癌发现2个月，复查病灶增大，去年12月30日手术，病理诊断为：腺癌。术后无明显胸闷咳嗽，上楼气喘，食纳知味，二便正常，舌苔薄黄腻，舌质红偏暗，脉弦滑。

拟从气阴两虚、痰瘀互结论治。

处方：炙鳖甲12g（先煎），南北沙参各12g，天麦冬各10g，生黄芪12g，太子参12g，山慈菇12g，猫爪草20g，狗舌草20g，漏芦15g，炙僵蚕10g，露蜂房10g，蛇舌草20g，半枝莲20g，仙鹤草15g，生薏苡仁15g，桃仁10g，灵芝5g，肿节风20g，焦白术10g，龙葵20g，鸡血藤15g，党参10g，制黄精10g。

2006年3月3日二诊：近来稍有气短，未见胸闷气喘，前期化疗3个疗程，舌苔黄腻，舌质暗紫，脉小滑。

1月18日方改生黄芪20g，加山萸肉10g。

2006年4月19日三诊：右上肺腺癌，CT复查病情稳定，无变化，最近感冒咳嗽，眠食俱佳，疲劳不显，口不干，舌苔淡黄腻，舌质暗，脉小弦滑。

1月18日方改生黄芪20g，加泽漆12g，鱼腥草15g，光杏仁10g，大贝母10g。

2006年5月22日四诊：最近曾患感冒，现已缓解，咳嗽，痰少不多，气短，寐佳，二便尚调，舌苔淡黄腻，舌质淡红，脉小弦滑。

1月18日方改生黄芪20g，加泽漆15g，鱼腥草15g，山萸肉10g。

2006年9月29日五诊：右上肺癌，手术至今9个月，化疗4个疗程，目前仅有气短，不咳不喘，不痛，口干，二便正常，寐食俱佳，CT复查疑有右上肺结核，舌苔薄黄腻，舌质暗，脉小滑略数。

1月18日方改生黄芪20g，加羊乳参15g，泽漆15g。

按语:《杂病源流犀烛》云:“邪积胸中，阻塞气道，气不得通，为痰……为血，皆邪正相搏，邪既胜，正不得制之，遂结成形有块。”可见，癌毒痰瘀互结阻肺是肺癌的基本病理。又因手术创伤耗伤气血，化疗药物伤正，造成患者气阴两伤，痰瘀互结之病证，故患者虽自觉症状不明显，但舌苔薄黄腻，舌质红偏暗，脉小弦滑可说明之。因此治疗侧重在益气养阴，药用炙鳖甲、南北沙参、天麦冬、生黄芪、太子参、生薏苡仁、焦白术、灵芝、党参、制黄精益气养阴，健脾利湿；山慈菇、猫爪草、狗舌草、漏芦、僵蚕、露蜂房、蛇舌草、半枝莲、肿节风、龙葵化痰散结，清热解毒抗癌；仙鹤草、桃仁、鸡血藤活血化瘀通络。整个治疗扶正以养阴补气为主，并辅以化痰解毒、活血化瘀祛邪。由于治疗得法，标本兼顾，患者诸症均获控制，精神良好，生活质量提高。

案7　饮停胸胁，气阴两伤

黄某，女，42岁。2006年10月20日初诊。

今年6月，因左侧胸痛，呼吸困难，去胸科医院检查，发现左侧胸水，左肺癌，抽胸水4次，化疗4个疗程。现消化道反应明显，呕吐不能食，大便干结，3～4天一行，呈栗状，左侧胸胁疼痛，常服止痛药，口干，手足心热，胃胀，舌苔黄薄腻，舌质暗红，脉细滑。

热毒痰瘀蕴肺，饮停胸胁，气阴两伤。

处方：生大黄5g（后下），葶苈子15g，汉防己12g，川椒目3g，旋覆花5g（包煎），茜草根10g，制香附10g，降香5g，炙桑白皮20g，冬瓜皮20g，泽漆15g，全瓜蒌15g，法半夏10g，猫爪草20g，炙鳖甲12g（先煎），地骨皮12g，山慈菇10g，漏芦

15g，蛇舌草 20g，生黄芪 15g，天麦冬各 10g，太子参 12g，仙鹤草 15g，生薏苡仁 15g。

2006 年 10 月 27 日二诊：药后大便通畅，不再干结，胃胀减轻，左侧胸胁仍有痛感，多食胃胀，舌苔淡黄薄腻，舌质偏淡，有瘀斑，脉细滑。

热毒痰饮瘀肺，气阴两伤。

原方加炒莱菔子 15g，炒白芥子 10g，九香虫 5g。

按语：肺主气，通调水道，为水之上源，癌毒阻肺，痰浊瘀结，气阴两伤，肺失通调水道之功，而致饮停胸胁。治疗当行气活血，利水消饮，方取葶苈大枣泻肺汤、已椒苈黄丸、香附旋覆花汤之意化裁。药用生黄芪、太子参益气；葶苈子、汉防已、椒目利水；炙鳖甲、天麦冬、炙桑白皮、地骨皮、冬瓜皮滋阴清热，泻肺利水；全瓜蒌、法半夏、泽漆化痰软坚；香附、旋覆花、茜草根、生大黄行气活血；猫爪草、山慈菇、漏芦、蛇舌草、仙鹤草、生薏苡仁清热解毒利水。诸药合用，二诊时胸水已退，但左侧胸胁仍有痛感，故守原意进退，治疗时需防利水太过，反伤阴液。

案 8　气阴两伤，热毒痰瘀

黄某，男，66 岁。2005 年 9 月 26 日初诊。

患左肺腺癌，手术后已化疗 4 疗程。目前一般情况尚可，但声音沙哑，间有咳嗽，痰白起沫，气喘，活动明显，口不干，食纳尚好，二便正常，舌苔黄厚腻，舌质暗红，脉小滑。

癌毒伤正，肺虚气阴两伤，热毒痰瘀互结。

处方：南北沙参各 12g，太子参 12g，天麦冬各 10g，潞党参 10g，仙鹤草 15g，生薏苡仁 20g，山慈菇 15g，猫爪草 20g，漏芦 15g，狗舌草 20g，肿节风 20g，僵蚕 10g，蛇舌草 20g，半枝莲 20g，生黄芪 15g，玉蝴蝶 5g，凤凰衣 5g，泽漆 12g，法半夏 10g，制南星 10g，陈皮 6g。

2005 年 10 月 17 日二诊：咳嗽稍轻，声音沙哑略有好转，咳痰不多，色白，胸不痛，口不干，食纳尚好，大便日行 2 次，便质干，舌苔薄黄腻，舌质暗红，脉细滑。

9 月 26 日方加灵芝 5g，羊乳参 15g，改生黄芪 20g。

2005 年 11 月 7 日三诊：近来精神、食纳尚可，时有咳嗽，声哑稍有好转，气喘，胸不闷，口不干，舌苔薄黄腻，舌质暗红，脉细滑。

9 月 26 日方加炒苏子 10g，炙款冬 10g，诃子肉 9g，灵芝 5g，鸡血藤 15g，改生黄芪 20，泽漆 15g。

2005 年 12 月 5 日四诊：精神尚好，声音稍复，声沙不亮，咳喘，有痰不多，色白，大便日 2 ～ 3 次，不稀，口干，舌苔淡黄腻，舌质紫，脉细滑。

9 月 26 日方加炙桑白皮 12g，炙紫菀 10g，炙百部 12g，炙款冬 10g，鸡血藤 15g，诃子肉 9g，灵芝 5g，改生黄芪 20g，泽漆 15g。

2006 年 1 月 9 日五诊：肺癌化疗术后，近检查基本正常，TG2.9mmol/L，CEA 阴性，WBC3.1×10^9/l。CT 检查：左上肺纤维条状影，左侧胸腔积液。咳嗽减轻，气喘，活动明显，痰不多，胸不痛，声音沙哑好转，口干不显，食纳知味，寐多梦，舌苔黄中部腻，舌质红偏暗，脉小滑。

2005 年 9 月 26 日方改生黄芪 20g，加灵芝 5g，诃子肉 10g，炙款冬 10g，女贞子 10g，露蜂房 10g，鸡血藤 15g，合欢皮 15g。

按语：肺为气之主，肾为气之根，声音出于肺而根于肾。癌毒伤正，热毒痰瘀阻肺日久，内夺肺肾之阴，阴虚火旺，灼伤津液，喉失濡养，兼以虚火上炎，而致金破不鸣，故见声音不亮，沙哑，气喘，活动明显。病位主要在肺肾，以虚为主，治疗以益气养阴、利咽润喉、抗癌解毒为大法。药用南北沙参、太子参、天麦冬、潞党参、生黄芪益气滋阴，降火利咽；泽漆、法半夏、制南星、陈皮利咽化痰；玉蝴蝶、凤凰衣开音；仙鹤草、生薏苡仁、山慈菇、猫爪草、漏芦、狗舌草、肿节风、僵蚕、蛇舌草、半枝莲清热解毒消癌。药证合拍，收效明显。

第十五章　失　音

失音是指以语声嘶哑甚则不能发音为特征的病证。历代对本病有多种称谓，如《内经》称“喑”“无音”，《难经》称“失音”，后世医家根据发病的机理，称为“喉喑”，以示与中风舌强、语言謇涩的“舌喑”有所区别。“喉喑”在临床上又有“暴喑”和“久喑”之别。

失音是喉部疾患引起的常见病、多发病，可以发生在以喉为主要病变的时候，如急慢性喉炎、喉脓肿、喉结核、白喉、喉部小结节、声带创伤、息肉和喉癌等，也可以作为全身性病变的伴随症状，如脑梗死、癔症等可伴有失音。

一、病因病机

（一）病因

形成本病的原因虽有多端，但总的可归纳为外感和内伤两大类。

1. 感受外邪

六淫之邪，侵袭肌表，或从口鼻而入。如风寒外袭，邪郁于肺，肺气失于宣畅，会厌开合不利，音不能出，以致猝然声哑。或感受风热燥邪，以及寒郁化热，肺受热灼，清肃之令不行，燥火灼津，声道燥涩，均可导致发音不利。或因热邪灼津为痰，痰热交阻，壅塞肺气，而使声音不扬。此外亦有因肺有蕴（痰）热，复感风寒，寒包热邪，肺气壅闭，失于宣肃而致失音者。

2. 久病体虚

久病劳嗽，迁延伤正，或酒色过度，素质不强，以致体虚积损成劳，阴虚肺燥，津液被灼，或肺肾阴虚，虚火上炎，肺失濡润，而致声喑。亦有因阴伤气耗，气阴两虚，无力鼓动声道而致失音者。如《古今医统》即曾指出：“凡病人久嗽声哑，乃是元气不足，肺气不滋。”

3. 情志刺激

因忧思郁怒，或突受惊恐，而致气机郁闭，声喑不出。

4. 用声过度

有因用声过多、过强、过久，损伤声道，津气被耗，导致失音者。

5. 外伤筋脉

因交通肇事，或工伤意外，致颅脑颈胸外伤，或赘生肿瘤手术治疗创伤，均可损伤筋脉，瘀热阻滞，声带运动失灵，发为本病。

（二）病机

1.“金实不鸣”“金破不鸣”是基本病机演变

前人把肺譬如钟，若外因寒热邪气，则可引起“金实不鸣”的病变而失音，若水亏火炎，肺金虚损，则造成“金破不鸣”的病变而失音。《张氏医通》指出：“失音大都不越于肺，然须以暴病得之，为邪郁气逆，久病得之，为津枯血槁。……昔人所谓金实不鸣，金破亦不鸣也。”“金实”者是指体实新病之证，大多为风寒袭肺，邪气壅遏，痰热交阻而窍闭；“金破”者是指久病体虚，往往见于肺燥津伤，或肺肾阴亏，精气耗损，肺失濡养，发音不利。

2. 病变脏器主要在肺系，关系到肾、肝

《灵枢·忧恚无言》云："喉咙者，气之所以上下也；会厌者，音声之户也。"喉属肺系，肺脉通于会厌，肾脉上系于舌，络于横骨，终于会厌。肺主气，声由气而发，肾藏精，精足则能化气，精气充足则上承于会厌，鼓动声道而发声。由此可见，失音之病，不仅属于喉咙、声道的局部病变，为肺所主，同时与肾亦密切相关，故《直指方》有"肺为声音之门，肾为声音之根"的说法。

肝气郁结或逆乱亦可致喑。《素问·大奇论》云："肝脉骛暴，有所惊骇，脉不至若喑。"《灵枢·忧恚无言》云："人之卒然忧恚言而无音。"

3. 病理性质有虚实不同

若因感受外邪，阻塞肺窍，而致肺气壅遏，失于宣畅，会厌开合不利，声音嘶哑者，其病属实。内伤失音，多系肺燥津伤，或肺肾阴虚，精气耗损，咽喉、声道失于滋润，而致发音不利，其病属虚。一般来说，内伤失音临床表现多以阴虚为主，但因"声由气而发"，因此每可同时有气虚的一面，故张景岳有"精化气，阴虚则无气"之说。如属情志致病，郁怒伤肝，肝气侮肺，或悲忧伤肺，肺气郁闭，不能发音者，又属内伤中的实证。他如用声过度，引起的一时性失音，由于声道受损，亦常有津气耗伤之候。

二、辨证要点

失音首当辨其虚实。实证多急，猝然而起，多因邪气闭塞，当区别风寒、痰热、气闭的不同。虚证多缓，由渐而成，有肺燥津伤，本脏自病者，亦有肾阴不足，子盗母气，肾病及肺，肺肾阴虚者，或兼肺肾气虚，鼓动无力而致。气郁者，日久可化火伤津，表现为本虚标实，虚实夹杂。

三、治则治法

凡暴喑因邪气壅遏而致窍闭者，治当宣散清疏；久喑因精气内夺所致者，治当清润滋养，或气阴并补。具体言之，实证则辨别风寒、痰热的不同，分别予以宣、清；久喑应区分肺燥津伤与肺肾阴虚的轻重，或润或养，兼肺肾气虚者，需气阴双补。病缘气郁者，治当开郁利肺；气郁化火，日久亦可灼伤津液，导致肺肾阴虚，因此又当注意本虚与标实之间的关系，权衡施治。

四、证治分类

1. 风寒外束证

（1）辨证

特异症：猝然声音不扬，甚则嘶哑。

可见症：咽痒，咳嗽，胸闷，鼻塞声重，寒热，头痛，口不渴，舌苔薄白，脉浮。

（2）治法：疏风散寒，宣肺利气。

（3）例方：三拗汤加味。本方宣肺解表，用于外感风寒，肺气不宣，鼻塞声重，语音不出，咳嗽胸闷者。

（4）常用药：麻黄、荆芥宣肺散寒；杏仁、前胡、金沸草宣肺利气；桔梗、甘草化痰利咽。

（5）加减：头痛，加白芷、防风；鼻塞，加辛夷、苍耳子；咳嗽痰多，加浙贝母、陈皮；咽痒，加蝉蜕、木蝴蝶。

2. 寒包热证

（1）辨证

特异症：突然声哑，恶寒重，发热亦重。

可见症：咽痛，烦热，口渴，气粗，咳喘，舌质红，苔薄黄，脉浮数。

（2）**治法**：疏风散寒，兼清里热。

（3）**例方**：大青龙汤加减。本方发汗解表，兼清里热，用于恶寒发热，无汗，头痛身痛，烦躁，苔黄，脉浮紧者。

（4）**常用药**：麻黄、桂枝、生姜辛温发汗以散风寒；甘草、大枣甘温补脾胃、益阴血，以补热伤之津；石膏甘寒清解里热，与麻黄配伍能透达郁热；杏仁配麻黄，一收一散，宣降肺气，利于达邪外出。

（5）**加减**：咽痛，加僵蚕、赤芍消肿止痛，或用马勃、蝉蜕清咽利喉；口渴烦热，加知母、花粉；咳喘痰黄气粗者，加苏子、葶苈子、瓜蒌、黄芩、贝母、天竺黄。并可加木蝴蝶、胖大海以利咽喉，开声音。

3. 痰热壅肺证

（1）辨证

特异症：声音重浊不扬。

可见症：咳痰稠黄，喉干或痛，口燥，或有身热，舌苔黄腻，脉滑数。

（2）**治法**：清肺化痰，泄热利咽。

（3）**例方**：清咽宁肺汤加减。本方清肺利咽，用于火气上炎所致的肺气不降，咽喉不清，表现咳嗽、咽痛、声音嘶哑者。

（4）**常用药**：黄芩、桑白皮、栀子并用，栀子清心肺之火，桑白皮清肺火，黄芩清肺胃之火，共奏清肺泄热之功；知母、贝母清热养阴，润肺化痰；前胡、桔梗、甘草、牛蒡子宣肺祛痰，解毒利咽；瓜蒌皮、枇杷叶、胖大海清肺化痰，利咽开音。

（5）**加减**：痰阻喉中，加僵蚕、射干；内热心烦，加石膏、连翘；口渴咽干，加花粉、玄参；痰热伤阴，口渴，咽喉肿痛，加玄参、天花粉养阴利咽。

4. 肺气郁闭证

（1）辨证

特异症：突然声哑不出，或呈发作性，常因情志郁怒悲忧引发。

可见症：心烦易怒，胸闷气室，或觉咽喉梗塞不舒，舌苔薄，脉小弦或涩滞不畅。

（2）**治法**：疏肝理气，开郁利肺。

（3）**例方**：小降气汤、柴胡清肝汤加减。前方用于肝郁暴逆，气闭为暗，以理气解郁为主；后方用于气郁化火，有清肝散郁之功，并可兼清肺热。

（4）**常用药**：柴胡、苏梗、乌药、郁金疏肝理气；白芍养血柔肝，缓肝之急，又防耗伤肝阴；百合、丹参养心解郁；厚朴花、绿梅花、白蒺藜、合欢花疏肝解郁；川楝子泄肝降气；木蝴蝶、桔梗宣肺利咽开音。

（5）**加减**：肺气郁闭，胸闷气逆，配苏子、瓜蒌皮降气化痰；忧思劳心，精神恍惚，失眠多梦者，酌配党参、远志、茯神、石菖蒲、龙齿、熟枣仁安神定志。

5. 肺燥津伤证

（1）辨证

特异症：声嘶，音哑，口干欲饮。

可见症：咽痛，喉燥，或咳呛气逆，痰少而黏，舌红苔薄，脉小数。

（2）**治法**：清肺润燥。

（3）**例方**：桑杏汤加减。本方具有清宣温燥、润肺止咳之功效，用于外感温燥证，症见身热不甚，口渴，音哑声嘶，咽干鼻燥，干咳无痰或痰少而黏，舌红，苔薄白而干，脉浮数而右脉大者。

（4）**常用药**：桑叶、薄荷、豆豉疏风解表；杏仁、前胡、牛蒡子肃肺止咳；南沙参、贝母、天花粉、梨皮、芦根生津润燥；蝉衣、玉蝴蝶清肺利咽开音。

（5）**加减**：咳呛气逆，加桑白皮、川贝母以清润止咳；津伤较著，口咽干燥，舌红唇裂，加麦冬、花粉滋润肺燥。

6. 肺肾阴虚证

（1）辨证

特异症：音哑，喉燥，日久不愈。

可见症：干咳，少痰，耳鸣，目眩，腰膝酸软，甚或潮热，盗汗，形体日瘦，舌红苔少，脉细数。

（2）**治法**：滋肾养肺。

（3）**例方**：百合固金汤加减。本方养阴润肺，止咳化痰，用于肺肾阴虚，虚火上炎证，表现咳嗽吐痰，或痰中带血，音哑，咽喉燥痛，潮热盗汗，舌红少苔，脉细数。

（4）**常用药**：生地黄、百合、麦冬、玄参滋阴润肺生津；川贝母、甘草、桔梗润肺化痰；当归、白芍养血柔肝；熟地黄、胡桃肉补益肺肾；诃子肉、凤凰衣、蜂蜜养阴润燥利咽。

（5）**加减**：兼见潮热、盗汗、口干、心烦、颧红等火旺证候者，加知母、黄柏；兼有气短、自汗、神疲无力、舌质淡红等气虚证候者，酌加生黄芪、太子参、五味子。

如因用声过度，声道损伤，津气被耗而失音者，主要在于适当休息，控制语言，同时可服响声丸，或用桔梗、甘草、胖大海等泡茶服。

五、其他疗法

1. 简验方

（1）蒲公英、板蓝根各30g，蝉衣6g，煎服。适用于急性喉炎引起的失音。

（2）胖大海6g，玄参12g，开水冲泡代茶。适用于慢性喉炎失音。

（3）薄荷、青黛各30g，研末，蜂蜜调和为丸，如梧桐子大，每2小时含服1丸。适用于外感或用声过度引起的失音。

2. 食疗方

（1）鲜甘蔗汁150mL，加粳米100g，同煮为甘蔗粥。适用于喉燥音哑、干咳无痰者。

（2）荸荠250g，洗净，开水煮熟，连皮食之，并饮荸荠汤，每日2～3次。适用于痰稠难咯、痰中带血的失音患者。

（3）雪梨汁、甘蔗汁、荸荠汁、藕汁各50mL，合为四汁饮，每日3次，每次30mL。适用于失音伴口唇干裂、颧红少津者。

（4）鲜白萝卜汁80mL，生姜汁5mL，同饮服。适用于鼻塞、胸闷及恶寒的急性失音者。

3. 针刺疗法

（1）**体针**：取肺俞、扶突、合谷穴，风寒侵袭加曲池、风门，风热外袭加大椎、列缺，痰多加丰隆，久病体虚配肺俞、太溪。每日1次。

（2）**耳针**：取咽喉、心、肺、神门、内分泌或敏感点，常规消毒后，以毫针刺入，进行捻转。暴喑用强刺激，留针5～10分钟；久喑可用埋针法，埋1～3天。

六、临证备要

1. 重视开肺法应用

失音的病变脏器主要在肺，临证之时当重视开肺的方法，因肺气宣畅，则音声自复。因此，外感失音，切忌滋润敛肺之品，以免恋邪闭肺，迁延不复。而内伤失音，在补虚的基础上，亦须佐以开肺之法，恰当处理标本之间的关系。

2. 应以肺肾为本

失音的病变除肺外，与肾密切相关。肺主气、主声，司呼吸，有鼓气发声功能。肾为先天之本，藏精之所，肾气盛则咽喉和润，声音宏亮。久病肺气受损，肾气亏虚，易发失音。故失音治疗应以肺肾为本，宜选用养阴生津的方药以润咽喉，益气利咽以扬声音，慎用温燥之剂。但久用滋润之品易使气血瘀滞，临证时可加用甘淡醒脾之剂，以消其短；若感受热邪引起失音复发，当慎用苦寒通下之品，其虽有解毒化湿之功，但多用久用，常致伤津耗液，伤脾呆胃，应尽少选用。

3. 理气解郁勿伤津

气郁所致的失音，虽应理气解郁，但忌过用辛香之品，如病久气郁化火伤津，当酌配润燥生津之品。可酌情选用百合、丹参养心安神；厚朴花、绿梅花、白蒺藜、合欢花疏肝解郁；川楝子疏肝理气；木蝴蝶解郁通音。

4. 久喑要活血

凡失音日久，经治疗效果不佳者，可在辨证的基础上酌配活血化瘀之品，亦可径以活血化瘀为主进行治疗，如《张氏医通》论失音中即有“若膈内作痛，化瘀为先，代抵当丸最妥”的记载。从现代检查所见，失音多与急慢性声带充血、水肿、增厚、出血、结节、息肉、闭合不良等直接相关，其均可有中医瘀滞的病理表现，临证可辨证结合辨病治疗。

5. 病久防肺损

外感风寒、痰热蕴肺的失音，一般容易治疗。但燥热伤肺所致者，如迁延日久，需防其趋向肺虚劳损之途。若肺肾阴虚，久喑不愈，濒于虚损之境者，称为“哑劳”，每为严重之证。如《杂病广要·喑》指出：“酒色过度，肾脏亏损，不能纳气归原，气奔咽嗌，嗽痰喘胀，诸病杂糅，致气乏失音者，俗名哑劳是也，神人莫疗。”当辨病求因，分别对待。他如因情志所伤，气郁失音，则又可反复发作。

七、医案选录

案1　肺肾阴虚，肺气郁闭

戴某，女，36岁。住院号12284。

失音已历十载，病起于感冒咳嗽之后，继则每在气候突变，情志郁怒，多言高声后发作，经旬日而渐复。就医检查诊断为慢性喉炎，此次发作已经三月余，语言嘶哑不复，故收住院治疗。

刻下声嘶语喑，咽燥不适，多言则喉痛作梗，咽弓两侧轻度潮红，自觉颈项如束，心烦内热，口干欲饮，眩晕，腰酸腿软，小溲色黄，舌苔薄白，舌质红，脉细滑。

治疗经过：初从肺肾阴虚，湿热在下，津不上承，声道失濡，而致音喑不语论治，予滋养肺肾，兼清湿热之剂，先后仿沙参麦冬汤、麦味地黄汤、增液汤、滋肾丸等方意，参入蝉衣、玉蝴蝶、诃子、胡桃肉、白蜜之类。治疗一个半月，咽痛声嘶有所改善，而音喑不复，转从肺肾阴虚，肝郁不达，肺气郁闭治疗。在滋养肺肾的同时，兼以调肝解郁，理气开肺。药用南北沙参、麦冬、生地黄、元参各10g，枸杞子12g，玉蝴蝶3g，青蛤散15g，川贝母、炒枳壳各4.5g，白蒺藜15g，广郁金、光杏仁各10g。连服二周，发音稍高，但有如耳语，声暗不亮。上方加炙麻黄1.5g，通草3g，再进，三日后突然发音响亮，仅微有嘶哑，原方出入巩固，观察半月，音声完全恢复而出院。

按语：患者初诊时既有声嘶语暗、咽燥不适等肺肾阴虚的表现，又有心烦内热、腰酸腿软、小溲色黄等下焦湿热的一面，治以滋养肺肾，兼清湿热，经治湿热渐除，咽痛声嘶有所改善，但肺肾阴虚难以在短期内恢复，故音暗不复，当继续予以滋养肺肾。考虑其往往在情志郁怒、多言高声后易于发作，与肝郁不达、肺气郁闭有关，在滋养肺肾的同时，兼以调肝解郁，理气开肺，药用南北沙参、麦冬、生地黄、玄参、枸杞子等滋养肺肾之阴，枳壳、白蒺藜、广郁金、青蛤散疏肝理气，解郁化痰，川贝母润肺化痰，杏仁、玉蝴蝶开肺利咽，药后发音稍有改善，但不理想，在此基础上，加麻黄、通草开上通下，三日后突然发音响亮，数十载之失音顽疾逐渐康复。以上说明失音病证无论病程长短，与肺气闭郁有着密切的关系，而麻黄开宣肺气作用之强再次得到证实。

案2　风痰瘀阻，清阳不升

孟某，男，70岁。2009年7月17日初诊。

语言障碍，构音困难5年。血压不高，声门闭合正常，查颅脑MRI未见明显异常，胸腺未见异常，大便干，日行一次，呈栗粒状，舌苔黄薄腻，舌质暗，脉小弦滑。

拟从风痰瘀阻、清阳不升治疗。

处方：制白附子10g，炙僵蚕10g，炙全虫6g，制南星10g，制远志5g，石菖蒲10g，广郁金10g，丹参5g，炮山甲6g（先煎），川石斛 10g，葛根 15g，生黄芪 20g，火麻仁 12g。14 剂，每日 1 剂，水煎，早晚分服。

2009 年 8 月 7 日二诊：服药后无明显改善，胸闷憋气，声音沙哑，口干多饮，饮食吞咽正常，不呛，大便干结，每日一行，舌苔黄腻，质暗红，脉小滑。

原方加法半夏 10g，炙蜈蚣 3 条，炒枳壳 10g，桔梗 5g。

2009 年 8 月 21 日三诊：胸闷憋气有所减轻，寐差，醒后难以入睡，唾液较多，构音不利，大便已通畅，无干结。服上药后出现皮疹，舌苔黄薄腻，质暗红，脉弦。

初诊方改生黄芪 30g，加法半夏 10g，炒枳壳 10g，桔梗 6g，夜交藤 25g，山萸肉 10g。

2009 年 9 月 4 日四诊：近来言语仍难顺畅，发音困难，语言断续不畅，费力，咽喉有痰，声音嘶哑，咳嗽，舌下口水增多，上楼爬坡则不能言语，便秘改善，多汗减少。舌苔黄薄腻，舌质暗，脉小滑。

证属风痰瘀阻，肝肾不足，气阴两虚。

初诊方改生黄芪 30g，加煨益智 12g，山萸肉 10g，法半夏 10g，炒枳壳 10g，桔梗 5g，刺五加 10g，凤凰衣 6g。

患者四诊后，均在初诊方基础上，根据出现的兼夹症状，进行加减调理。治疗 3 个月后胸闷、憋气好转，发声有力，便秘改善，喉中之痰减少，声音嘶哑渐渐好转。继续门诊治疗，巩固疗效。

按语：本例患者语言障碍、构音困难 5 年，相关检查未见异常，大便干，日行一次，呈栗粒状，舌苔黄薄腻，质暗，脉小弦滑。辨为风痰瘀阻，清阳不升，其病理因素以痰瘀为主，同时夹有本虚，为“金破不鸣”合有“金瘀不鸣”。以牵正散为主方，祛风化痰，加以制南星、制远志、石菖蒲、广郁金化痰开郁；丹参、炮山甲活血通络，缓消痰瘀；川石斛益胃生津，顾护胃气；黄芪、葛根补气升清阳，其中葛根一味又有引经之功；火麻仁润肠通便治疗兼夹之症。一诊服药后效果不显，同时又有胸闷、憋气之感，原方中加炙蜈蚣加强搜剔通络之功，法半夏化痰，炒枳壳、桔梗两药相配，一升一降，调畅气机。初诊中扶正与祛邪相合，但以祛邪为主，辅以扶正，效果不显。续诊中渐加扶正之力，生黄芪从 20g 加至 30g，加山萸肉、煨益智、刺五加等，效果渐显。但祛瘀化痰始终贯穿其中，以此为立法根据。

周仲瑛教授治疗疑难病证时善用复方大法，在此案中运用了攻补兼施、升降结合、多脏兼顾诸法。且做到组方有序，主辅分明，选药具针对性，注意辨证做到主次有别，在针对主病主证，采取一主法的同时，又要把握其整体情况，注意兼病兼证，复合立法，兼顾并治。

案 3 热毒痰瘀，津伤液耗

吴某，男，40 岁。2009 年 7 月 31 日初诊。

2005 年因情绪不畅出现声音沙哑，喉镜查声带有息肉，曾经手术 2 次。MRI 检查：咽部淋巴结环增生。现自觉咽干不舒，有痰，能咯出，不咳，舌苔淡黄薄腻，舌质暗，有黏沫，中裂，脉细滑。江苏省人民医院病理检查：黏膜急慢性炎症伴鳞状上皮中重度不典型增生，并见灶性炎性坏死。

从热毒痰瘀壅结、津伤液耗治疗。

处方：南北沙参各 12g，天麦冬各 10g，桔梗 9g，生甘草 3g，泽漆 15g，山慈菇 15g，肿节风 20g，冬凌草 20g，玉蝴蝶 5g，凤凰衣 8g，金果榄 6g，山豆根 6g，生蒲黄 10g（包），炙僵蚕 10g，龙葵 20g，重楼 15g。14 剂，每日 1 剂，水煎，早晚分服。

2009年8月21日二诊：8月5日在南京鼓楼医院行喉镜下激光双侧声带新生物切除术，组织病理学检查为慢性炎症伴角化不全及角化不良。因手术声带部分切除，声音沙哑，咽干，语言费力，服上药后大便偏溏，舌苔淡黄腻，质暗，脉细。

原方去金果榄和山豆根，改冬凌草15g，加诃子肉10g，蝉衣5g，太子参10g。

2009年9月11日三诊：9月9日在省人民医院喉镜检查报告：会厌无红肿，双侧声带表面光滑，稍充血，有少许分泌物，运动正常，闭合可，梨状窝未见异常。现咽喉干涩，有痰不多，声音沙哑，二便调，寐差，舌苔黄薄腻，舌质暗红，脉细。

初诊方去山豆根，加鱼腥草20g，白残花5g，夜交藤20g，川百合12g，知母6g，诃子肉10g，蝉衣5g，太子参10g。

三诊以后声音沙哑渐渐好转，定期喉镜检查未有明显异常。在初诊方基础上，继续加减调理，巩固疗效。

按语：《内经》曰："人之卒然忧患而无音。"《景岳全书》云："惊恐膹郁，卒然致喑者，肝之病也。"肝为刚脏，体阴而用阳，性喜条达。郁怒伤肝，则肝气不舒，气滞不畅，津液不归正化，痰瘀互结，遏阻会厌而失音。本例患者诊断为喉部组织慢性炎症伴角化不全及角化不良，为癌前病变。因痰瘀壅结，热毒为患，伤津耗液，咽喉不利，取沙参麦冬汤加味。以南北沙参、天麦冬清肺润燥滋阴；金果榄、山豆根、重楼清利咽喉，同时有清热解毒之效；玉蝴蝶、凤凰衣开音利咽；泽漆、山慈菇、肿节风、冬凌草、炙僵蚕、龙葵、生蒲黄等解毒化瘀散结；桔梗利咽，同时为舟楫之使药，引诸药上行咽喉；生甘草解毒利咽，且可调和药性。其中山豆根、重楼、泽漆、山慈菇、冬凌草、炙僵蚕、龙葵又有抗癌解毒之效。周仲瑛教授治疗癌前病变，结合病位，在辨证论治的基础上选用相应归经的抗癌解毒药物，以阻断病情的传变，防患于未然。同时运用很多针对喉部的药物，一方面直接针对喉部病变治疗，另一方面可引其他诸药直达病所，因此获效甚捷。

案4　风痰闭肺，肺热内蕴

朱某，女，49岁。2005年7月27日初诊。

感冒后声音嘶哑，不能发声，已经3周。曾用消炎药无效。偶有咳嗽，干咳无痰，舌苔淡黄薄腻，舌质暗，有齿印，脉细滑。喉镜检查：声带闭合有裂隙。

风痰闭肺，金实不鸣。

处方：蜜炙麻黄5g，光杏仁10g，生甘草3g，桔梗5g，挂金灯5g，玉蝴蝶5g，凤凰衣6g，西青果6g，炒枳壳10g，厚朴花5g，法半夏10g，炙射干12g，炙紫菀10g。

2005年8月3日二诊：失音起于高温环境后，继因贪凉引起声音沙哑，基本不能发音，胸微闷，咽干欲饮，腰酸，大便好转，舌苔薄黄腻，舌质暗，有齿印，脉细滑。

从风痰闭肺，肺热内蕴，金实不鸣治疗。

处方：炙麻黄5g，生甘草3g，生石膏20g（先煎），法半夏10g，桔梗5g，挂金灯5g，玉蝴蝶5g，凤凰衣6g，南北沙参各10g，枇杷叶10g，西青果6g，泽漆12g，炙桑皮10g，杏仁10g。

2005年8月10日三诊：声音嘶哑，仍难改善，稍有咽干，舌苔淡黄，舌质略暗，有齿印，脉细弦。

清养宣利。

处方：炙桑白皮10g，生甘草3g，南北沙参各12g，桔梗5g，泽漆12g，挂金灯5g，玉蝴蝶5g，凤凰衣6g，法半夏10g，麦冬10g，射干10g，炙麻黄5g，肿节风20g，石菖蒲6g，蝉衣5g。

另：胖大海 30g，罗汉果 2 只，泡茶饮。

2005 年 8 月 17 日四诊：喉喑，声音沙哑不亮，咽干欲饮，怕风，怕冷，舌苔淡黄薄腻，舌质暗，脉细滑。

8 月 10 日方去桑白皮，加升麻 3g，光杏仁 10g，炙紫菀 10g，土牛膝 12g。

2005 年 8 月 24 日五诊：上班工作压力较大。口舌干燥，口渴欲饮，饮不解渴，声音如故，舌苔淡黄薄腻，舌质暗，脉细。

证属肺肾交亏。

处方：南北沙参各 12g，大麦冬 10g，玄参 10g，生地黄 12g，天花粉 10g，太子参 12g，五味子 4g（打），山萸肉 10g，玉蝴蝶 5g，凤凰衣 5g，挂金灯 5g，蜜炙麻黄 4g，生甘草 3g，知母 10g。

2005 年 8 月 30 日六诊：失音略有好转，咽干舌燥，咽不痛，无痰，尿频尿急，腰酸，大便偏稀，食纳尚可，舌苔薄腻，舌质暗，脉细兼滑。

清养上焦，金水同调。

处方：南北沙参各 12g，川百合 12g，生熟地黄各 10g，天花粉 10g，山萸肉 10g，桔梗 5g，生甘草 3g，天麦冬各 10g，蝉衣 5g，挂金灯 5g，蜜炙麻黄 4g，凤凰衣 5g，玉蝴蝶 5g，玄参 10g，知母 10。

2005 年 9 月 7 日七诊：嗓音评估正常，大便尚调，尿频尿急，近一周基本能发声，但声音欠响亮，咽干减而未已，痰少质白，舌苔黄，舌质暗红，有齿印，脉细滑。

上方加泽漆 12g，炙僵蚕 10g，大贝母 10g，诃子肉 9g，覆盆子 12g。

按语：患者之失音乃因热贪凉而起，风寒闭肺，肺气不宣，金实不鸣，以三拗汤为主方加味治疗，但效果并不理想。二诊起根据症情的变化先后从外寒内热、肺热阴伤等治疗亦不理想。五诊时改从肺肾两虚治疗，病情始有转机。六诊时药用南北沙参、玄参、百合、生地黄、熟地黄、山萸肉、天花粉、天麦冬滋养肺肾之阴；蝉衣、玉蝴蝶、凤凰衣、挂金灯、知母、桔梗、生甘草清热利咽；蜜炙麻黄宣肺开音。清养上焦，金水通调，药后基本能发声，但音声尚欠响亮，最后加以化痰敛肺药而收全功。

第十六章　瘾　疹

瘾疹是指周身皮肤出现大小不等的疹块，时隐时现，此起彼伏，瘙痒难忍，呈发作性的一种疾病。

本病在古代又名“痦癗”“疙瘩”，乃指其高起皮肤之形以及时隐时现的特点而言。《金匮要略·中风历节病脉证治》云：“邪气中经，则身痒而有瘾疹。”《备急千金方·瘾疹》曰：“忽起如蚊蚋啄，烦痒极者，重沓隆起，搔之逐手起。”《医宗金鉴·外科心法要诀》称本病为“鬼风疙瘩”，言其“初起皮肤作痒，次发为疙瘩，形如豆瓣，堆累成片”。根据其临床表现，相当于西医学中的荨麻疹，这是一种常见的过敏性疾病，是由多种因素作用引起的局限性水肿反应，伴随血管通透性增加、炎症介质释放，最终导致皮肤黏膜血管充血水肿、风团形成。

一、病因病机

本病的发生，多因素质不强，营卫空疏，复加气候、饮食、生活、情志等多种因素而引起。

（一）病因

1. 外邪入侵

由于冷热失调，六淫外侵，风寒或风热之邪夹湿外客肌表；或因接触油漆、花粉等，肺卫受邪，邪搏于皮肤肌腠之间，营卫之气郁结，发生风团疹块。

2. 饮食不当

主要是进食鱼虾、螃蟹等海膻食物，或过食醇酒辛辣厚味，以致脾胃受伤，运化失健，湿热内生，“脾风”逆于肌腠而成。《证治要诀》云：“有人一生不可食鸡肉及章鱼动风等食物，才食则丹随发，以此见得系是脾风。”他如有人服用某些药物，亦有引发风疹者。

3. 体质因素

此为素质不强，脏腑功能失调，或因肺虚卫弱，以致常受外邪引发。或因脾胃运化不健，及肠道寄生虫病，易因饮食不慎诱发。或因素体血虚肝旺，每易遭受情志刺激而发病。

（二）病机

1. 营卫空疏是发病的内在因素

本病的发病与个人体质密切相关，营卫空疏是发病的主要内在因素。卫气虚弱，肌表不固，则风邪易乘，如《诸病源候论》所言：“夫人阳气外虚则多汗，汗出当风，风气搏于肌肉，与热气并则生痦瘟。”营血不足，血虚生风，或血分伏热，则常因感受外风引发，故又有称为“血风”者。尤其是形成慢性病程时，由于迁延反复发作，风冷湿邪伤及卫阳，或风热内郁，血分伏热久蕴，耗灼营阴，必致体气更虚，每因疲劳、稍感外邪即易引发。

2. 病变脏器以肺、脾为主

瘾疹虽然发生在肌表，但实与内脏病变有关，尤其与肺、脾关系最为密切。因“肺合皮毛”而“脾主肌肉”，肺主气卫外，脾统血而藏营，若肺气、脾营有亏，肌表营卫之气失调，则每致遇感而发。一般来说，外邪客表者多以肺为主，而饮食诱发者则主要在脾。

二、辨证要点

1. 辨证候虚实

瘾疹可按病程的长短，分别虚实。一般初起病势急者，属于实证；若反复发作，形成慢性病程，则往往表现为虚实夹杂，治疗较难。

2. 辨病情轻重

轻者，可有轻度恶寒或微热，重者憎寒壮热。如风湿郁于肠胃，可见呕吐、腹痛、腹泻等症。

3. 辨别外风、内风

瘾疹因其骤然而生，又常迅速消退，故有“风”的证候特点。其中又有外风和内风的不同。外邪多为风邪客表，亦可夹热、夹寒、夹湿。若疹块色赤鲜红，受热则剧，得冷可减，且以白天瘙痒甚者，为风热蕴于血分。疹色苍白，吹风受寒遇冷则剧，得暖可减者，为风冷客于气分。内风者多为血虚风盛，表现疹色淡红，夜晚瘙痒为重。

油漆、花粉等特殊的诱发因素引起者当属外风范畴。

三、治则治法

瘾疹的治疗以治风为主，并根据夹热、夹寒、夹湿的不同，酌配清热、散寒、化湿之法。若久病血虚者，当养血祛风，兼有气虚的，配入益气之品。

四、证治分类

1. 风热证

（1）辨证

特异症：疹发即现红色或带紫红色，灼热，瘙痒异常。

可见症：烦躁不安，多在暖热环境中发作和加重，舌红苔薄，脉浮数。

（2）**治法**：祛风清热。

（3）**例方**：消风散加减。本方祛风清热，用于治疗风热相搏，邪郁肌腠者。

（4）**常用药**：荆芥、防风、牛蒡子、僵蚕、蝉衣、薄荷疏风解表，祛风止痒；生地黄、丹皮凉血活血，滋阴润燥；浮萍祛风止痒；金银花、黄芩疏风清热解毒；生甘草清热解毒，调和诸药。

（5）**加减**：血分伏热，疹色鲜红，疹块累起者，酌加赤芍、紫草、丹皮、凌霄花凉血化瘀；湿热郁表者，酌加苦参、地肤子、川黄连清化湿热；便秘者，加大黄通脏泄热。

2. 风寒证

（1）辨证

特异症：疹块颜色淡红或苍白，多在吹风受凉时加重，接触冷水时尤易发作。

可见症：肌肉困重，或乏力，易于感冒，舌苔薄白或滑，脉浮紧。

（2）**治法**：祛风散寒。

（3）**例方**：桂枝麻黄各半汤加减。本方祛风散寒，解肌和卫，用于风寒客表者。

（4）**常用药**：桂枝解肌发表；白芍益阴敛营；麻黄、浮萍发汗解表，祛风止痒；甘草调和营卫；苏叶、荆芥、防风发汗解表祛风。

（5）**加减**：夹湿，加羌活、独活祛湿解肌；气虚卫弱，加生黄芪、炒白术益气固卫。

3. 湿热证

（1）辨证

特异症：疹块持续不已，疹色或白或赤，伴有腹痛。

可见症：胃脘痞满，胸闷纳呆，大便秘结或泄泻，小便黄赤，舌苔黄腻，脉滑数。

（2）治法：解表清里。

（3）例方：防风通圣散。本方疏风解表，泻热通便，适用于外感风邪，内有蕴热之丹斑瘾疹、肠风脏毒、疮疡肿毒。

（4）常用药：荆芥、防风祛风解表；大黄泻热通便；石膏、黄芩、连翘清解肺胃之热；地肤子清利湿热。

（5）加减：中焦湿盛，加半夏、厚朴、白术健脾燥湿；饮食引发，或有积滞，腹痛，加山楂、六曲、炒麦芽消食导滞；虫积，加乌梅、使君子、苦楝根皮驱虫化积。

4. 血虚证

（1）辨证

特异症：疹色淡红，夜晚痒甚，屡发不已。

可见症：面色不华，肌肤枯燥，妇女月经前后发作尤频，舌质淡红，苔薄或花剥，脉细或濡。

（2）治法：养血祛风。

（3）例方：当归饮子加减。本方养血滋阴，祛风止痒，用于治疗血虚风燥者。

（4）常用药：当归、熟地黄、白芍、川芎、首乌养血祛风；防风、荆芥、白蒺藜疏风止痒；豨莶草祛风除湿止痒。

（5）加减：疹色鲜红，遇热加重，血分热甚者，加水牛角片、生地黄、玄参、丹皮、升麻清营凉血；兼气虚，易汗出、畏风者，加黄芪、红枣益气养血；久延不愈者，加僵蚕、地龙祛风搜剔。

五、其他疗法

1. 简验方

（1）内服方

1）桂枝 15g，防风 10g，附子 6g，黄芪 30 ～ 60g，水煎服，每日 1 剂。治疗见冷起风疹块者。

2）生地黄 15g，白芍 10g，丹皮 10g，白芷 10g，防风 10g，水煎服，每日 1 剂。治风疹块见热而起者。

3）山楂 30g，竹叶 6g，麦芽 15g，甘草 6g，水煎服，每日 1 剂。适用于食物过敏引起之风疹块。

4）防风、乌梅、五味子各 10g，甘草 6g，水煎服，每日 1 剂。适用于风疹块慢性屡发者。

（2）外洗方

1）葎草 120 ～ 250g，煎汤外洗。

2）炒苍耳草 15g，苦参 6g，防风 10g，荆芥 10g，透骨草 10g，川椒 10g，艾叶 10g，煎水洗患处。

3）蝉蜕、白矾、地肤子草各适量，煎汤洗浴。

4）桃树叶、艾叶各 50g，白矾 15g，食盐 9g，煎汤洗浴。

2. 针灸疗法

取风池、风门、风府、秉风、翳风、风市穴，进针得气后行提插捻转泻法，每次留针 20 分钟，每周 5 次，治疗 8 周。

3. 敷贴疗法

主穴：风市、血海、三阴交。

药用颗粒：金银花、苦参、黄柏各 10g，以醋调成膏状。伴有气虚症状者，加用黄芪、陈皮颗粒各 10g，以醋调成膏状，敷配穴膻中、太冲；伴有脾胃虚弱者，加用茯苓、山药颗粒各 10g，以醋调成膏状，敷配穴足三里；伴有血虚症状，夜寐欠安者，加用酸枣仁颗粒 10g，以醋调成膏状，敷配穴内关。

操作：注意保暖，先清洁穴位周围皮肤，取药膏适量，以创可贴贴于穴位处，隔日一次，每次贴敷 4 ～ 6 小时，如无不适可延长贴敷时间。7 次为一个疗程。

注意局部皮肤有无发红、过敏、破损等反应。

六、临证备要

1. 疏风散邪是首要治法

本病多突然发生，疹块时隐时现，发无定处，瘙痒殊甚，隆起如丘，颜色可为鲜红、淡红，或为苍白色，开始时边缘清楚，圆形、椭圆形或长条形，大小不等，以后可以互相融合。发无定处，时隐时现，退后不留痕迹，具有风邪善行而数变的证候特点，且常夹寒、热、湿邪。风邪侵犯人体，客于肌肤，致使营卫失调，发为风团，所以疏风散邪是首要的方法，夹寒者治宜疏风散寒，夹热者祛风清热，夹湿者祛风胜湿，重者可加僵蚕、地龙、露蜂房等搜风通络。

2. 治风要治血

若外感风毒之邪，侵犯营血，或血分热盛，导致血热内蕴，热极生风，发于肌肤者往往症状较重，风团颜色鲜红，成片分布，瘙痒剧烈，有灼热感，遇热加重，得冷则减，伴有心烦，口干，尿黄，大便秘结，舌质红，苔薄黄，脉滑数等，治宜疏风清热，凉血解毒，方用消风散合犀角地黄汤加减。用药除祛风散邪外，加用凉血化瘀之品，如水牛角片、赤芍、丹皮等，重者可加紫草、玄参、茜草根、凌霄花等。若风邪入里，以致精血暗耗，血虚风燥，或素体脾胃虚弱，健运失司，营血不足，血虚生内风者，治宜养血祛风，润燥止痒，方用当归饮子或四物消风散加减。此即古云“治风先治血，血行风自灭。”在治风的同时，应注意养血活血，凉血化瘀。

3. 注意固其根本

瘾疹的发生虽有多种因素，但禀赋薄弱，正气不足是其根本原因，正如《内经》所说“邪之所凑，其气必虚”。故在病情缓解后，须益气固表，滋阴养血，调和营卫，以治其根本，可用玉屏风散、四物汤等为基础方进行调治。同时脾为后天之本，气血生化之源，欲益气养血扶正，也须重视脾胃的调理，常用四君子汤、香砂六君丸等健脾助运以善后。

4. 禁忌要严守

凡有本病反复发作史者，须注意汗后不可露卧当风，以及贪凉露宿，并须随时注意气候变化，调适寒温，防止发作。已知某些气味可以诱发者，尤须避免接触。若因某些特殊药物或辛辣刺激食物，如酒、葱、蒜、辣椒、芫荽之类，以及海腥发物，如虾子、螃蟹、雄鸡、香菌、竹笋等引起发作者，均应禁忌。

5. 注意紧急情况发生

本病患者，有急性和慢性的不同。急性者，发病急骤，多由外感或饮食诱发，经过治疗，一般可以缓解；慢性者，原因复杂，可反复发作或者缠绵不愈。发作时如有呕吐、腹痛、腹泻等症乃风湿郁于肠胃，提示病变累及胃肠道黏膜。如见胸闷气急，呼吸困难，面色紫赤者，为风邪郁闭肺气，慎防因喉头水肿发生窒息。一旦发生，则须综合救治。

七、医案选录

案1 肌腠不密，风寒外袭

余某，女，24岁。住院号17441。

有慢性腹泻及瘾疹病史。昨起突然恶寒发热，体温39.4℃，入夜风疹发作，遍布周身，疹块隆起如丘，连接成片，瘙痒难忍，口干不欲饮，小便色黄量少，大便溏薄，日三四次，舌苔白腻，舌边红，脉数。

脾弱湿盛之体，肌腠不密，风寒外袭，搏于卫表，营卫失和。治拟祛风散寒化湿，仿消风散意出入。

处方：荆芥、防风、浮萍、羌活、川朴各4.5g，藿香9g，蝉衣3g，赤芍、炒牛蒡子、赤苓各9g。

药服二日，身热降而不净，体温37.8℃，痒疹虽有减少但未消退。有湿郁化热之势，上方去藿香、羌活、川朴，加僵蚕、地肤子、丹皮、白鲜皮各9g，再服一天，热平疹消。

按语：该患者急性起病，初起时恶寒发热，同时伴有肢体广泛丘疹，瘙痒明显，为风寒袭表之象。从患者整体表现来看，尚有口干、小便黄而量少、舌红、脉数等热象，但口干而不欲饮、腹泻、舌苔白腻又提示湿阻。因此病机较为复杂。患者应为素体有热，又复感受风邪，导致风疹复发。病初，邪犯卫表，当以疏风散邪为主，兼以化湿清热。药用荆芥、防风、羌活、浮萍祛风散寒，藿香、厚朴、茯苓化湿，蝉衣、牛蒡子辛凉宣热，赤芍凉血。药后体温下降，外感渐消，然有湿郁化热之势，因此去辛温之藿香、羌活、厚朴，加入清热化湿之品如僵蚕、地肤子、白鲜皮、丹皮等，药后效如桴鼓，热平而疹消。

案 2　脾虚生风，气不化湿

朱某，男，68 岁。2000 年 5 月 22 日初诊。

患者于 5 个月前无明显诱因出现两下肢皮肤红色和苍白色相间风团，大小不一，时隐时现，发时瘙痒，服抗过敏西药无效，反复发作。近两日两下肢痒疹又作，转求中医治疗。诊见两下肢有红白相间之疹块，大如指甲，小如芝麻，腰背亦有少量痒疹，搔之痒甚，入暮尤剧，胃纳欠佳，大便日行二三次，粪质如糊，小便时黄。舌质淡，边有齿印，舌苔薄黄腻，脉细。

脾虚生风，气不化湿，予健脾理气化湿之剂。

处方：藿香、紫苏叶、炒苍术、炒白术、防风、白芷、赤芍、苦参各 10g，苍耳草、煨葛根、地肤子、白鲜皮各 15g，陈皮、厚朴、乌梅各 6g。10 剂。

2005 年 6 月 2 日二诊：瘾疹显著减轻，大便仍欠实，易汗。

效不更方，原方加生黄芪 10g。10 剂。

2005 年 6 月 13 日三诊：瘾疹已完全控制，未见复发，仍有汗多、大便不实等症状。

初诊方加生黄芪、炒神曲各 10g，10 剂，以善其后。

按语：在诊治此案例时，推求本源，抓住胃纳欠佳、大便日行二三次、粪质如糊、舌淡而有齿印等脾虚症状，认为系脾虚湿浊内生，怫郁于皮毛腠理之间，化热生风，发为疹块。组方时选用苍术、白术、陈皮、厚朴健脾燥湿；藿香、白芷、葛根健脾升清，以助气化湿；紫苏叶、防风、苍耳草疏散风邪；苦参、地肤子、白鲜皮清热祛湿止痒；赤芍凉血退疹；乌梅酸能生津，可防疏散清利太过伤阴，并抗过敏。二诊、三诊时更加黄芪、神曲增强健脾升清之功。由于辨证准确，选药精当，病虽疑难，竟收全功。

案 3　风邪遏表，湿热内蕴

患者，男，16 岁。2012 年 5 月 3 日初诊。

少年常有皮肤过敏，反复发作，曾经西医院诊断为“荨麻疹”，服抗过敏西药效果不显。近两日皮肤又见痒疹发作，转求中医诊治。痒疹从小到大，融合成片，隆起如丘，色红，瘙痒明显，口干唇红，大便干结，二至三日一行，常有鼻衄，舌质红，苔黄，脉濡滑。

证属风邪遏表，湿热内蕴。

处方：浮萍 15g，生石膏 20g（先煎），苍耳草 15g，熟大黄 6g，蝉蜕 5g，连翘 10g，地肤子 15g，赤芍 10g，苦参 9g，玄参 9g，生地黄 12g，生槐花 10g。21 剂，水煎服，每日 1 剂，分早晚服。

2013 年因他病求诊，自诉自去年服中药后，至今 1 年多来皮肤过敏未再发作。

按语：本病归属于中医“瘾疹”“风疹块”范畴，多从风论治。周仲瑛教授辨证时，着眼于风、湿、热三邪，选用浮萍、石膏、苍耳草共为君药，且重用之，透表解肌、疏散风热。同时针对本案的病机特点，配伍素有“疮家圣药”之称的连翘清热解毒；地肤子、苦参清热燥湿；赤芍、生地黄、玄参、生槐花凉血解毒。熟大黄、蝉蜕配伍使用，出自《伤寒瘟疫条辨》之升降散，亦是周仲瑛教授习用药对之一。两药合用，一升一降，有升清降浊、散风清热的作用。辨证精准，故而一诊即见效，且观察至今未再复发，充分体现了中医辨证论治的重要性。

案 4　瘀热互结，肝肾阴虚

丁某，女，25 岁，2007 年 9 月 13 日初诊。

患者自记事以来，每年夏季均发皮肤过敏，发则出现风团，严重时散发全身。最近月经先期1周左右，口干，大便欠畅，尿不黄，苔薄黄腻，舌质黯，脉细滑。

处方：水牛角片15g（先煎），赤芍10g，丹皮10g，生地黄15g，蝉蜕5g，炙僵蚕10g，苍耳草15g，地肤子15g，蜂房10g，玄参10g，广地龙10g，紫草10g，生甘草3g，生首乌12g。14剂。

2007年9月27日二诊：皮肤过敏减轻，易汗，舌苔淡黄腻，舌质红，脉小滑。

原方加生槐花12g，连翘10g。28剂。

2007年10月25日三诊：风团消退，皮肤不痒，唇有火疮，二便正常，舌苔黄薄腻，舌质黯，脉细滑。

原方加野菊花15g，生槐花12g，连翘10g。14剂。

2007年11月15日四诊：风团皮疹未见发作，纳可，月经正常，脸色青黄，苔淡黄腻，脉细滑。

从养血祛风治疗，以资巩固。

处方：炒白芍10g，生地黄12g，当归10g，制首乌15g，制黄精10g，丹皮10g，赤芍10g，女贞子10g，旱莲草10g，野菊花12g，蝉蜕5g，生槐花10g。14剂。

按语：患者表现为口干、大便不畅、苔黄腻等热象，属阳盛之体，复感风邪，日久化热化火，煎灼营血而成瘀，进而热与瘀相互胶结，致病情缠绵难愈。表现皮肤风团、瘙痒，月经先期，唇有火疮，舌质暗红等，皆为瘀热指征。周仲瑛教授选用犀角地黄汤、玄参等凉血散血，加蝉蜕、苍耳草、地肤子、紫草等凉血祛风，生首乌祛风润肠。考虑风疹日久，风痰瘀胶结，故加用虫类药物炙僵蚕、蜂房、广地龙以加强祛风化痰之功。二诊后风团即消退，经年病情得到控制。四诊时风团皮疹仍未发作，表明瘀热风瘀得以消除，转从养血祛风以治根本。药用四物汤、二至丸等加减化裁，滋养阴血，调补肝肾，又佐用野菊花、蝉蜕、生槐花等凉血祛风解毒。全方寒热并进，扶正为主，兼顾祛除余邪，经年痼疾得以告愈。

案 5　脾胃湿滞，血热风盛

钱某，女，25 岁。2007 年 8 月 13 日初诊。

荨麻疹 1 年半未愈，成大片丘疹样隆起，色红赤，胸背四肢均有散发，痒甚，触之有热感，食海鲜发物后加重。舌苔薄，舌质红，脉细滑。

证属脾胃湿滞，血热风盛。

处方：丹皮 10g，生地黄 10g，水牛角片 15g（先煎），地肤子 15g，桑白皮 15g，苍耳草 15g，广地龙 10g，炒荆芥 10g，藿香 10g，生楂肉 15g，苦参 10g，生石膏 20g（先煎），赤芍 12g，紫草 10g。14 剂。

2007 年 8 月 27 日二诊：丘疹样荨麻疹，药后减轻，但仍有局限性红斑红疹，瘙痒，手臂、腕关节处易发，舌苔黄，舌质黯，脉细滑。

初诊方加野菊花 15g，玄参 10g。14 剂。

2007 年 9 月 10 日三诊：荨麻疹基本控制，偶有小发作，未见大片丘疹，皮肤划痕征阳性，对热敏感，沐浴后皮肤瘙痒，二便正常。舌苔黄，质暗红，脉细滑。

初诊方加野菊花 15g，炙僵蚕 10g，蝉衣 5g，连翘 10g。

按语：本案起病已有年余，与食物过敏有关，皮疹呈丘疹样隆起，色红赤，痒甚，触之有热感，结合苔脉，证属脾胃湿滞，血热风盛，用犀角地黄汤加紫草凉血散瘀，桑白皮、生石膏清泄肺胃郁热，苍耳草、荆芥、地龙祛风通络，藿香、地肤子、苦参清热燥湿，生楂肉消积导滞。药后症情减轻，再加僵蚕、蝉衣、连翘、野菊花等以清热解毒，祛风止痒，疗效显著。其中蝉衣质轻性浮，祛风达表，合僵蚕、地龙能抗变态反应，与犀角地黄汤合用，祛风通络，凉血化瘀，相得益彰。

第十七章　鼻　鼽

鼻鼽是指以突然和反复发作鼻塞、鼻痒、喷嚏、流清鼻涕和嗅觉减退为主要表现的鼻病。可常年性发病，亦可季节性发病。相当于西医学过敏性鼻炎。

过敏性鼻炎又称变应性鼻炎，是机体暴露于变应原（花粉、灰尘、螨虫、霉菌等）后，由 Ig E 介导的以炎症介质（主要是组胺）释放为开端的免疫活性细胞、促炎症性细胞以及细胞因子等参与的鼻黏膜非感染性慢性炎症反应性疾病，典型表现为鼻痒、鼻塞、打喷嚏、流清涕，有时会合并过敏性结膜炎、哮喘。

一、病因病机

鼻鼽的发生，常因肺、脾、肾三脏功能失调，复加外邪侵袭、饮食失宜、体虚劳倦等诱因引动，以致肺失宣肃，肺窍不利。

（一）病因

1. 外邪侵袭

外感风寒，肺的宣降功能失调，津液停聚，鼻窍壅塞不通，发为鼻鼽。《诸病源候论·鼻涕候》云："肺气通于鼻，其脏有冷，冷随气入乘于鼻，故使津液不能自收。"亦可因吸入烟尘、花粉、动物毛屑、异味气体等，影响肺气的宣降，肺窍不利所致。

2. 饮食失宜

过食生冷，寒饮内停，或进食海膻发物，以致脾不健运，湿浊不化，滞留鼻道，壅阻脉络，气血运行不畅，而致鼻腔受邪，邪滞鼻窍而发病。

3. 体虚劳倦

先天禀赋不足，反复感冒，加之劳倦太过，肺、脾、肾三脏虚损，易受外邪侵袭，邪滞鼻窍，久恋不去，遂致鼻痒、喷嚏、清涕不止。

（二）病机

1. 肺气亏虚，卫外不固，感受风寒是发病基本环节

肺主气，主宣发，其性肃降；肺能输布津液，通调水道；肺合皮毛，煦泽肌肤，主卫外。若肺气虚弱，卫表不固，腠理疏松，则风寒之邪可乘虚而入，犯于肺系。肺金受邪，宣降失司，水津不布，津液停聚，邪壅肺窍，发为鼻鼽。

2. 病变脏器主要在肺，涉及脾肾

鼻为肺之外窍，肺主气，主宣发肃降，若外邪侵袭，使肺气失宣，肺窍不利，则有鼻塞、鼻痒、喷嚏频频、流清涕等鼻部的症状，故病变部位主要在肺系，同时与脾肾密切相关。如脾失健运，脾不化津，气不摄液，停聚鼻窍，发为鼻鼽；肾络通于肺，肾阳不足，肺失温煦，卫表不固，易感外邪，同时肾阳亏虚，命门火衰，不能温化固摄水液，寒水上泛鼻窍，清涕长流而不能自收。

3. 病理性质有寒热虚实之不同

发作时的病理环节为正虚感邪，以邪实为主；平时以肺、脾、肾三脏的虚损为主，或肺脾气虚，腠理不固，易受邪侵，或肾阳不足不能温化水液，寒水上泛鼻窍。本病多见虚寒之证，但素体阳盛者，感邪可以从寒化热，表现出肺经风热之候。

二、辨证要点

鼻鼽总属正虚邪实之证，临床往往虚实夹杂。急性发作期以邪实为主，多以寒痰阻窍为主要症状；病情缓解后以脏腑虚损为主，多见肺、脾、肾三脏亏虚的症状。

三、治则治法

治当分清标本虚实。发作时治标为主，温肺散寒、化痰利窍以缓急，久郁化热者，酌加清肺之品；症状缓解后，调补肺、脾、肾三脏以治本，因脾虚、肾虚虽各有其发病的环节，但多半通过影响肺气的宣畅而发病，故当兼顾同治。肺脾气虚者，治以益气固表，健脾化湿；肺肾两虚者，温补肾阳，化气行水，补气固表。

四、证治分类

1. 肺虚感寒证

（1）辨证

特异症：鼻痒，喷嚏连连，鼻流清涕，鼻塞不通。天冷或接触花粉异物易发。

可见症：咽痒，目睛发痒，咳嗽痰稀。平素易感冒，自汗，恶风，倦怠懒言，气短。舌质淡，苔薄白，脉细。检查见鼻黏膜淡红或苍白水肿。

（2）治法：祛风散寒，宣肺利窍。

（3）例方：温肺止流丹加减。本方补肺气，散寒邪，治鼻鼽，鼻流清涕，声音低弱，短气自汗，舌淡苔白，脉虚弱者。

（4）常用药：荆芥、防风疏风散寒；细辛温肺化饮；桔梗宣通肺气；辛夷、白芷、路路通温通鼻窍；人参、甘草补益肺气。

（5）**加减**：若鼻塞严重者，加炙麻黄宣肺利窍；若兼有咳嗽者，加杏仁、蜜紫菀、蜜款冬花祛痰止咳；若清涕连连，加干姜温肺化饮；若感邪化热，鼻流白稠涕或发黄，加桑叶、菊花、鱼腥草等清肺化痰。

2. 肺经风热证

（1）辨证

特异症：鼻痒，喷嚏频作，流白稠鼻涕，鼻塞不通。

可见症：常在闷热天气发作，口干烦热，舌质偏红，舌苔白或黄，脉数。检查见鼻甲黏膜色红或暗红，鼻甲肿胀。

（2）**治法**：祛风清热，宣肺通窍。

（3）**例方**：桑菊饮加减。本方有辛凉解表、疏风清热、宣肺止咳功效，主治风热外感，鼻塞不通，流白黏涕，咳嗽，口微渴，苔薄白，脉浮数者。

（4）**常用药**：桑叶、菊花、桔梗、连翘清热宣肺；白芷、辛夷宣通鼻窍；苍耳草、防风、炙僵蚕、蝉蜕祛风化痰。

（5）**加减**：若口干烦热，加芦根、南北沙参清热生津；若鼻涕黄稠者，加炒黄芩、鱼腥草清肺化痰；若咽喉不利者，加牛蒡子、肿节风等清热利咽。

3. 肺脾气虚证

（1）辨证

特异症：鼻痒，喷嚏频发，清水鼻涕，鼻塞怕风。

可见症：易于感冒，嗅觉减退，头昏头重，神疲乏力，食少纳呆，腹胀便溏。舌质淡胖，苔薄白，脉细弱。检查见下鼻甲肿大，黏膜苍白或灰暗。

（2）**治法**：益气健脾，祛风化痰通窍。

（3）**例方**：补中益气汤加减。本方具有补中益气、升阳举陷功效，主治脾虚气陷，饮食减少，体倦肢软，少气懒言，面色萎黄，大便稀溏，喷嚏频多，流清水鼻涕，舌淡，脉虚。

（4）**常用药**：党参、黄芪、白术、甘草健脾益气；当归养血活血；陈皮理气健脾；升麻、柴胡升举中阳；白芷、辛夷、苍耳草宣通鼻窍；白芍、五味子酸敛止涕。

（5）**加减**：若腹胀纳差，加怀山药、枳壳、砂仁健脾理气；畏风怕冷，遇寒则喷嚏频频，加桂枝、防风固表和营。若为小儿患者，可用参苓白术散加减健脾渗湿。

4. 肾阳亏虚证

（1）**辨证**

特异症：清涕长流，鼻痒，喷嚏频发，鼻塞不通。

可见症：面色苍白，形寒肢冷，倦怠乏力，腰膝酸软，遗精早泄，舌质淡，苔白，脉沉细。检查见鼻黏膜淡白、肿胀，鼻道有大量水样分泌物。

（2）**治法**：温补肾阳，益气固表。

（3）**例方**：右归丸加减。本方温补肾阳，主治肾阳不足、命门火衰所致的神疲气衰，腰膝酸软，畏寒肢冷，阳痿遗精，清涕长流等症。

（4）**常用药**：附子、肉桂温补肾阳；熟地黄、山萸肉、山药、菟丝子补肾固摄；苍耳草、防风、炙僵蚕、蝉蜕祛风化痰；白芷、辛夷宣通鼻窍；五味子、乌梅酸敛止涕。

（5）**加减**：若腰膝酸软，加杜仲、怀牛膝补肾强腰；若夜尿频多、清长，加益智仁、乌药；若吹风受凉即喷嚏流涕，加黄芪、白术、防风益气固表。若见水亏火旺，面色潮红，手足心热等肾阴亏虚者，可用左归丸加减。

五、其他疗法

1. 简验方

（1）碧玉散（鹅不食草、川芎、细辛、辛夷、青黛）吹鼻，每日 3 ～ 4 次，可以缓解鼻塞、喷嚏。

（2）无花果 30g，无花果叶 10g，鹅不食草、蜂房各 15g，加水煮沸 10 分钟后熏鼻，每次 30 分钟，7 次为一个疗程。

（3）玉屏风散袋泡剂，口服，每次 6g，每日 3 次，小儿每次 2 ～ 4g。益气固表，能够预防过敏性鼻炎。

（4）辛夷 9g，薄荷 3g，白芷 9g，苏叶 9g。每天 1 剂，水煎，早晨和晚上两次分服。

（5）辛夷适量，研成细粉末，取少许吸入鼻内，每日 3 ～ 4 次。

（6）辛夷花 3g，偏风寒犯肺者，加藿香 10g，偏风热壅盛者，加槐花 20g，放进杯中，用开水闷泡，浸 5 分钟左右，频饮。

2. 针灸疗法

（1）针刺：主穴迎香、印堂、百会、风府、风池，配穴合谷、上星、足三里、脾俞、肺俞、肾俞。每次选主穴及配穴各 1 ～ 2 穴，每天针刺 1 次，7 ～ 10 天为一疗程，以补法为主。

（2）灸法：主穴印堂、上星、百会、禾髎，配穴身柱、膏肓、命门、肺俞、肾俞、足三里、三阴交。每次选主穴及配穴各 1 ～ 2 穴，悬灸 20 分钟，7 ～ 10 天为一疗程。

六、临证备要

1. 治疗注重温化

鼻鼽的发生多在寒冷的秋冬季节，或夏季空调造成的低温环境，因体虚卫外不固，风寒之邪侵袭而致，大多表现鼻塞不通、流大量清水鼻涕等寒饮阻窍的症状。治当疏风散寒，温肺化饮，宣通鼻窍，以温化为主，非辛温则无以散其凝滞。温肺止流丹、小青龙汤、麻附细辛汤、苓桂术甘汤等可据证选择应用，桂枝、细辛、干姜、麻黄、附片等温散通窍，均为常用药物。若素体阳热偏盛或者风热犯肺，肺窍不利，伴有咽干、鼻息热感等肺经风热症状，可酌加鱼腥草、黄芩、桑白皮清宣肺热。但须注意不可骤用寒凉，须配以温散，宣泄郁热，以利于肺窍的宣通。

2. 祛风化痰为主要治法

鼻鼽常表现晨起或气温变化时喷嚏频作，或闻及刺激性气味而作，鼻部剧痒，甚则眼、耳、咽均奇痒不适，常伴见咳嗽、哮喘、皮肤瘙痒等。其病机与哮病类似，与风痰相关，大多由于风痰伏肺，肺窍不利所致，故在辨证治疗时，各不同证型均当配以祛风化痰法，药如苍耳草、僵蚕、蝉衣等。现代药理研究表明，这些药物均有较好的抗过敏作用。其中苍耳味辛、苦，性小寒，有小毒，归肺、肝经，具有祛风、清热、解毒等作用。历代医药学家多以该药的果实入药（苍耳子），散风除湿，宣通鼻窍，因其有小毒，易耗散气血，故应用宜谨慎，用量亦小。周仲瑛教授在综合古代文献记载和现代医学研究的基础上，通过大量临床验证，认为苍耳的茎叶（苍耳草）与其果实作用相似，且毒性较小，药性和缓，无升散过度、伤气耗血之弊，大剂量（15～20g）运用亦较安全。并对其主治、功用进一步探索，用于治疗过敏性哮喘、过敏性鼻炎、荨麻疹、过敏性结肠炎、类风湿关节炎、风湿性心脏病等疾病，或单独应用，或在辨证的基础上加入本品，往往收效显著。

3. 辛夷为治疗鼻鼽重要药物

辛夷为味辛性温气香之品，入于肺经，具有散风寒、通鼻窍之效，是治疗鼻病之要药。《别录》言其“温中解肌，利九窍，通鼻塞涕出，治面肿引齿痛，眩冒，身几几如在车船之上者”。本品入肺、胃等经，引诸经清阳上行于鼻，祛邪止涕，通塞利窍。凡诸鼻塞流涕，香臭不闻，皆宜用之。现代药理研究表明，辛夷对鼻黏膜有收敛和保护作用，能够使分泌物减少，局部微血管扩张，改善血液循环，减少鼻腔分泌物，促进炎症消退，局部应用有抗炎、镇痛、抗过敏作用。如能通过适当配伍，则其疗效倍增。如辛夷配苍耳草，两者皆辛温，均能宣肺通窍，疏散风湿，行滞止痛，相伍为用，祛风寒，利鼻窍，止头痛，共增疗效。辛夷与细辛，辛温解表，善通鼻窍，二药合用，相辅相助，用于风寒鼻塞，清涕长流最宜。白芷气芳香，味辛、微苦，性温，归肺、脾、胃经，为阳明经引经药，具有解表散寒、祛风止痛、宣通鼻窍、燥湿止带、消肿排脓等作用。辛夷、白芷皆入阳明经，二药配合，善治鼻塞涕多，眉棱作痛，又能和胃消食。辛夷入气分，川芎入血分，二药相伍，行气散瘀，适用于鼻鼽病久，气血瘀滞，鼻塞不通者。

七、医案选录

案 1　风痰伏肺，肺窍不利

王某，男，40 岁，工人。2004 年 2 月 20 日初诊。

鼻炎病史多年，军区总院诊为过敏性鼻炎、副鼻窦炎。长期鼻塞不通，头额部疼痛，流清水鼻涕或黄脓鼻涕，量不多，嗅觉减退，头痛头昏，喷嚏频频，脉细滑，舌苔薄黄微腻。

证属风痰伏肺，肺窍不利。

处方：炙麻黄 6g，炙桑白皮 10g，前胡 10g，鱼腥草 20g，白芷 10g，苍耳草 15g，辛夷 10g，炙僵蚕 15g，蝉衣 10g，川芎 20g，石菖蒲 9g，路路通 10g，防风 10g，藿香 10g，通草 3g，细辛 3g，白蒺藜 15g，乌梅 10g。

2014 年 2 月 28 日二诊：服药平平，鼻塞不通，流清涕，喷嚏，头痛头晕，平素易感冒，脉细，舌苔薄黄微腻。

处方：炙麻黄 9g，炙僵蚕 15g，苍耳草 30g，蝉衣 10g，防风 10g，生黄芪 12g，炒白术 10g，法半夏 10g，白芷 10g，辛夷 10g，炙款冬 10g，细辛 5g，路路通 10g，石菖蒲 9g，白蒺藜 15g，川芎 15g，乌梅 10g，鱼腥草 10g。

2014 年 3 月 13 日三诊：鼻塞稍通，流鼻涕减少，头痛头晕减轻，脉细，舌苔薄白淡黄。

治守前法。

处方：炙麻黄 9g，炙僵蚕 15g，苍耳草 15g，蝉衣 10g，防风 10g，生黄芪 20g，炒白术 10g，白芷 10g，辛夷 10g，炙款冬 10g，路路通 10g，石菖蒲 9g，川芎 15g，乌梅 10g，鱼腥草 10g，制附片 3g（先煎），葛根 10g，法半夏 10g，细辛 3g。

2014 年 3 月 27 日四诊：鼻塞较前明显好转，稍有头痛，流少量清涕。

处方：炙麻黄 9g，炙僵蚕 15g，苍耳草 15g，蝉衣 10g，防风 10g，生黄芪 20g，炒白术 10g，法半夏 10g，白芷 10g，辛夷 10g，炙款冬 10g，细辛 3g，路路通 10g，石菖蒲 9g，白蒺藜 15g，川芎 15g，乌梅 10g，鱼腥草 10g，葛根 10g，制附片 5g（先煎），杏仁 10g，桔梗 5g，香橼皮 6g。

2014 年 4 月 3 日五诊：鼻塞能通，间有喷嚏，流清水鼻涕，脉细，舌苔薄白。

处方：生黄芪 30g，炒白术 10g，防风 10g，白芷 10g，辛夷 10g，细辛 3g，炙麻黄 6g，炙僵蚕 15g，苍耳草 15g，蝉衣 10g，路路通 10g，石菖蒲 9g，制附片 5g（先煎），白蒺藜 15g，川芎 15g，葛根 10g，杏仁 10g，桔梗 6g，橘皮 6g。

按语：本案长期喷嚏、流涕、鼻塞不通，被诊断为过敏性鼻炎，属中医鼻鼽范畴。因反复发作，继发感染，演变为副鼻窦炎。中医辨证为风痰伏肺，肺窍不利。一般多由风寒袭肺引起，但日久可以郁而化热，故表现流清水鼻涕和黄浓涕交替出现。治当祛风化痰，宣肺通窍，温清并施。药用麻黄、前胡、藿香、防风宣肺散寒；细辛温肺化饮；川芎、白芷疏风散寒，止头痛；苍耳草、白蒺藜、僵蚕、蝉衣祛风化痰；石菖蒲、路路通、通草、白芷、辛夷宣通鼻窍；桑白皮、鱼腥草清肺；防风、乌梅祛风止痒，两者均有抗过敏作用。一诊药后效果不显，遂加大力度，同时考虑其常因感冒而起，加用玉屏风散益气固表，虚实兼顾。二诊后病情稍有改善。三诊在原来基础上加用制附片温补脾肾，症情得以明显改善。虽鼻为肺窍，鼻鼽与肺的关系最为密切，同时与脾肾有关。“元阳不足”是导致本病反反复复、经久难愈的根本原因，脾肾阳气恢复，肺中的阳气自然充足，随之鼻窍得以宣通，故通过温补脾肾，病情得到缓解，这也是取得远期疗效的关键。方中宣通鼻窍不用苍耳子而用苍耳草是一大特色，实践证明，苍耳的茎叶与其果实作用相似，毒性较小，药性缓和，大剂量运用亦安全，抗过敏作用却优于其果实。

案 2　风邪束肺，寒饮内停

林某，10 岁。2017 年 5 月 2 日初诊。

有过敏性鼻炎、哮喘病史，常流清水鼻涕，间有喷嚏，咳嗽时作，夜间呼吸不畅，喉有痰声，饮食尚可，大便偏溏，脉细，舌苔薄白。

证属风邪束肺，寒饮内停，肺窍不利。

处方：白芷 10g，辛夷 10g，苍耳草 15g，僵蚕 10g，蝉衣 6g，炙桑白皮 10g，前胡 10g，苏子 10g，降香 6g，法半夏 10g，紫菀 10g，款冬 10g，射干 10g，桔梗 6g，甘草 3g，炒薏苡仁 15g，细辛 3g，焦六曲 10g。7 剂。

2017 年 5 月 9 日二诊：药后咳嗽缓解，但仍有喷嚏，流清水鼻涕，鼻塞，呼吸不畅，不咯痰，舌苔薄腻，脉细。

治守前法。

处方：炙麻黄 6g，炙桂枝 6g，前胡 10g，杏仁 6g，苍耳草 12g，僵蚕 10g，细辛 3g，白芷 10g，辛夷 10g，半夏 10g，款冬 10g，菖蒲 6g，淡干姜 3g，白芍 10g，南沙参 10g。14 剂。

2017 年 5 月 23 日三诊：鼻塞已通，喷嚏减少，流涕白黏，量已不多，咽喉时有痰阻，夜寐打鼾，大便易溏，舌苔薄，脉细。

5 月 9 日方去麻黄、桂枝，加莪术 6g，肿节风 10g，诃子肉 3g。

2017 年 6 月 3 日四诊：夜寐鼾声已消失，夜间偶有鼻塞不通，咳嗽不著，脉细，苔薄。

5 月 23 日方加柴胡 6g，北沙参 10g。

按语：支气管哮喘患者往往兼有过敏性鼻炎，这被认为是一个气道两种疾病，因其病机相仿，治疗可以兼顾。该患者目前表现以鼻炎症状为主，流清水鼻涕，喷嚏频作，大便偏溏，辨证为风邪束肺，寒饮内停，肺窍不利。治以祛风散寒，温肺化痰，药后症状有所改善，但尚不理想。二诊遂以解表散寒、温肺化饮之小青龙汤为主方。药用麻黄、桂枝发汗散寒，宣肺平喘；干姜、细辛温肺化饮；款冬、前胡、杏仁、半夏化痰降气止咳；芍药敛阴和营，缓解支气管痉挛以止咳喘，敛肺以止涕；白芷、辛夷、菖蒲、苍耳草宣通鼻窍；南沙参养阴化痰，防温燥伤阴。麻黄、桂枝、细辛、干姜四药联手，温通之效立显，三诊时困扰多日之鼻塞已通，喷嚏、流清涕亦明显减少，前法有效，遂去麻黄、桂枝，以防过用温燥伤阴，加莪术、肿节风化痰祛瘀以利咽喉，诃子肉清热利咽。通过祛风化痰、温通鼻窍治疗，不光鼻鼽控制，哮喘病情亦较稳定，提示辨证立法还当以病机为前提。

第十八章　急性乳蛾

乳蛾，又名喉蛾，是以喉核红肿疼痛为特征的常见喉病。急性乳蛾发病急，病程短，表现以喉间一侧或两侧红肿疼痛，吞咽困难，伴有发热、恶寒、头痛、咳嗽、脉浮等全身症状。多发于儿童及青年，春秋两季尤为多见。本病相当于急性扁桃体炎，其可引起痹症、水肿、心悸等全身疾病。

一、病因病机

急性乳蛾多因风热侵袭或肺胃热盛所致。

（一）病因

1. 外感风热

风热之邪从口鼻入侵肺系，侵袭咽喉，或风热外袭，肺气不宣，肺经风热化火上逆，结聚于咽喉，发为本病。

2. 饮食不当

平素嗜烟好酒，熏灼肺胃；或过食辛辣肥厚之品，肺胃蕴热；或外感风热失治，邪热传里，致肺胃热盛，火毒上攻咽喉，搏结于咽喉。如《圣济总录》云：“脾胃有热，风毒乘之，其气上冲，经络胥应，故喉咽为之肿痛。”

（二）病机

1. 病机总属邪热在肺，循经上壅咽喉，气血壅滞，脉络阻滞

喉属肺系，与肺相通，是气体出入的要道。乳蛾发生的病因虽有多端，其病理变化大多表现为“火”，如《尤氏喉科秘书》所说：“其证甚繁，大约其要总属于火。”如风热犯肺，邪热壅结咽喉，则咽喉肿痛。或肺卫邪热壅盛传里，由肺及胃，或脾胃热盛，上蒸咽喉。《景岳全书》云：“胃气直透咽喉，故又唯阳明之火为最盛。”若邪热郁肺，蒸液为痰，血滞为瘀，痰热瘀血郁结，酝酿成痈，血败肉腐化脓，则生喉痈，表现为咽喉重症。

2. 病理性质以实为主，病久可见虚实夹杂

由风热邪毒犯肺或肺胃热盛所致喉核红肿者，多属实证。如急性乳蛾治而未愈，余邪稽留，则迁延成慢性乳蛾，病情由实转虚；而慢性乳蛾因正气虚弱，复感风热邪毒，或恣食烟酒辛辣炙煿，或劳累过度，均易引起急性发作，表现虚中夹实。

3. 病变脏器主要在肺，涉及脾胃

咽喉为经脉循行的要冲，与五脏六腑关系密切，脏腑经络的病理变化，常可反映于咽喉。喉下接气道，与肺相通，属肺系。若肺失宣降，邪滞咽喉，或肺经热盛，均可致咽喉病变，故乳蛾病变脏器主要在肺，但与脾胃有密切关系。足太阴脾之经脉上循咽喉、夹舌本，脾与胃互为表里，其经络互相络属。《重楼玉钥·诸风秘论》云：“咽主地气，属脾土。”胃腑热盛，循经上炎，灼于咽喉，均可致喉核肿痛。

若正气虚弱，邪毒循经流窜，可引起痹证、水肿、心悸等。

二、辨证要点

辨治乳蛾主要辨清虚实。实证多为新病，咽喉红肿疼痛较剧，伴风热、风寒表证或脾胃热毒壅盛，多为急性乳蛾。若咽喉红肿剧痛，并见痰涎多，吞咽困难，检查见喉底或软腭处局限性隆起，则已演变为喉痈。虚证红肿疼痛轻微，日久难愈，伴阴虚火旺，或脾气虚弱，清阳不升，或阳虚寒凝之证，多为慢性乳蛾。

三、治则治法

急性乳蛾以火毒为患居多，治疗总以清热泻火为主，但邪有内外轻重之别，证有表里兼夹之异。如风热为患，治以辛凉透表为主，佐以清热利咽。若表里合邪，当表里同治，疏散风热与清泄肺胃、利咽消肿并进。

四、证治分类

1. 肺经风热证

（1）辨证

特异症：咽喉干燥灼热，疼痛，吞咽时加重。

可见症：头痛，发热，微恶风，咳嗽，舌质稍红，苔薄黄，脉浮数。检查见喉核红肿，连及喉关，喉核表面有少量黄白色腐物。

（2）治法：疏风清热，利咽消肿。

（3）例方：疏风清热汤加减。本方祛风散邪，清肺化痰，利咽消肿，治疗乳蛾初起，伴有风热表证者。

（4）常用药：银花、连翘、牛蒡子疏风清热；荆芥、防风疏风解表；黄芩、赤芍、玄参泻火解毒；浙贝母、桑白皮清肺化痰；天花粉、桔梗、甘草清热消肿利咽。

（5）加减：咽喉肿痛，加僵蚕疏风散结利咽；咳嗽痰多，加前胡、杏仁、射干肃肺化痰；鼻塞、流涕，加白芷、辛夷、苍耳子。

2. 肺胃积热证

（1）辨证

特异症：咽喉疼痛较重，吞咽时痛剧，饮食难入。

可见症：咽痛连及耳根，咽喉痰涎较多，颌下肿痛，壮热，面赤，口渴引饮，咳嗽痰黄稠，口臭，大便秘结，小便黄，舌质红，苔黄厚，脉滑数。检查见咽部红肿，喉核明显肿大，表面有黄白色点状腐败物，或连成片状如膜。

（2）**治法**：清热解毒，利咽消肿。

（3）**例方**：清咽利膈汤加减。本方清上泄下，解表疏里，治疗乳蛾肺胃热盛，咽喉肿痛者。

（4）**常用药**：栀子、黄芩、金银花、连翘、黄连泻火解毒；大黄、玄明粉通便泄热；薄荷、荆芥、防风疏散表邪。

（5）**加减**：若高热不退，可酌加石膏、知母、天竺黄清热泻火；喉核点状或片状腐物，加马勃祛腐解毒；喉核出现小脓肿不溃者，加赤芍、皂角刺、马勃促其穿溃排脓。肿痛甚者可含服六神丸，清热解毒，消肿止痛。

五、其他疗法

1. 外治法

（1）**局部吹药**：如冰硼散、珠黄散、锡类散之类，每日 4～5 次。三药均有清热解毒、消肿利咽之功。其中冰硼散长于清热解毒，消肿利咽；珠黄散长于解毒祛腐，并有生肌之功；锡类散长于祛腐生肌。

（2）**含漱**：用银花、甘草、桔梗适量，或荆芥、菊花适量，煎水含漱，每日数次，以祛风清热解毒。

（3）**含服**：含服六神丸、牛黄消炎丸等，可清热解毒，消肿利咽。

2. 针灸疗法

（1）**体针**：选合谷、内庭、曲池，配天突、少泽、鱼际，每次2～4穴，用泻法，每日1～2次。

（2）**耳针**：取扁桃体、咽喉、肺、胃、肾上腺，强刺激，留针10～20分钟，每日1次。或于扁桃体穴埋针，每日按压数次，以加强刺激。

（3）**放血**：喉核红肿疼痛、高热者，可点刺扁桃体、耳尖等耳穴或耳背静脉放血，亦可点刺少商或商阳放血，每穴放血数滴，每日1次，以泻热消肿。

3. 按摩疗法

取风池、风府、天突、曲池、合谷、肩井等穴。操作时，患者取侧卧位，先在喉结两旁及天突穴处用推拿或一指推揉手法，上下往返数次，再取坐位，按揉风池、风府、肩井等穴，配合拿风池、肩井、曲池、合谷等。

六、临证备要

1. 急慢性治法同中有异

急性乳蛾的发生，有初次发作和慢性感邪急发的不同，治疗同中有异。如为急性，宜清泄为主，祛邪务尽。而慢性急发者，虽有邪热的一面，但因久病正虚，往往表现虚实夹杂，故在清热解毒的同时，宜酌加扶正之品。

2. 双蛾易治，单蛾难疗

病发一侧者，其病较重，其治较难；发于双侧者，其病较轻，其治较易，其愈也速。古谓“双蛾易治，单蛾难疗”即是此意。本病未及时治疗或治不彻底，易转成慢性乳蛾，迁延难愈，或反复急性发作。

3. 表里同治

急性乳蛾往往表证未解，里热已盛，尤其是素有脾胃蕴热的患者，常见内外相引为患，病初起即可表现为肺胃热盛，症见咽喉红肿热痛较剧，吞咽困难，大便秘结，治宜清热通腑。《咽喉经验秘传·治法凡例》云："凡喉症初起，大便秘结，宜大黄、玄明粉下之，则火降而易痊。"通便泻热，釜底抽薪，则胃热祛除，病情得以缓解。如火盛阴伤者，又当加用养阴清热之品，以达增水行舟之效。

4. 内治与外治相结合

咽喉病的治疗既要从整体着眼，又要注重咽喉局部的特殊性，选择内治与外治相结合的方法。通过内治，疏风清热，泻火解毒，恢复失调的脏腑功能，同时根据病情特点，配以外治法，能使药物直达病所，则起效更快。在咽喉病治疗中，外治和内治同样重要，不可偏废。《临证指南医案》徐按云："凡病属经络脏腑者，皆煎丸之能治，一属形体九窍，则属有形之病，实有邪气凝结之处，药入胃中，不过气到耳，安能去凝结之邪，不过居其半耳。若欲速效，必用外治之法，可以应手而愈。"临证可配用中药含嗽、吹喉、含服等方法，以提高疗效。

七、医案选录

案 1　风热上受，表卫不和

吴某，男，11 岁。1995 年 12 月 27 日初诊。

病起 2 日，怕风形寒，发热少汗，咽喉两侧扁桃体肿大，且有白腐，疼痛不已，大便干结，舌苔薄腻，脉细滑。

风热上受，卫表不和，治宜辛凉清解。

处方：金银花 12g，连翘 10g，炒荆芥 10g，炒牛蒡子 10g，桔梗 3g，生甘草 3g，土牛膝 12g，重楼 12g，一枝黄花 12g，炙射干 5g，薄荷 3g（后下），淡豆豉 10g，全瓜蒌 15g。

六神丸，每次8粒，每日2次。

羚羊感冒片，每次3片，每日2次。

1996年1月3日二诊：服上药后身热已退，但咽喉不舒，口干，咳嗽不著，胸闷，查双侧扁桃体红肿减轻，白腐消失，苔薄白，脉细。

肺热不清，治以清化。

处方：南沙参10g，北沙参10g，玄参10g，一枝黄花15g，重楼10g，桔梗3g，甘草3g，炒牛蒡子10g，贝母10g，挂金灯10g，藏青果3枚，白残花3g，土牛膝15g，芦根20g。

按语：患者因感受风热，恶寒发热，邪热上壅，侵及喉核，发为乳蛾，治以辛凉解表，利咽消肿，以银翘散为主方。药用银花、连翘辛凉解表，清热解毒；牛蒡子、薄荷疏散风热，清利咽喉；配以辛温之荆芥、豆豉透邪解表；桔梗、甘草利咽祛痰；土牛膝、重楼、一枝黄花、射干清热利咽，消肿止痛；全瓜蒌清肺化痰，润肠通便，使邪热下泄。诸药合用，疏散风热，清热利咽，故二诊病情大减，表证已解，咽喉症状也大部缓解，继以清肺利咽、清热生津以善后。

案2　暑湿外感，肺胃不和

黄某，女，24岁。1997年6月16日初诊。

夏月受凉，表卫不和，怕风汗出，低烧，有时喷嚏，咽喉疼痛，大便日行3～4次，不成形，查见两侧扁桃体肿大，舌苔薄质红，脉微数。

暑湿外感，肺胃不和。

处方：藿香10g，苏叶10g，清水豆卷10g，厚朴3g，香薷3g，青蒿12g，连翘10g，一枝黄花12g，生姜衣2g，金银花10g，芦根15g，薄荷3g（后下），南沙参10g。

1997 年 6 月 26 日二诊：从暑湿外感、肺胃不和治疗，表解热退，不咳无痰，大便偏干，咽喉仍有充血，未全消退。

暑湿未清，气阴耗伤，治宜清化暑湿，清养肺胃。

处方：太子参 10g，北沙参 10g，南沙参 10g，大麦冬 10g，炙僵蚕 10g，一枝黄花 12g，重楼 10g，全瓜蒌 10g，芦根 15g，大贝母 10g，炙甘草 3g。

1997 年 7 月 3 日三诊：咽喉暗红，轻度充血，偶有喷嚏，大便呈不消化状。舌红苔少，脉细。

气阴两虚，肺热内蕴。

处方：太子参 10g，南沙参 10g，北沙参 10g，重楼 10g，生甘草 3g，桔梗 3g，炙僵蚕 10g，一枝黄花 12g，大麦冬 10g，焦山楂 10g，焦神曲 10g，大贝母 10g，芦根 15g。

按语：患者夏季因热贪凉，感受暑湿之邪，表现为发热，怕风，汗出，咽喉疼痛，扁桃体红肿。湿邪为患，脾运不健，故见大便稀溏。辨证为暑湿外感，肺胃不和。药用香薷、豆卷、青蒿清暑化湿；藿香、苏叶、厚朴芳香化湿；连翘、银花、一枝黄花清热解毒，利咽消肿；薄荷疏散风热，利咽透疹；芦根、南沙参清热生津；生姜衣温中利湿。药服 7 剂后表解热退，但咽喉仍有充血，大便偏干。暑为阳邪，其性炎热，易于伤津耗气，暑湿尚未全解，气阴耗伤已显，治当清化暑湿，清养肺胃。除用清热利咽之一枝黄花、重楼外，加太子参、南北沙参、麦冬、芦根益气养阴，清热生津；僵蚕、贝母疏风化痰散结；全瓜蒌清热化痰，润肠通便。三诊症情基本缓解，继以益气养阴、清肺化痰善后。本病案根据病情的发展分别采用了清化暑湿、清养肺胃、益气养阴的治疗方法，体现了治随证转的学术思想。

附　慢喉痹

慢喉痹是因脏腑虚弱，咽部失养，或邪滞于咽所致的咽部不适、咽黏膜肿胀或萎缩为特征的慢性咽病。

慢喉痹相当于西医学慢性咽炎。其病程较长，多为急性咽炎反复发作所致。临床主要表现为咽喉异物感、灼热感、干燥感或微痛感，咽喉似有异物阻塞，声音嘶哑，咽部反射敏感，易恶心，常引起刺激性咳嗽等种种咽部不适的症状。检查可见咽部黏膜慢性充血，咽后壁淋巴滤泡增生，或咽侧索肥厚，或咽部黏膜干燥萎缩。

此外，全身性疾病在咽部的表现，亦可出现类似证候。

一、病因病机

（一）病因

1. 热病津伤

急喉痹治而未愈，缠绵日久，邪热伤阴，或温热病后，阴液亏损，余邪未清，以及素体肺肾阴虚，虚火上炎，发为慢喉痹。

2. 饮食不当

过食辛辣炙煿，或思虑过度，致脾胃虚弱，水谷精微化生不足，津不上承，咽喉失养。

3. 劳倦体虚

劳累过度，语言过频，或声音过高，气阴耗伤，咽喉失养；或久病误治，或过用寒凉之品，阳气受损；或摄生不当，下元亏虚，阳虚火衰，咽喉失于温养，或脾肾阳虚，虚阳上浮，无根之火客于咽喉。以上皆可导致慢喉痹。

（二）病机

1. 病机总属虚火上炎，蒸灼咽喉

急喉痹治而未愈，缠绵日久，邪热伤阴，或素体虚弱，久病失养，肺肾阴虚，咽喉失于濡润，阴虚则生内热，虚火上炎，蒸灼咽喉，发为慢喉痹。或因体虚劳倦，损伤元阳，或摄生不当，肾阳亏虚，命门火衰，咽喉失于温养，或下焦虚寒，格阳于上，无根之火浮游于咽喉之间，导致慢喉痹。《景岳全书》云："格阳喉痹，由火不归原，则无根之火客于咽喉而然。其证则上热下寒，全非火证。凡察此者，但诊其六脉微弱，全无滑大之意。且下体绝无火证，腹不喜冷，即其候也。盖此证必得于色欲伤精，或泄泻伤肾，或本无实火而过服寒凉，以伤阳气者，皆有此证。"故病机总属虚火上炎，蒸灼咽喉。

2. 病理性质以虚为主，或虚实夹杂

慢喉痹病程较长，反复发作，因肺肾阴虚，脾胃虚弱所致，病理性质以虚为主。日久阴虚内热，虚火上炎，或因正气虚弱，复感风热邪毒，或饮食不当，劳累过度，引起急性发作者，则表现虚中夹实。若肺气郁滞，虚火久蒸，炼津成痰，气机阻滞，血行不畅，痰瘀互结于咽喉，喉痹经久难愈，则又以实为主。

3. 病变主在肺肾及脾

喉属肺系，与肺相通，咽喉为肺之门户，故咽喉病变主病脏器与肺有关，《类经》云："喉为肺系，所以受气，故上通于天。"

咽主水谷之气而属脾胃之系，《重楼玉钥·诸风秘论》云："咽主地气，属脾土。"脾为后天之本，与胃互为表里，咽喉受脾运化水谷精微濡养，咽喉者，脾胃之候。脾经之实热或虚火，上冲咽喉，可发为咽喉肿痛。

肾脉循喉咙、夹舌本，有赖于肾阴的濡养和肾阳的温煦，肾阴亏虚，虚火上炎，或肾阳衰微，虚阳上浮，客于咽喉之间，均可导致咽喉干、痒、微痛不适等慢喉痹之症。《景岳全书》卷二十八也说："阴虚喉痹，皆肾阴亏损，水不制火而然；格阳喉痹由火不归原，则无根之火客于咽喉而然。"

二、辨证要点

须辨清虚实。起病较急，咽部干燥、灼热、异物感，继而疼痛，吞咽时加重，咽中痰涎增多，伴有头痛、发热、便秘等症者，多属实证；病程较长，咽喉不适，时轻时重，有异物感、梗阻感、痰黏感，干燥、灼热、发痒、微痛，全身可见虚损症状者，多属虚证。若伴有午后潮热，手足心热，痰黏难咯，舌质紫暗者，多为因虚致实，虚实夹杂。

三、治则治法

慢喉痹的治疗主在扶正祛邪。属肺肾阴虚者，宜滋补肺肾，养阴清热，但养阴不宜过分滋腻，清热慎用苦寒，以免损伤胃气，阻碍脾气；脾胃虚弱者，宜补中益气，升清利咽；肾阳亏虚者，宜温肾扶阳，引火归原，但温补不宜过于辛燥，可配伍养阴之味，以达阴阳互根之效。虚实夹杂者，根据其主次分别处理。

四、证治分类

1. 肺肾阴虚证

（1）辨证

特异症：咽喉干燥，或灼热微痛。

可见症：口干欲饮，午后颧红，手足心热，失眠多梦，或干咳痰少而黏，耳鸣眼花，腰膝酸软，大便干结，小便黄短，舌质红或干红少苔，脉细数。

（2）**治法**：滋养肺肾，清利咽喉。

（3）**例方**：养阴清肺汤合知柏地黄汤加减。两方均能滋阴清热。前方养阴润燥，清肺利咽，主治阴虚肺燥，咽喉干痛，干咳少痰等症。后方滋阴清热，用于肾阴亏虚，阴虚火旺，潮热盗汗，口干咽痛，耳鸣遗精，小便短赤。

（4）**常用药**：生地黄、熟地黄、百合、麦冬、玄参养阴生津清虚火；当归养血润燥；白芍养血敛阴；贝母润肺化痰；桔梗合甘草利咽。

（5）**加减**：虚火甚者，可加知母、黄柏清泻虚火。

2. 脾胃虚弱证

（1）辨证

特异症：咽喉梗塞不利，或有痰黏着感。

可见症：咳嗽痰白，胸脘痞闷，恶心呕吐，口淡不渴，平素倦怠乏力，少气懒言，胃纳欠佳，大便不实，舌质淡，苔薄腻，脉缓弱。

（2）**治法**：益气健脾，升清利咽。

（3）**例方**：补中益气汤加减。本方用于脾虚气陷证，以饮食减少、体倦肢软、少气懒言、舌淡、脉虚、脱肛、子宫脱垂为辨证要点，可治气虚，清阳不升之咽喉不利。

（4）**常用药**：黄芪、党参、白术、炙甘草补气健脾；陈皮理气化痰；当归养血和血；升麻、柴胡升清阳。

（5）**加减**：若见咽部脉络曲张明显，或舌质有瘀点，多为清阳不升，气血瘀滞，加赤芍、川芎、郁金行气活血；喉有痰黏着感者，加贝母、半夏、厚朴、枳壳理气化痰，散结利咽；纳差，腹胀，便溏，加砂仁，茯苓、薏仁等健脾利湿。

3. 脾肾阳虚证

（1）辨证

特异症：咽部异物感，咯吐不利，痰涎稀白。

可见症：面色苍白，形寒肢冷，腰膝冷痛，腹胀纳呆，下利清谷，舌质淡嫩，舌体胖，苔白，脉沉细弱。

（2）治法：补益脾肾，温阳利咽。

（3）例方：附子理中丸合桂附八味丸加减。前方具有温中散寒、补气健脾之功效，适用于脾胃虚寒所致腹部喜暖、喜按、呕吐、泄泻等症；后方温补肾阳，主治肾阳不足，腰膝酸痛，下肢冷感，少腹拘急，水肿，小便不利或小便频数，阳痿，遗尿，尺脉微弱等。两者合用，温补脾肾，可治脾肾阳气亏虚，阴火上浮之咽喉不适，如有物阻等症。

（4）常用药：附子、干姜温补脾阳；党参、白术、茯苓、甘草益气健脾；肉桂引火归原；六味地黄丸补益肾阴，以阴中求阳。

（5）加减：咽痒干咳少痰，舌少津有裂纹，为阴液不足，阴阳两虚之象，加玄参、麦冬、白芍等养阴生津；腰膝酸软冷痛，加杜仲、续断、淫羊藿；咽喉不适，痰涎清稀量多，加半夏、陈皮。

4. 痰凝血瘀证

（1）辨证

特异症：咽部有异物感，似有痰浊壅阻，或有焮热感，或咽喉刺痛。

可见症：痰黏难咯，咽干不欲饮，易恶心呕吐，胸闷不适，舌质暗红，或有瘀斑瘀点，苔白或微黄，脉弦滑。

（2）**治法**：化痰祛瘀，散结利咽。

（3）**例方**：贝母瓜蒌散加味。本方润肺清热，理气化痰，主治咳嗽呛急，咯痰不爽，涩而难出，咽喉干燥梗痛，舌苔白而干。

（4）**常用药**：贝母、瓜蒌清热化痰润肺；橘红理气化痰；桔梗宣肺利咽；茯苓健脾利湿；赤芍、丹皮、桃仁活血祛瘀散结。

（5）**加减**：若咽部不适，咳嗽痰黏，可加杏仁、紫菀、款冬花、半夏等；若咽部刺痛、有异物感，胸胁胀闷，加香附、郁金、枳壳等行气活血。

五、其他疗法

1. 简验方

（1）菊花、金银花或胖大海泡水当茶喝。

（2）咸橄榄、麦冬、芦根一起放入锅中，加两碗半水，煎煮到一碗之后去除药渣，分 3 次服用。具有很好的生津润燥的作用，适合于慢性咽炎，表现为虚火上炎，咽喉部位有灼热感的患者。

（3）荸荠萝卜汁：荸荠、鲜萝卜各 500g。将荸荠洗净去皮，鲜萝卜洗净切块，同放打汁机内打汁。每日饮汁数小杯，连服 3 ～ 5 日。可以清热利咽，开音化痰，适用于咽喉肿痛、声嘶、目赤等症。

2. 针灸疗法

（1）**体针**：选太溪、鱼际、三阴交、足三里等穴，平补平泻，留针 20 ～ 30 分钟，每日 1 次。

（2）**灸法**：选合谷、足三里、肺俞等穴，悬灸或隔姜灸，每次 2 ～ 3 穴，每穴 20 分钟，10 次为一疗程。适用于虚寒证。

（3）**耳针**：选咽喉、肺、心、肾上腺、神门等埋针，或用王不留行籽或六神丸，两耳交替使用贴压法，隔日一次，5 ～ 10 次为一疗程。

3. 敷贴疗法

吴茱萸、生附子为末，醋调，临睡前敷涌泉穴（约一元硬币大小、厚薄），每晚1次。有引火归原的作用。

4. 导引疗法

每日晨起，或夜卧前，盘腿静坐，全身放松，排除杂念，双目微闭，舌抵上腭数分钟，然后叩齿36下，口中即生津液，再鼓腮含漱9次，用意念送至脐下丹田。

六、临证备要

1. 分清虚实辨标本

慢性喉痹以虚证居多，并可因虚致实而成本虚标实之证，亦可由实转虚演变为虚实夹杂之证，临证之时当辨清病之所由起，审证求机。因虚致实者，多因脏腑功能失调而导致阴阳气血亏虚，并由此而滋生火热、气滞、血瘀、痰湿等标实之证；因病致虚，多由外邪诱发失治，或久病迁延，损耗正气而成。治疗当遵急则治标、缓则治本的原则，根据其轻重缓急，随证治之。偏虚，以补虚为主，辅以祛邪；偏实者，以祛邪为主，补虚为辅。病情缓解后再从其根本治疗。

2. 辨主症治疗

（1）咽喉干燥疼痛：这是慢喉痹的常见症状，轻者饮水或进食之后略有减轻，重者即使多饮亦不能缓解，一般午后及入夜加重。此为津液不足之证，用生津润燥法有效。但津虚之因，又当详察，肺、脾、肾三脏功能失调，均可影响及津液的盈亏，因此养阴生津当区分不同的脏腑病变辨治。

（2）咽喉梗塞，痰黏难咯：由于咽喉部分泌物增多、稠厚，附着于咽后壁处，患者常有“吭”“喀”等清嗓动作，且一般自觉有痰而难以咯出。多为肺有郁热或湿痰阻滞所致。此时当用润肺化痰之品，如瓜蒌皮、紫菀、蜜款冬、川贝母、杏仁等，温燥化痰药物须慎用，必要时配合清肺利咽药物，如牛蒡子、土牛膝、挂金灯、重楼等以加强疗效。脾虚痰湿者可配合半夏厚朴汤。

（3）**声音嘶哑**：由于声带功能失调而致，常见声音嘶哑、粗糙，音调低微，甚则失音。因职业因素引起者尤为明显。急性发作者可用牛蒡子、蝉衣、胖大海等。慢性者则常用凤凰衣、木蝴蝶，并配合沙参、麦冬、天花粉、百合、芦根等养阴生津之品。兼有气虚者，配以益气养阴药。因于痰浊者，酌加清肺化痰药。

3. 桔梗汤为治疗喉痹的通用方

张仲景的桔梗汤为治疗喉痹的通用方。桔梗汤虽然只有桔梗和甘草两味药，却依然有着配伍之妙。全方以桔梗为君药，苦辛开降，主要起到宣通肺气、利咽排脓的作用。甘草为臣药，主要起到清热解毒、消痈利咽的作用。尤其是桔梗，为舟楫之药，还能载药上行，起到引药的作用。桔梗与甘草搭配，一宣一清，祛痰止咳，利咽止痛，常被用来治疗咽喉肿痛、咳嗽痰多等病证。因其药味精简，疗效独特，可通过适当配伍，用于治疗喉痹的各个证型。

4. 治咽痛药物辨析

咽喉疼痛或不适是慢喉痹的主症之一，治疗咽痛的药物众多，大多有清热利咽的作用，但其功用同中有异，当区别使用。

牛蒡子：味辛苦，性寒。利咽散结，解毒消肿。因其能疏散风热，宣肺，可治风热感冒引起的咽痛、咳嗽。

土牛膝：泻火解毒，治疗咽喉肿痛，口舌生疮。尚有活血化瘀、祛风湿作用，可治风湿痹痛。药理研究证实其有抗病毒作用。

对感冒发热、咽喉疼痛等有较好疗效。

射干：清热解毒，祛痰利咽，可治疗咽喉肿痛。《本草纲目》云："射干，能降火，故古方治喉痹咽痛为要药。"同时能清肺热而消痰涎，《本经》谓其"主咳逆上气"，故可用于感受风热，或痰热壅盛所致的咽喉肿痛、咳嗽气喘等症。

木蝴蝶：可清咽润喉，治疗咽喉肿痛。因其有润肺作用，可治声音嘶哑。同时能疏肝和胃，治疗肝火犯胃引起的胃脘不适。

一枝黄花：有疏风泄热、解毒消肿的功效，可治疗风热感冒、头痛、咽喉肿痛、肺热咳嗽等。因其味苦性凉，脾胃虚寒、大便溏薄者慎用。

挂金灯：清热解毒，散火消肿，为清肺热、解毒、利咽药，用于肺热咳嗽，痰多黄黏，咽喉肿痛等症。并有很好的消肿作用，又常用于急性乳蛾。

蝉衣：疏散风热，利咽开音，透疹，明目退翳，息风止痉。有抗过敏作用。适用于风邪束表引起的咽喉不适，声音嘶哑，咳嗽。

马勃：味辛性平，有清肺利咽、止血之功效。用于风热郁肺咽痛、音哑、咳嗽。外用可治鼻衄、创伤出血。

肿节风：清热解毒，祛风活血，消肿止痛，除湿通络。与薄荷、银花等同用，有疏散风热、利咽止痛的功效，能缓解慢性咽炎咽干、咽痒、咽痛、声音嘶哑等症状。因其有抗癌作用，还用以治疗肺癌、胰腺癌、胃癌、直肠癌、肝癌、食管癌等恶性肿瘤，有缩小肿块、改善自觉症状、延长寿命等功效，无毒副作用。

5. 慢性喉痹需缓图

慢喉痹病程较长，时作时止，反复发作，遇天气变化或劳累则诸症加剧，缠绵难愈。治疗本病，切不可操之过急，病非一朝一夕，治非一日之功，治疗用药，只宜缓图，循序渐进，补泻兼施，随证调理，方能取效。

七、医案选录

案1　气阴两伤，痰气互结

陈某，女，32岁。2007年11月16日初诊。

扁桃体摘除术20多年，当时曾引发风湿病，后常易感冒咳嗽，多言后易声哑，2005年宫外孕手术后，体力更差，咽痛，怕冷，声音不亮。检查：声带肥厚，咽喉暗红，呈慢性炎症表现。舌苔薄黄，脉细滑。

气阴两伤，痰气互结。

处方：大麦冬10g，太子参12g，玄参10g，南沙参12g，北沙参12g，泽漆15g，肿节风20g，桔梗6g，生甘草3g，玉蝴蝶5g，挂金灯5g，土牛膝10g，蝉衣5g，大贝母10g，前胡10g，杏仁10g，红重楼10g，西青果6g。

2007年11月30日二诊：服药平平，感冒未发，咳嗽不多，声音欠亮。

原方加凤凰衣6g，诃子肉10g，生蒲黄10g（包）。

2007年12月21日三诊：常有感冒、咳嗽，扁桃体肿大，声音沙哑，查见声带增厚，最近感冒未见发作，目前偶有咳嗽，咳痰不多。

清养上焦。

处方：南沙参12g，北沙参12g，大麦冬10g，玄参10g，太子参10g，川百合12g，炒玉竹10g，羊乳参15g，大贝母10g，桔梗5g，生甘草3g，玉蝴蝶5g，凤凰衣5g，泽漆10g，挂金灯5g，肿节风20g，土牛膝10g，鱼腥草15g。

按语： 患者有扁桃体手术史，当时曾引发风湿病，2年前又经历了宫外孕手术，属于虚体之人。素体气虚，无力抗邪，卫外不固，故常易感冒、咳嗽。邪毒久稽，耗气伤阴，气机不畅，津凝为痰，痰气交阻于咽喉，发为慢喉痹。治当扶正祛邪，药用太子参、南北沙参、麦冬、玄参益气养阴，前胡、杏仁、玉蝴蝶、生甘草、桔梗宣肺化痰，降气利咽，贝母、泽漆、肿节风化痰软坚消肿，挂金灯、土牛膝、红重楼、蝉衣、西青果清热利咽，诸药相合，共奏益气养阴、清热利咽、化痰消肿之效。二诊时因病情缠绵，难起速效，原法增其制，加用凤凰衣、诃子肉配合木蝴蝶养阴清肺，开音利嗓，并加活血化瘀之生蒲黄。药后咽喉不适症状已经缓解，感冒也未发作，但因病属慢性，仍需继续治疗防其反复。病程中虽未见明显瘀血征象，但考虑其病程已久，多半兼有血瘀，果然加入活血化瘀之品，病情出现转机。

案2　风邪袭肺，肺热津伤

周某，男，48岁。2005年4月30日初诊。

咳嗽1年余，经中西医多方治疗，未见明显效果，开始怀疑是服用降压药物蒙诺所致，改用其他降压药后，咳嗽仍然不止，检查亦未发现明显异常。刻诊：干咳无痰，咳甚则恶心欲吐，咽喉干燥，间有疼痛裂开之感，咽后壁至鼻腔后部发痒，似有痰浊阻滞，但不易咯出。脉弦滑，舌质暗红，舌苔薄，有裂。检查见咽喉淋巴滤泡增生。

证属风邪袭肺，肺咽不利，肺热津伤，治宜祛风利咽，益气养阴，敛肺止咳。

处方：炙桑白皮10g，杏仁10g，炙僵蚕15g，蝉衣6g，薄荷3g（后下），炙枇杷叶10g，木蝴蝶6g，法半夏10g，南北沙参各10g，玄参10g，麦冬10g，桔梗5g，生甘草3g，炒牛蒡子10g，射干10g，诃子肉5g。

2005年5月7日二诊：服药1周，咳嗽明显减轻，但咽喉仍有不适和胀感，咽干欲饮。

原方加马勃10g，炒枳壳10g。

连续服药1个月，咳嗽已平。

按语：该患者咳嗽迁延反复已有半年，从表现的症状判断，应属于慢性咳嗽，但咳嗽虽甚，而无痰咳出，主症以咽喉症状为显，如咽喉发痒、干燥、有异物感等，诊断慢喉痹为宜。辨证属风邪为患，肺失宣降，肺咽不利，同时咳嗽病久，肺热伤阴之象已显。药用僵蚕、蝉衣、法半夏祛风化痰；桑白皮、杏仁、枇杷叶宣降肺气；薄荷、射干、牛蒡子、木蝴蝶、桔梗、甘草清热化痰利咽；麦冬、南北沙参、玄参养阴生津；诃子肉清热利咽，敛肺止咳。二诊诸症减轻，再加马勃、炒枳壳以加强清热利咽之效。诸药相合，风邪祛除，咽喉得以清养，随之肺气亦得以宣降，咳嗽能平。此案提示，治病当求其本，如一味只看表象而治，则难以取效。

案3　痰气瘀阻，肺虚热郁

王某，女，50岁。1998年3月31日初诊。

有高血压病史，近年来咽喉常不适，有痰黏滞感，晨起咯痰多质黏，疼痛不著，受凉加重，脉细滑，苔薄腻，质偏暗，舌体有火热感。咽喉充血，呈慢性炎症状态，咽后壁淋巴滤泡增生。

证属痰气瘀阻，肺虚热郁，治当清热化痰，理气活血，养肺利咽。

处方：南北沙参各10g，麦冬10g，玄参10g，天花粉10g，山慈菇10g，炙射干10g，泽漆10g，僵蚕10g，土牛膝10g，法半夏10g，白残花5g，厚朴花3g，桔梗3g，生甘草3g。

1998 年 4 月 7 日二诊：咽喉不适减轻，咯痰较爽，痰黏，鼻干，口舌灼热，呼吸欠畅，苔薄黄腻，脉细滑。

守原方继进。原方加桑白皮 10g，大贝母 10g。

按语：慢性咽炎属中医学慢喉痹范围，以咽部干痒微痛、异物感、窒息感为主要症状，临床治疗较为困难，多缠绵难愈，反复发作，对人们的健康和工作均有较大影响。病因主要为邪毒侵袭，火热上蒸，气血痰浊瘀阻等。而气血痰浊瘀阻既可为咽喉诸证之因，又可为咽喉诸证病理变化之果。痰浊壅滞，瘀阻气血，郁而化热，耗气伤阴，而成慢性喉痹等。《杂病源流犀烛》云："喉痹，痹者，闭也，必肿甚，咽喉闭塞。"故气滞血瘀是慢性咽炎的基本病机之一，如单纯从清热养阴、润燥化痰法治疗，有时难取显效，必须注意理气活血治法，方用半夏厚朴汤理气散结，配合活血化痰、散结利咽之品，如土牛膝、山慈菇、泽漆、僵蚕等，方能增效。